ウルトラ図解

オールカラー 家庭の医学

認知症

予防・治療から介護まで、知っておきたい最新知識

監修 朝田 隆
東京医科歯科大学脳統合機能研究センター
認知症研究部門 特任教授

法研

はじめに　～正しく理解すれば、認知症は怖くない～

現在、わが国では人口の高齢化が急速に進むなかで、認知症になる人も急速に増えています。テレビや新聞、雑誌などで認知症が取り上げられる機会も増え、認知症という病気を知らない人は、さすがに少なくなってきました。いよいよ認知症が身近な病気になってきたと実感されている方も多いのではないでしょうか。ただ一方では、漠然とした不安はあるものの、「自分や自分の家族にかぎって、認知症になるはずがない」と、まだまだ認知症を他人事ととらえている方も少なくないように思います。

今や認知症はいつ誰がなってもおかしくない時代に突入しています。認知症に不安のある方は、まずは認知症を正しく理解することからはじめてみてください。いざ自分や家族が認知症に直面したとき、病気を正しく理解しているかどうかによって、その後の病状や暮らし方が大きく左右されることがあるからです。

たとえば、最近は認知症の前段階ともいえる「軽度認知障害（ＭＣＩ）」という概念が広まり、積極的に生活習慣を改善するなどの対策をとれば、認知症の発症を防いだり、発症を遅らせたりできる可能性があることがわかってきました。また、認知症を発症してしまったとしても、早期に適切な治療を施せば、症状を改善したり、病気の進行を遅らせることが可能になっています。認知症という病気を正しく理解していなければ、病気のサインをキャッチすることができず、これらの機会を逃してしまうかもしれません。

また、医師から「認知症」という診断名を告げられたとき、本人や家族は落胆し、絶望的な気持ちになるかもしれません。認知症では、徘徊《はいかい》やせん妄、不潔行為や暴力行為など、いわゆる問題行動や異常行動などといわれる症状が現れることもあります。これらの症状は、家族にとってもっとも過酷な症状といえるでしょう。そんなときこそ、人はなぜ認知症になるのか？

認知症の人はどんな気持ちで毎日を過ごしているのか？　家族を困らせる症状はなぜ引き起こされるのか？　本人も家族もできるだけ心穏やかになれる方法とは？　等々…、認知症に対する正しい理解が役立ちます。本書では、認知症と向き合うための基本的な知識を紹介しています。つらいとき、困難な状況に陥ったときは、何度でも読み返してください。そして、患者さんと家族がより穏やかに過ごすために役立てていただければ幸いです。

平成28年10月

朝田　隆

第1章 認知症とは、どんな病気？

第2章 認知症の兆しと予防のしかた

第3章 認知症の治療

第4章 家族を守る介助と介護

【装丁・本文デザイン】㈱イオック
【装丁イラスト】コミックスパイラる 井上秀一
【図解デザイン・イラスト】コミックスパイラる／㈱イオック
【編集協力】アーバンサンタクリエイティブ／榎本和子

第１章

認知症とは、どんな病気？

歳をとれば、だれもがかかりうる可能性のある認知症。認知症はなぜ、どのようにして起こるのでしょうか？　まずは認知症の全体像とともに、認知症を引き起こす原因疾患についてみてみることにしましょう。

先生、家族がなんか変なんです！

家族の様子が「これまでと違う」、「あきらかにおかしい」。それは認知症のサインかもしれません。そして、そのサインには、認知症を引き起こす原因を知るヒントが隠されているものです。そこで、まずは異変を感じて受診した４つのケースから、問診の様子をみてみることにしましょう。

［CASE1］アルツハイマー型認知症

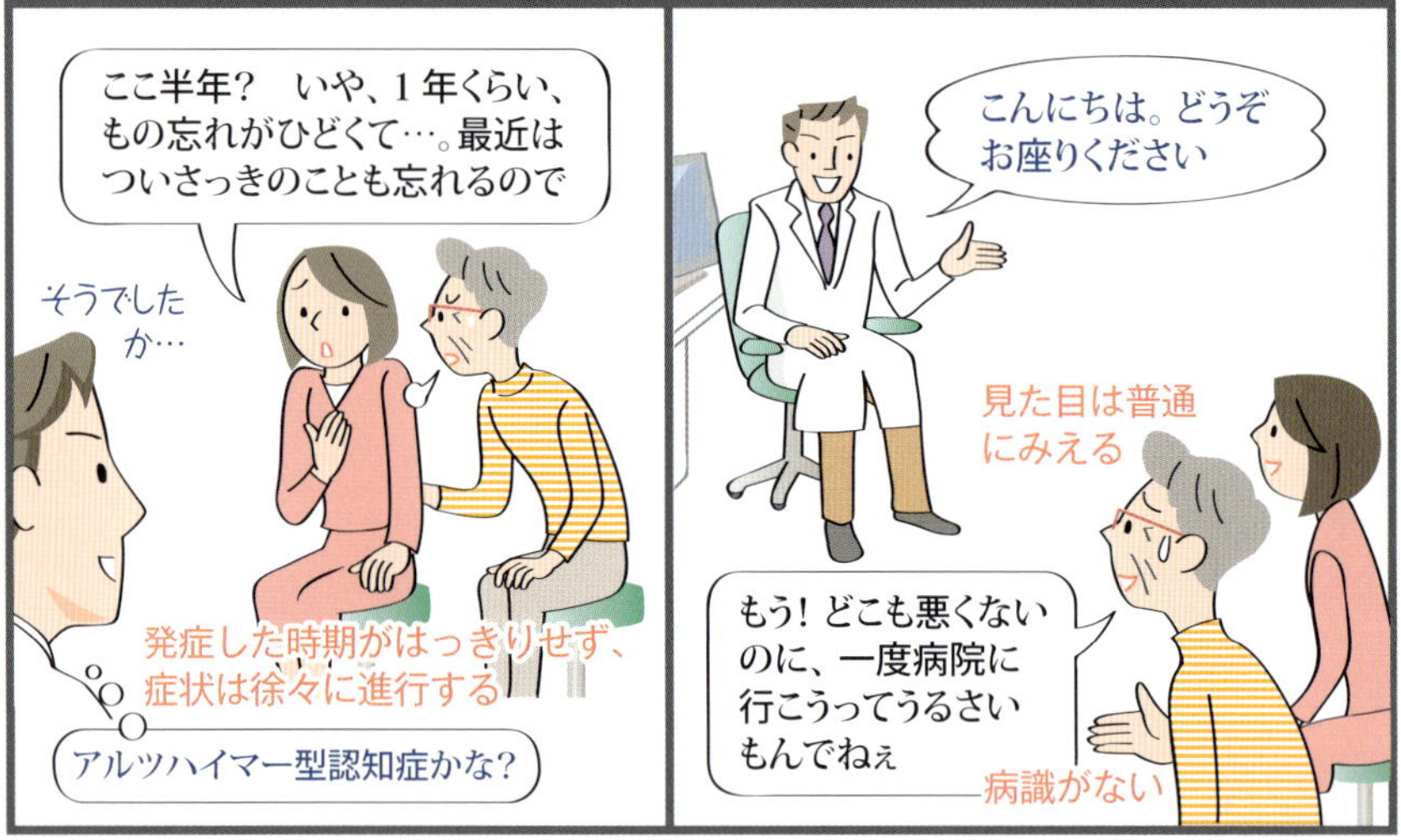
ここ半年？　いや、1年くらい、もの忘れがひどくて…。最近はついさっきのことも忘れるので
そうでしたか…
発症した時期がはっきりせず、症状は徐々に進行する
アルツハイマー型認知症かな？
こんにちは。どうぞお座りください
見た目は普通にみえる
もう！ どこも悪くないのに、一度病院に行こうってうるさいもんでねぇ
病識がない

［CASE2］脳血管性認知症

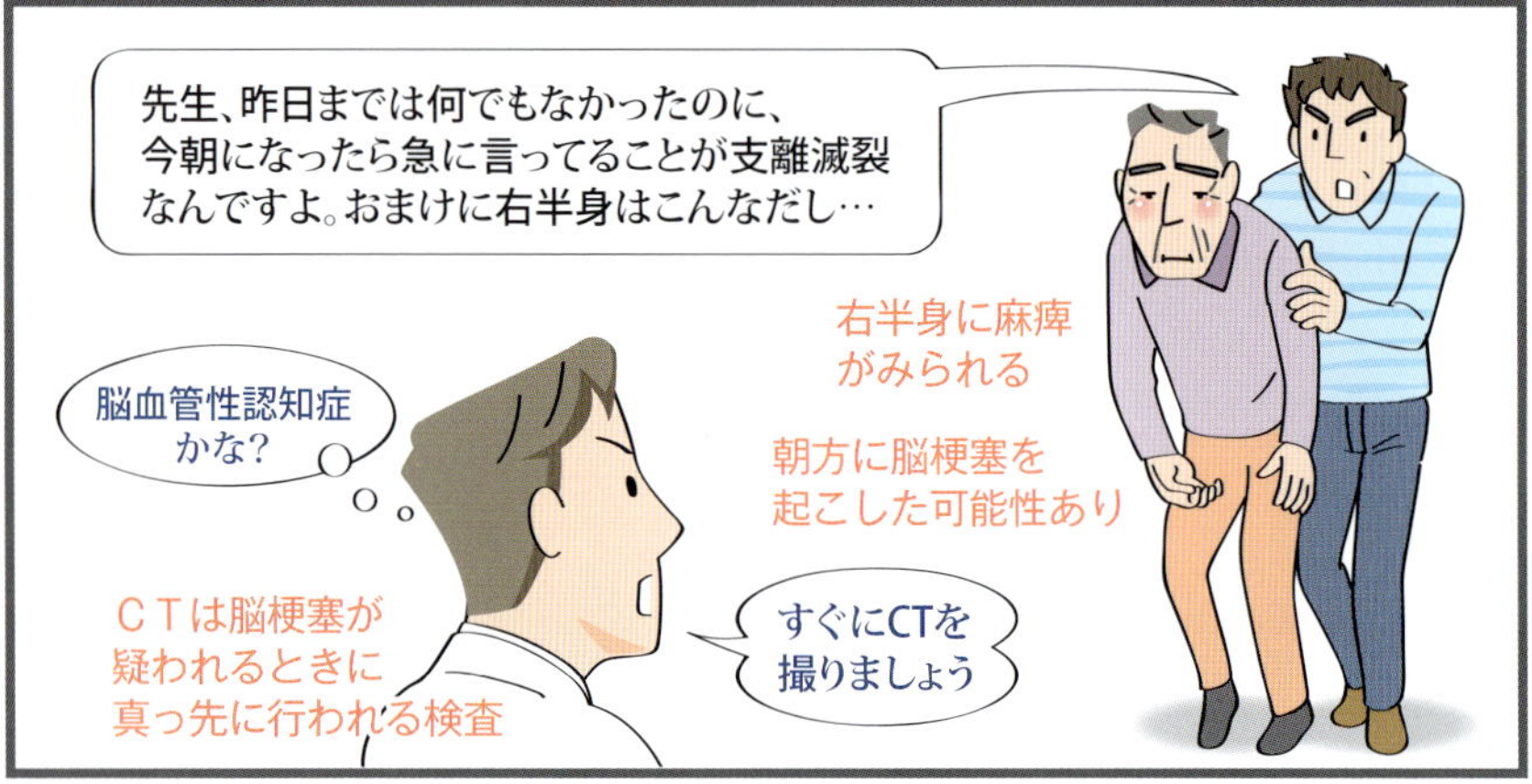
先生、昨日までは何でもなかったのに、今朝になったら急に言ってることが支離滅裂なんですよ。おまけに右半身はこんなだし…
右半身に麻痺がみられる
朝方に脳梗塞を起こした可能性あり
脳血管性認知症かな？
ＣＴは脳梗塞が疑われるときに真っ先に行われる検査
すぐにCTを撮りましょう

［CASE3］レビー小体型認知症

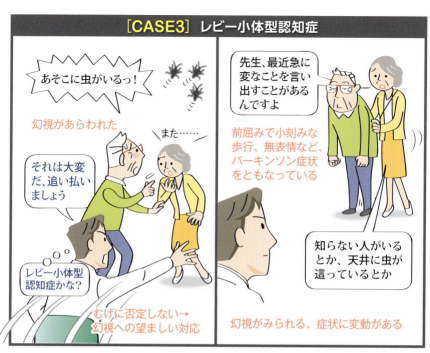

［CASE4］前頭側頭型認知症

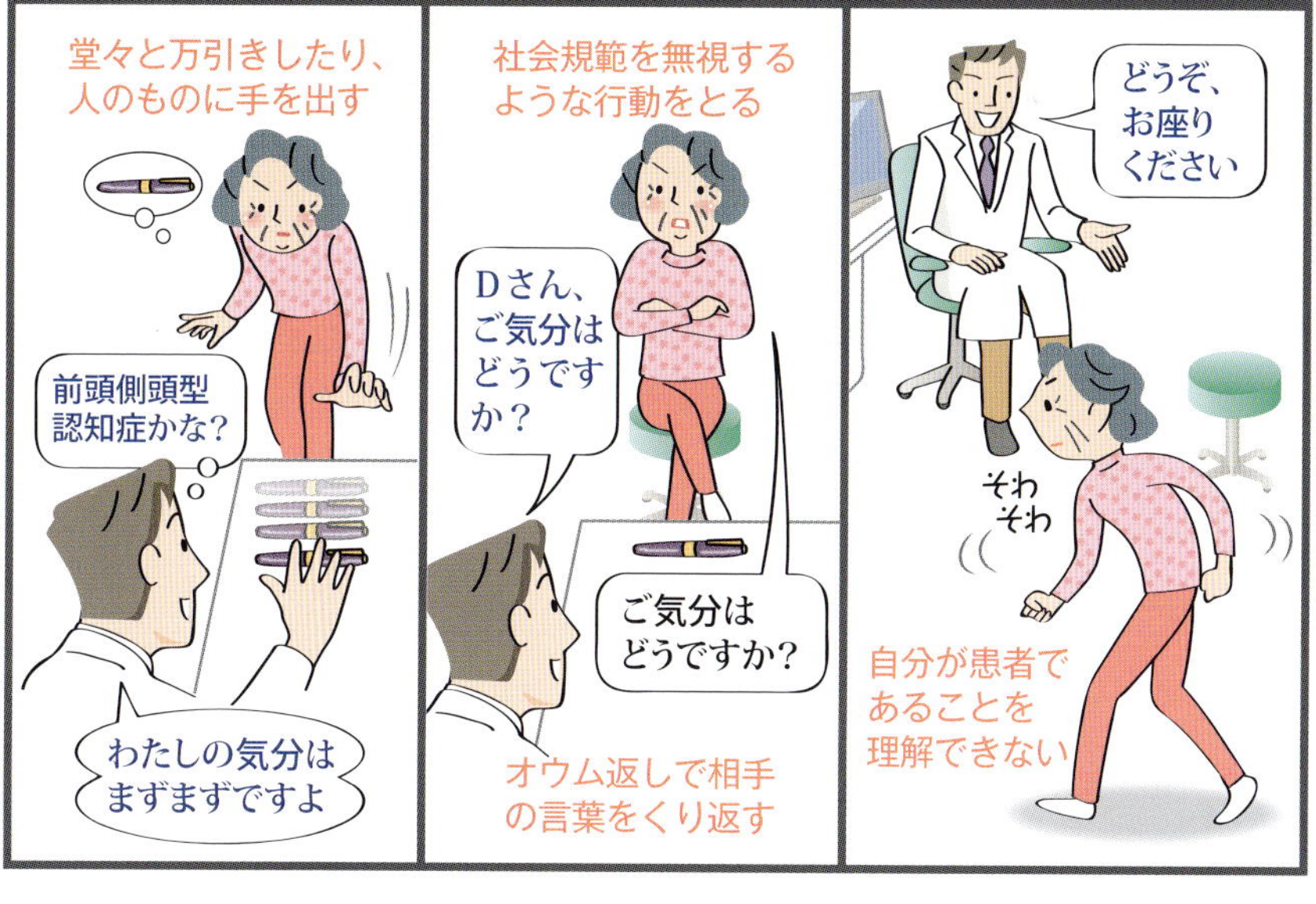

認知症は身近な病気

増え続ける認知症患者

認知症とは、何らかの原因で脳の神経細胞が壊されたことによって起こる症状や状態をいいます。認知症の症状が進んでくると、記憶力をはじめ、理解力や判断力などが徐々に失われ、社会生活や日常生活に支障を来すようになってきます。

現在、わが国では、認知症高齢者の数が急速な勢いで増え続けています。厚生労働省の発表によると、2012年時点のわが国の認知症高齢者は約462万人。65歳以上の高齢者の約7人に1人が認知症と推計されています。さらに、認知症の前段階ともいわれる「軽度認知障害（MCI）」の高齢者は約400万人いると推計され、両者を合わせると高齢者の約4人に1人が認知症あるいはその予備群ということになります。

今後は、人口の高齢化がさらに進むことがわかっていますから、認知症高齢者の数も確実に膨らんでいくことでしょう。厚生労働省の推計によれば、2025年には認知症高齢者数が約700万人に達し、65歳以上の高齢者の約5人に1人が認知症という時代になると推計されています。

しかも、認知症は本人だけの問題ではありません。認知症によって日常生活が困難になると、手助けが必要になってきます。そう、介護の問題です。家族が認知症になった場合、その子ども、あるいは夫や妻なども支える立場として無関係ではいられないでしょう。認知症はもはや他人事ではない、ごく身近な病気です。介護される側としてのみならず、介護する側としても、誰もが認知症にかかわる可能性がある今、認知症という病気を正しく理解しておく必要があるのです。

2025年、65歳以上の高齢者の約５人に１人が認知症に

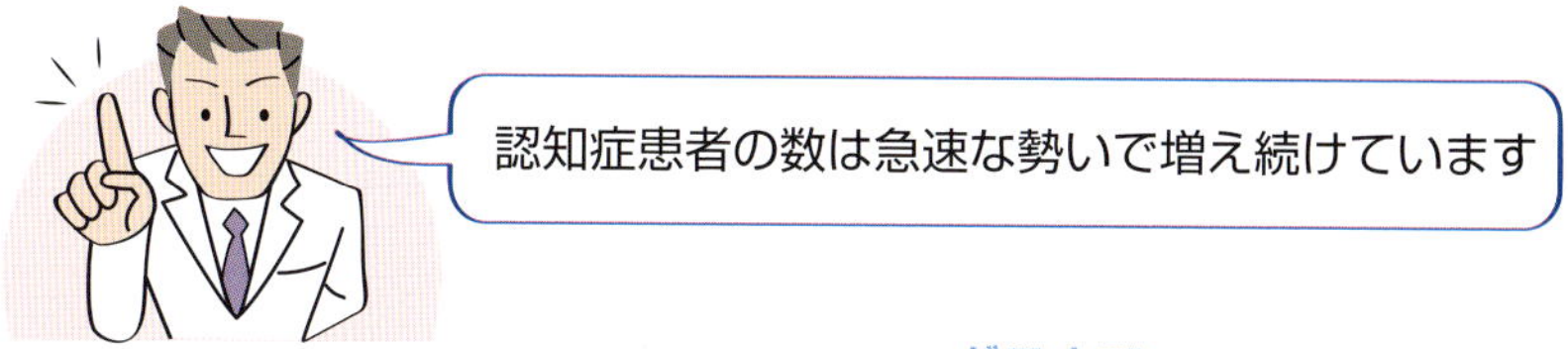
認知症患者の数は急速な勢いで増え続けています

■ 認知症高齢者数の推計 ■

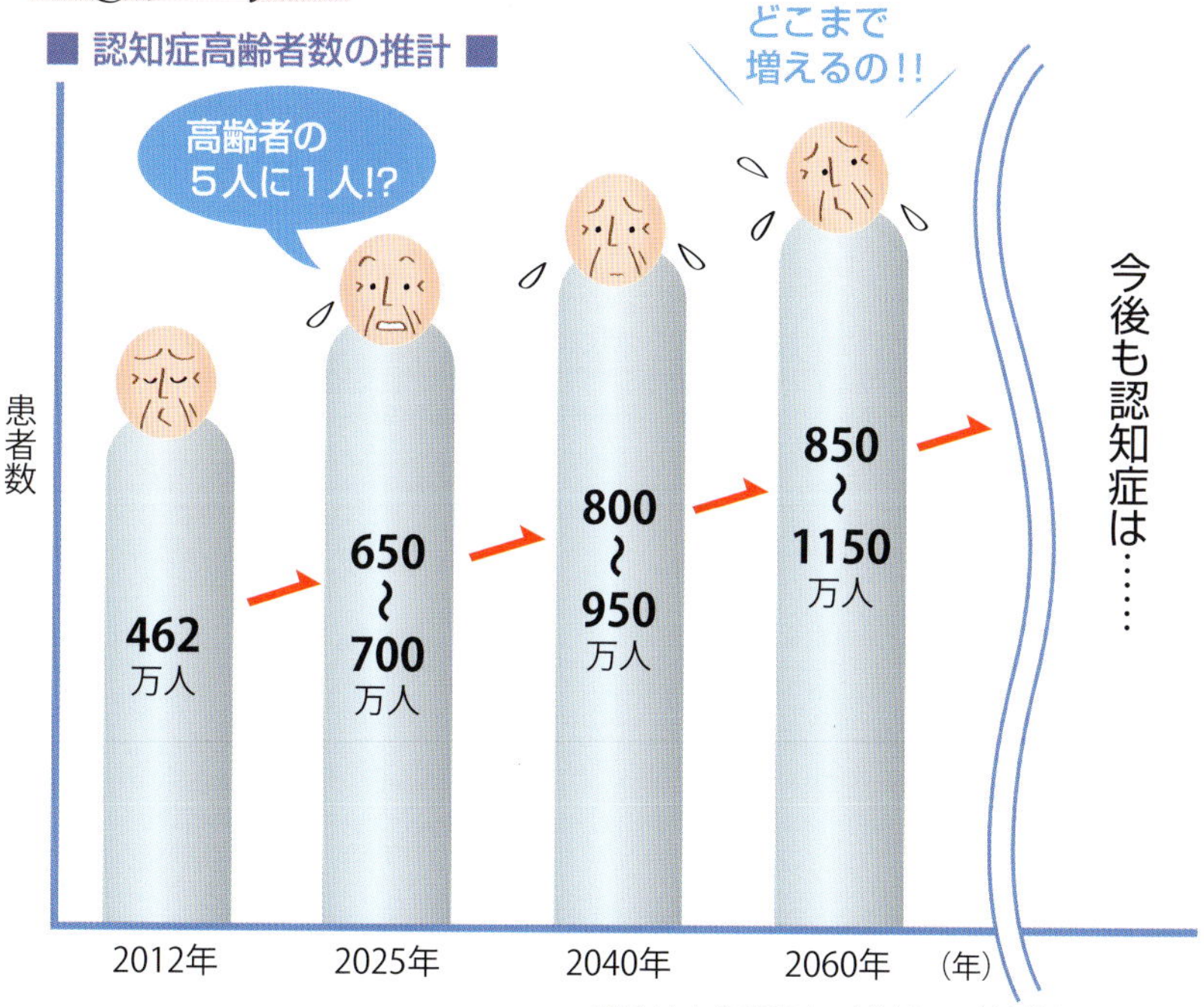
高齢者の
５人に１人!?
どこまで
増えるの!!
患者数
462
万人
650
〜
700
万人
800
〜
950
万人
850
〜
1150
万人
今後も認知症は……
2012年
2025年
2040年
2060年
（年）

※『日本における認知症の高齢者人口の将来推計に関する研究』（九州大学大学院　医学研究院附属総合コホートセンター）より

つまり

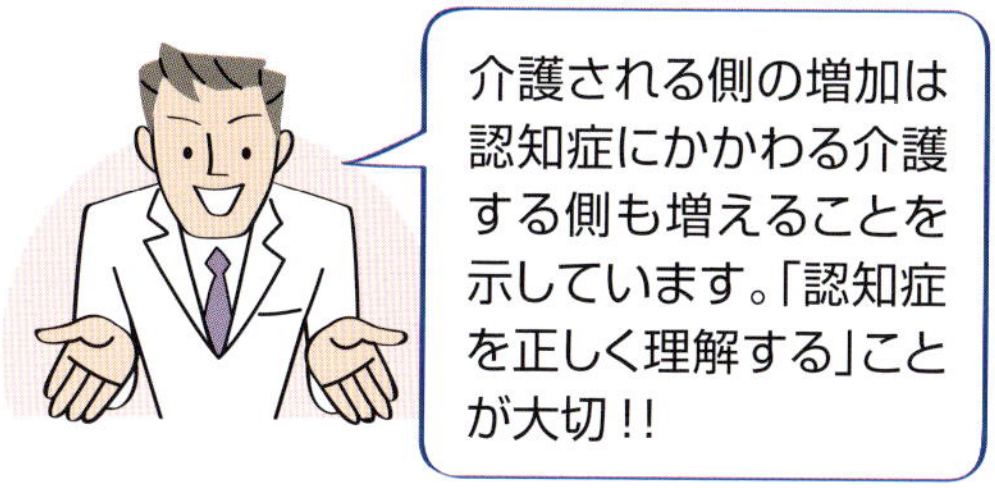
介護される側の増加は認知症にかかわる介護する側も増えることを示しています。「認知症を正しく理解する」ことが大切!!

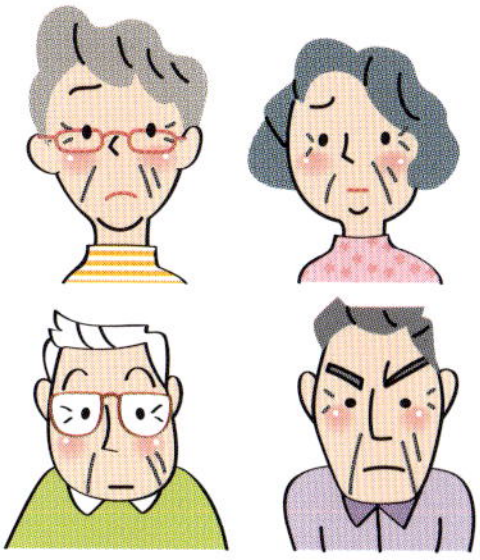

なぜ、認知症は起こる

脳に生じた病変が認知機能障害を起こす

私たちは、生まれてからこれまでの間に様々なことを経験・学習し、「認知機能」を獲得しています。認知症になると、この認知機能が障害されることによって、社会生活や日常生活が困難になります。

認知機能とは、記憶したり、物事を分析・判断して、実行したりする機能をいいます。料理をするのも、電車に乗るのも、散歩をするのも、すべて認知機能なしに行うことはできません。

例えば、近所をぐるりと散歩するとします。家を出たら、どの方向に歩くのかを考え、判断しなければなりません。目的のルートが決まっていればその方向へ、目的なく歩く場合でも、「昨日は右に行ったから、今日は左に行ってみよう」などと判断しています。歩いている最中も次の角を曲がる、信号が赤だから止まる、知り合いにばったり出会ったから挨拶をするなどと判断しています。そして、最後は自分の家に戻ってくることができます。普段は特別意識はしていないでしょうが、私たちは何をするにも記憶力や判断力、実行機能などといった認知機能を駆使しているのです。

しかし、認知症の人は歩くという動作はできても、それ以外のことを判断する能力が低下していると、ときに何キロも、通常では考えられないほど遠くまで歩いて、迷子になってしまうことがあります。認知症によくみられる「徘徊《はいかい》」は、方向感覚に関する認知機能が障害されてしまうが故に起こる症状です。

そして、この認知機能を司っているのが、脳の神経細胞です。認知症では、何らかの原因で脳の神経細胞が破壊されたり、働きが悪くなったりするため、認知機能が障害されてしまいます。

「認知機能」を司る脳のしくみとその働き

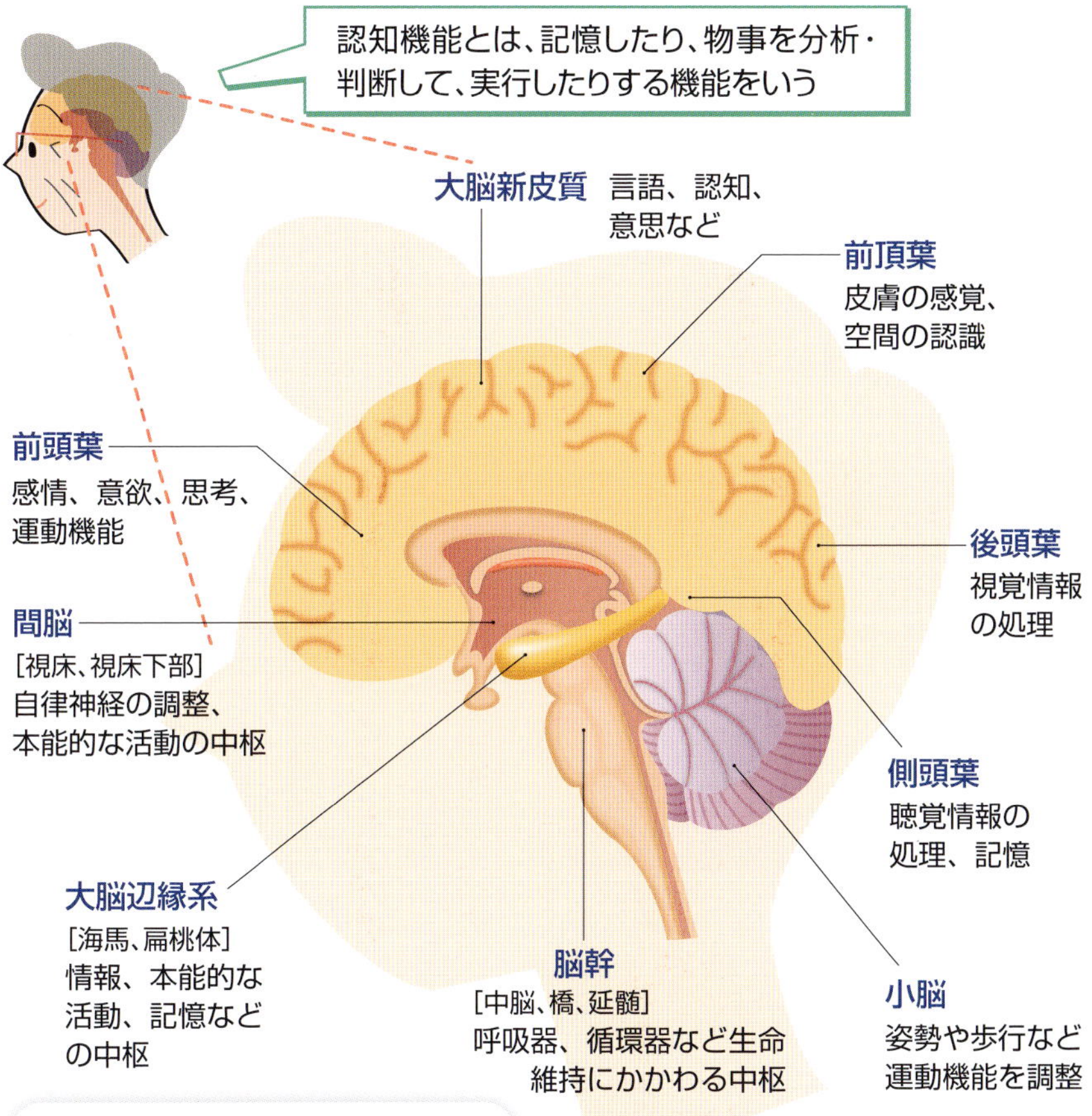

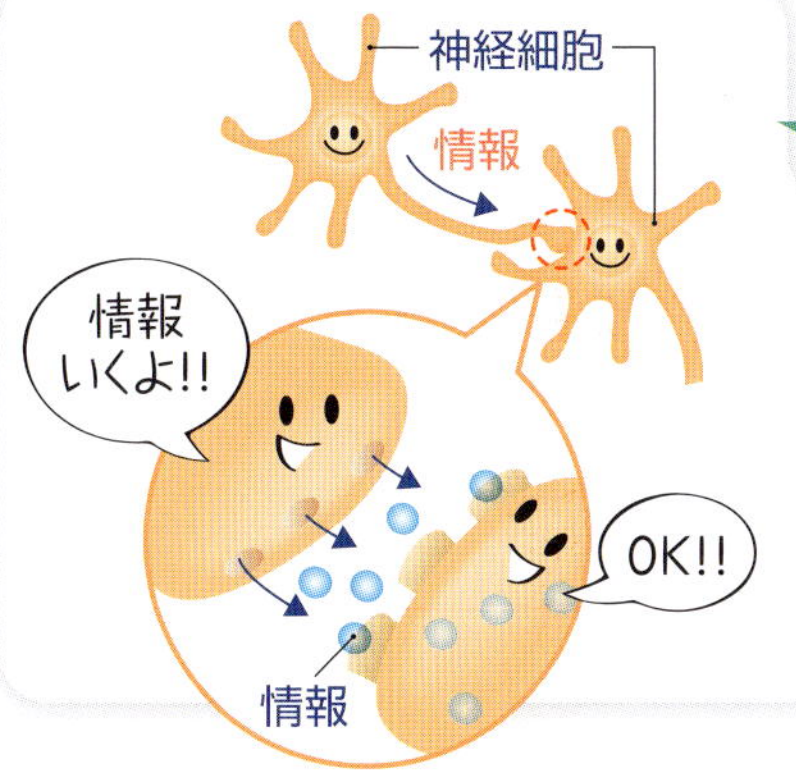

この認知機能を司っているのが「神経細胞」。私たちの行動は、この神経細胞間の情報(記憶、分析、判断など)のやりとりで決定されている

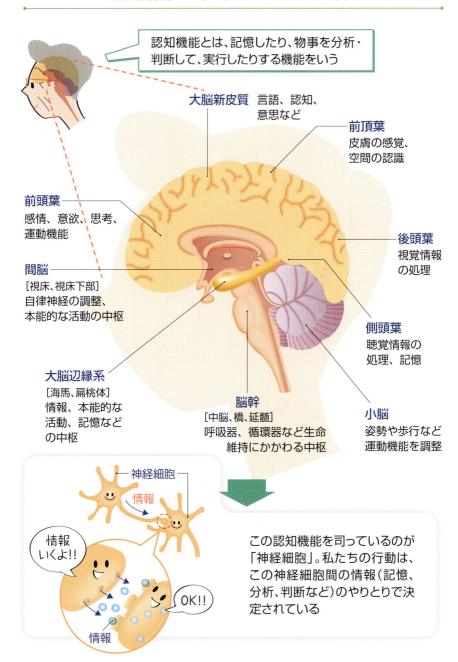

認知症は時間をかけて進行する

何もわからない、できないは病気が進んだ先に起こる

認知症と診断されたからといって、いきなり何もかも忘れてしまうわけではありません。認知症には、大きく分けて3つの段階があり、数年かけて徐々に進行していきます。

発症してすぐの初期の段階では、まず記憶力が低下してきます。この時期は本人ももの忘れを自覚していることが多く、イライラしたり、不安になったりしているものです。そのため、意欲が低下したり、いろんなことに無関心になったりすることもあります。しかし、身の回りのことをする能力は十分残されているので、家族や周囲の人のサポートがあれば、日常生活を送ることができます。

中期になると、歯ブラシを見ても歯を磨くためのものだと理解できない、食べ物とそうでないものの区別がつかない、トイレの場所がわからないなどが起こってきます。そのため、日常生活にも介助が必要になってきます。また、今いる場所や状況がわからなくなるため、混乱や不安から暴力的になったり、幻覚や妄想があらわれたり、徘徊、失禁などがみられることもあります。家族にとっては、もっともつらく大変な時期といえるかもしれません。

後期には、食事や排泄、入浴や着替えなどの手順がわからなくなり、日常生活には全面的な介助が必要になります。言葉によるコミュニケーションが難しくなり、家族のことがわからなくなるのもこの時期です。ただ、本人はわからないということがわからなくなるため、不安がやわらぎ、気持ちは比較的穏やかになる傾向があります。

それでは、次に認知症の症状について、さらにくわしく見ていくことにしましょう。

認知症は数年かけて徐々に進行する

認知症には大きく分けて3つの段階がある

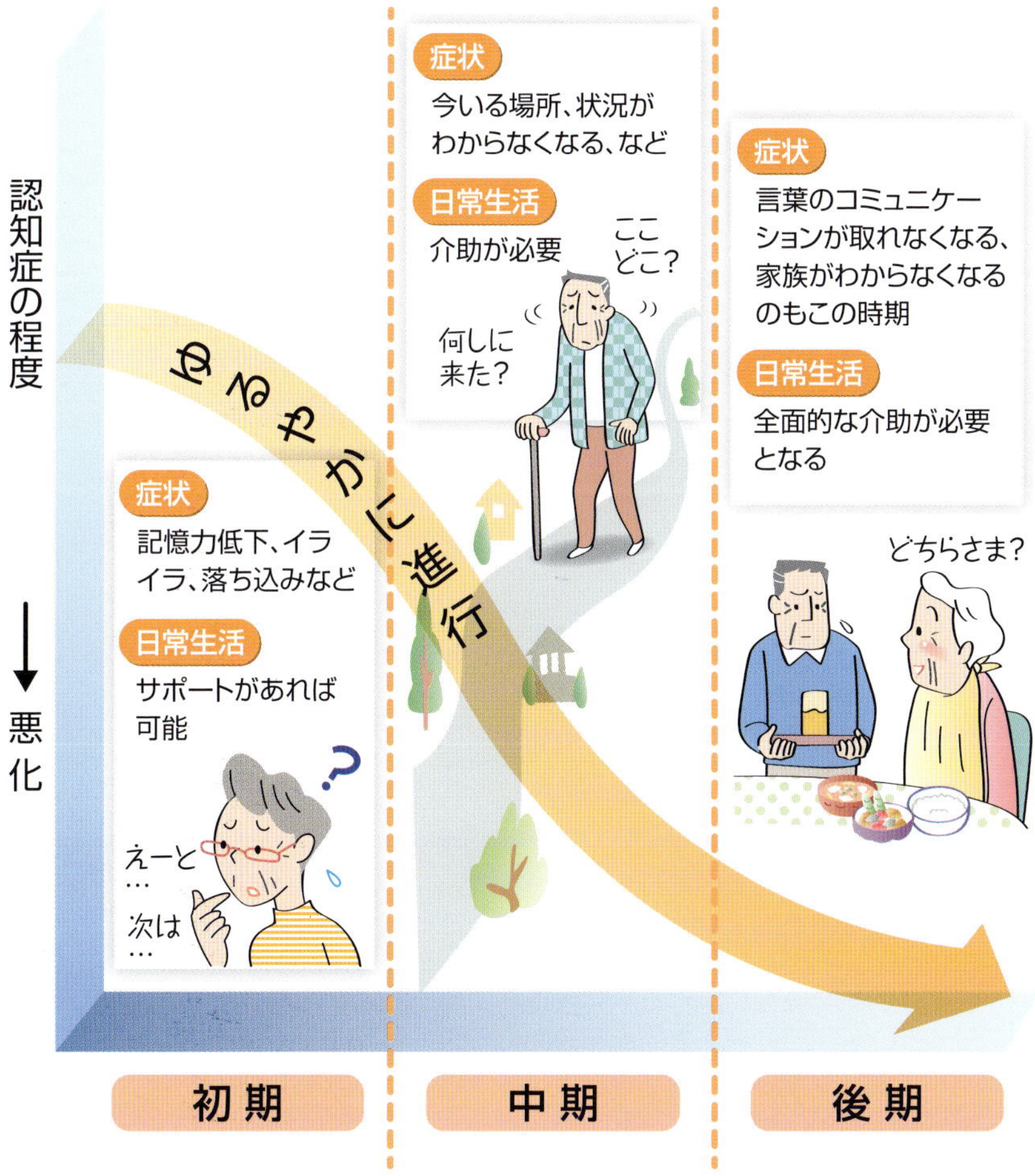

「何もわからない」「何もできない」
状態になるのは進行してから!!

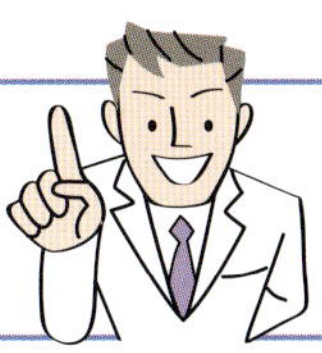

2つに大別される認知症の症状

中核症状①——記憶障害

認知症には、発症すると誰にでも共通してあらわれる症状と、そうでない症状があります。誰にでも共通してあらわれるのは、「中核症状《ちゅうかくしょうじょう》」と呼ばれる認知機能障害です。「記憶障害」、「判断力障害」、「実行機能障害」、「見当識《けんとうしき》障害」、「失語《しつご》」「失行《しっこう》」「失認《しつにん》」などがあり、これらは脳の神経細胞が破壊されることによって起こります。

中でも、認知症になると、まず最初にあらわれる代表的な症状が「記憶障害」です。歳をとれば誰でももの忘れをするようになるものですが、認知症の記憶障害は、加齢によるもの忘れとは性質がまったく異なります。例えば、加齢によるもの忘れでは、電話で約束した時間を忘れても、電話がかかってきたことは覚えています。認知症の場合は、電話がかかってきたこと自体を忘れてしまうのです。このように、出来事や体験したことがすっぽり抜け落ちてしまうのが、認知症の記憶障害の特徴です。

また、記憶はその内容によって、「エピソード記憶」「意味記憶」「手続き記憶」の3つに大きく分けられます。認知症では、まずエピソード記憶が障害され、進行するにつれて意味記憶も徐々に低下していきます。手続き記憶は比較的障害されにくく、後期まである程度保たれていることが多いようです。

一方で、記憶を時間軸で分類する方法もあり、数分から数日前の記憶を「近時記憶《きんじきおく》」、数週間から数十年前の記憶を「遠隔記憶《えんかくきおく》」といいます。認知症の初期に目立つのは、近時記憶障害です。遠隔記憶は、比較的保たれていることが多いのですが、やはり病気が進行してくると、こちらも徐々に忘れるようになります。

記憶の分類と認知症の「記憶障害」

内容による分類

[エピソード記憶]

個人的な経験や社会的な出来事にもとづく記憶

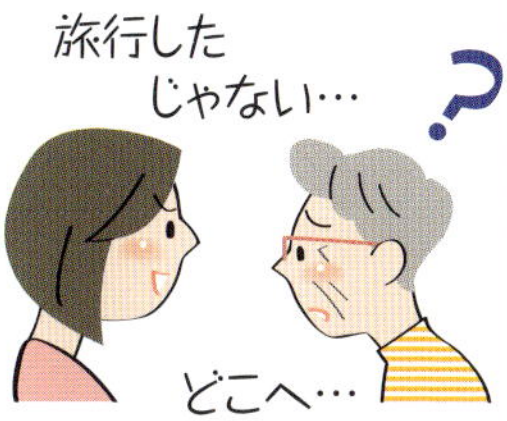

認知症の早い段階から障害されやすい

[意味記憶]

言葉の意味や一般知識など、学習によって得た知識

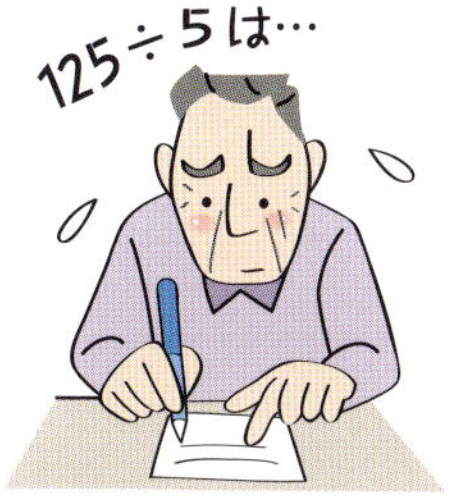

認知症が進行するにつれて徐々に障害される

[手続き記憶]

自転車に乗る、泳ぐ、入浴や歯磨きの手順など、体で覚えたこと

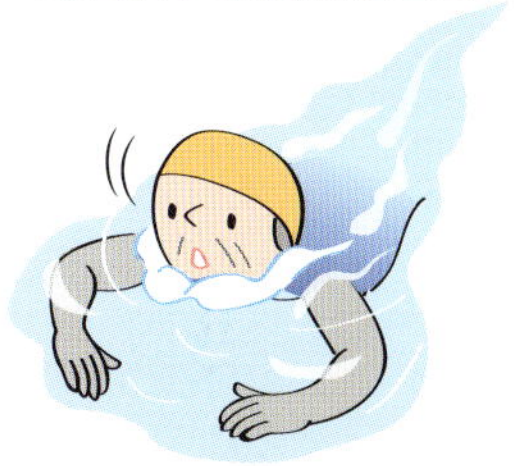

認知症を発症しても、比較的保たれていることが多い

時間軸による分類

[近時記憶（数分〜数日の記憶）障害]

新しいことを覚えることができず、ついさっきのことを忘れてしまう。しまい忘れが増えたり、何度も同じことを聞いたりするのは、近時記憶障害による

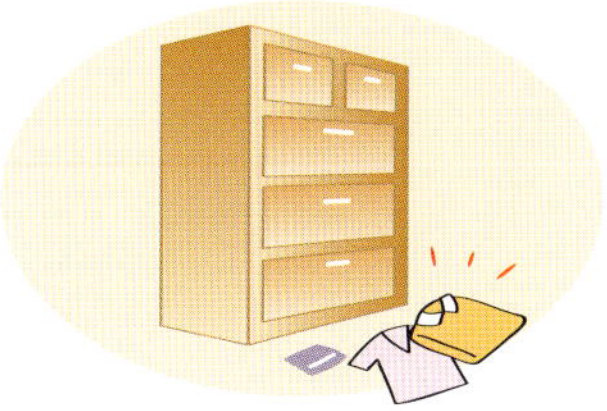

[遠隔記憶（数週間〜数十年の記憶）障害]

自分の生年月日や出身地、以前の職業、知っているはずの知人の消息などのほか、歴代の総理大臣の名前や終戦の日など、常識的な知識もわからなくなる

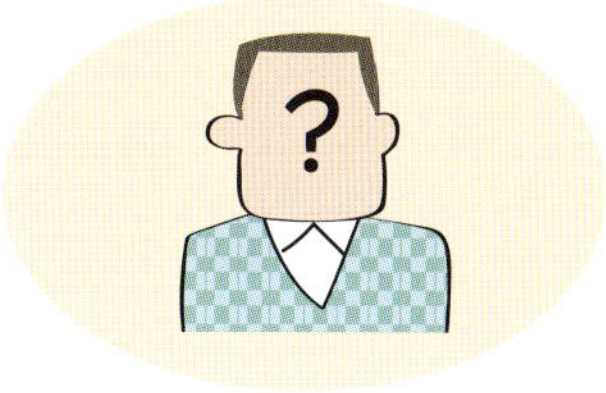

中核症状②――判断力障害、実行機能障害、見当識障害

「判断力障害」とは、状況を理解・把握して、筋道を立てて考え、真偽、善悪、可否などを判断する力が低下することをいいます。思考のスピードが衰えるため、何をするにも手間取り、時間がかかるようになります。料理をしながら洗濯をするといった並行作業も難しくなります。

例えば、料理をしている最中に電話がかかってくれば、料理のことを忘れて鍋を焦がしてしまうこともあるでしょう。賞味期限をとうに過ぎた食べ物をみても、「傷んでいるかもしれないから食べないでおこう」という判断ができず、腐ったものを口にすることもあります。また、悪質な訪問販売や〝振り込め詐欺〟にひっかかってしまう危険もあるので、注意が必要になります。

「実行機能障害」とは、計画を立てて、手順を踏んで、状況を把握して何かを行うという実行力が低下するものです。実行機能が障害されると、これまで難なくこなしていた家事や仕事での失敗が多くなります。

例えば、料理が得意だった人では、まず料理の味が変わり（味が落ちる）、そのうち料理を焦がしたり、生焼けだったりすることが増え、やがては料理そのものをしなくなります（できなくなる）。趣味や日課にしていたことをやめてしまうこともあります。

「見当識障害《けんとうしきしょうがい》」とは、時間や場所、人物を認識する能力が低下するものです。見当識が障害されると、今日は何年何月何日か、今の季節は、今いる場所はどこか、相手は誰なのかがわからなくなるため、状況にそぐわない言動や行動をとることがあります。

例えば、真夏にウールのセーターを着ていたり、かなり古いことを昨日のことのように話したりすることがあります。また、近所で迷子になったり、自宅にいるのに「うちに帰ります」と言って家を出て行ってしまうのも、見当識障害によるものです。

認知機能が障害されて起こる3つの障害

1 判断力障害

考える時間と手間がかかるようになり、並行作業ができなくなる

例 料理をしているときに電話がかかってくると、料理のことを忘れてしまう

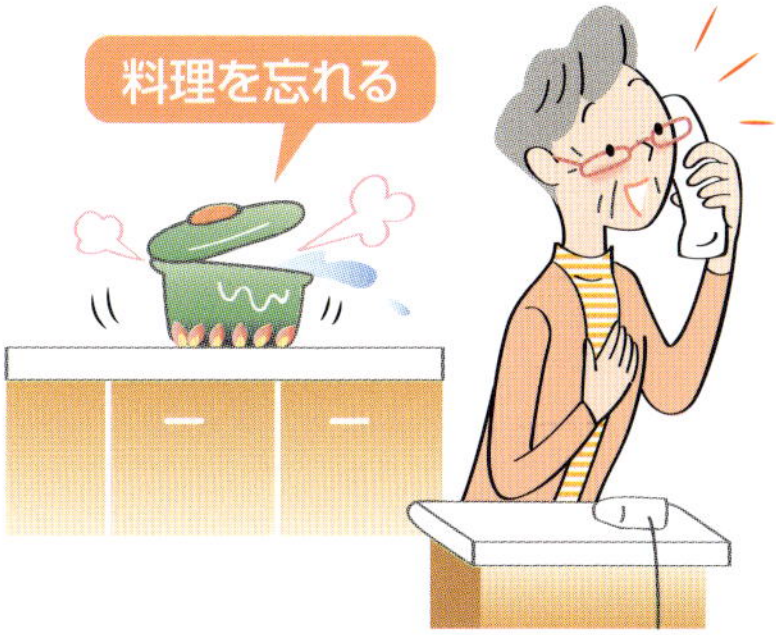

2 実行機能障害

計画を立て、手順を考えて行動することができなくなる

例 料理がいつもどうりできなくなる(味が変わる)。趣味や日課をやめてしまう、などがみられる

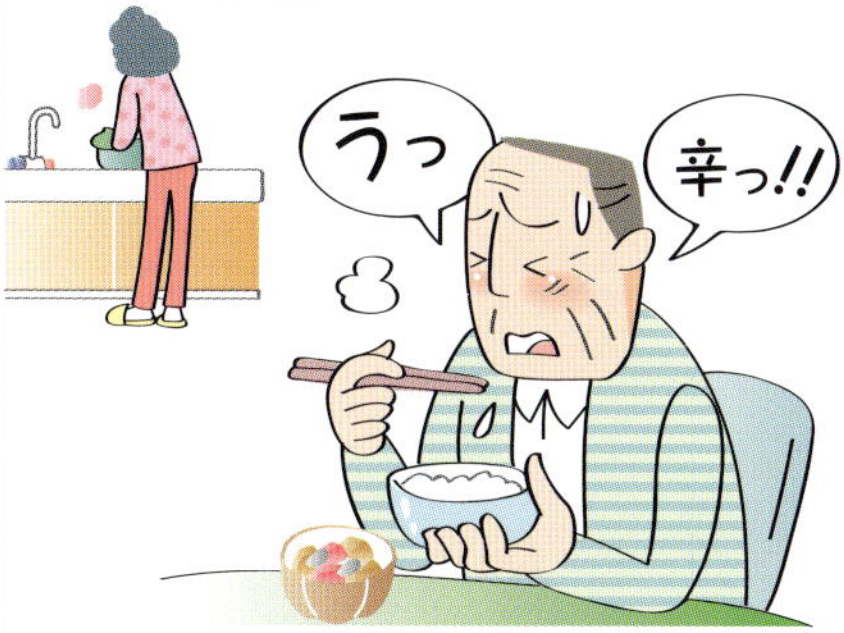

3 見当識障害

時間や場所、人物を認識する能力が低下する

例 自宅にいるのに「家に帰ります」と言って外出するなど。また、夏に冬用のセーターを着たり、古いことを昨日のことのように話すなどがみられる

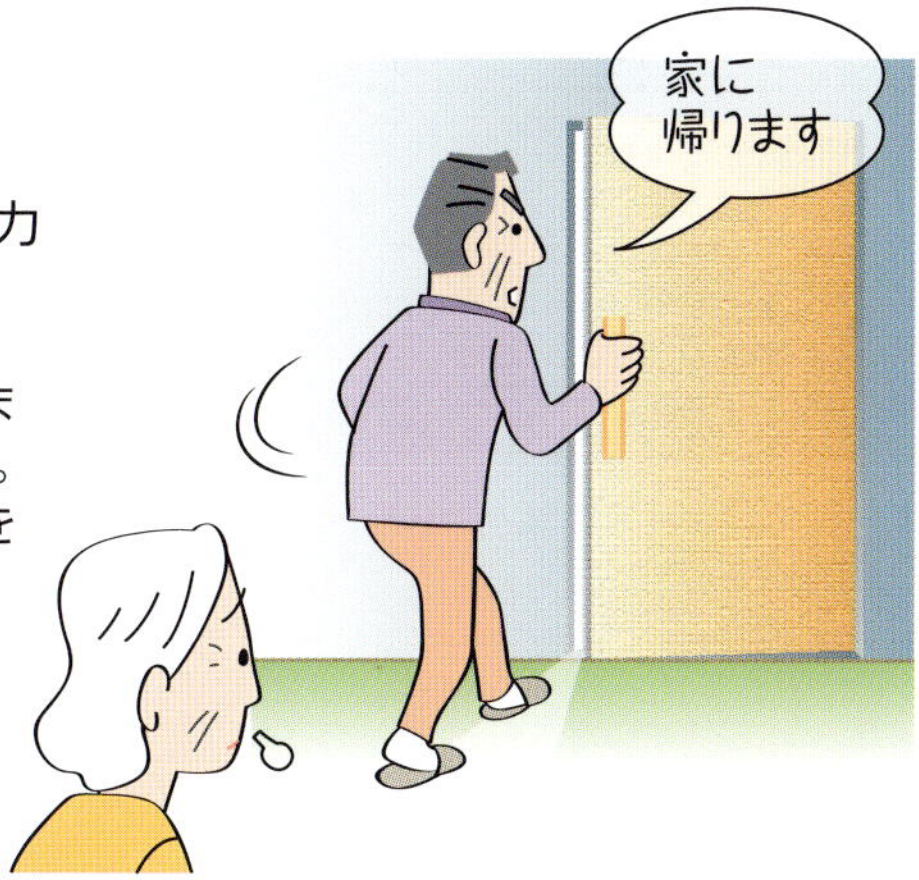

中核症状③——失語、失認、失行

認知症の中核症状には、「失語《しつご》」「失認《しつにん》」「失行《しっこう》」といった症状もあります。これらの症状は、自立した生活を困難にさせる症状でもあります。

まず「失語」とは、会話や言葉を扱うのが困難になるものをいいます。認知症にみられる失語は、大きく分けて「運動性失語」と「感覚性失語」があります。運動性失語は、言葉をうまく発声できないことから生じます。相手の言っている言葉は理解でき、自分でも言いたいことが頭に浮かんでいるのに、言葉としてうまく発することができません。口数が減って、会話がたどたどしくなるほか、思うようにしゃべれないので、イライラして怒りっぽくなることもあります。

一方、感覚性失語では、相手の話や言葉が理解できません。また、話し方は流暢ですが、言い間違いが多く、会話がちぐはぐになります。言い間違いがひどくなると、「とけい」を「とてん」、「さくら」を「さきな」などと言ってしまうため、まったく意味不明の言葉が続くようになります。

「失認」とは、知っているはずのことを認識できなくなるものをいいます。失認にはいくつかの種類があります。「視覚失認」では、鉛筆をみても鉛筆とわからないなど、みたものが何であるかを認識できません。人の顔をみても誰だかわからなくなる「相貌《そうぼう》失認」では、子どもや孫の顔がわからなくなることもあります。そのほかにも、空間における位置関係がわからなくなる「視空間失認」、現状を全体として理解できない「同時失認」などがあります。

「失行」では、手足の麻痺などがないにもかかわらず、簡単な日常動作ができなくなります。服を後ろ前に着たり、上着の袖に足を入れようとするなど、着替えが困難になる「着衣失行」のほか、歯ブラシや箸の使い方がわからなくなる「観念性失行*」などがあります。

用語解説　観念性失行　観念とは、物事について抱く考えや意識のこと。意識しなければ行える動作が、意識して行おうとするとできなくなる症状を観念性失行という。

日常生活を困難にさせる「失語」「失認」「失行」

失語　会話や言葉の扱いがうまくできなくなる

運動性失語

言葉をうまく発声できない

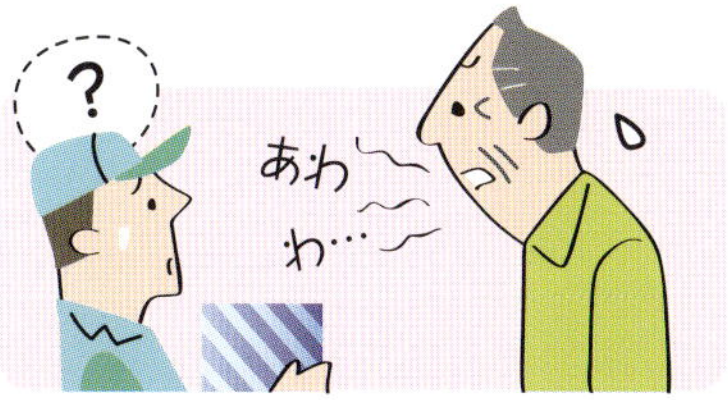

感覚性失語

相手の話や言葉が理解できない。言い間違いが多く、話がちぐはぐになる

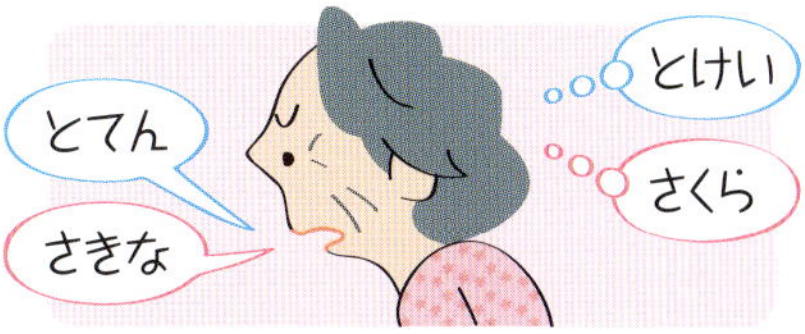

失認　知っているはずのことが知らないことになる

視覚失認

みたものが何かわからない

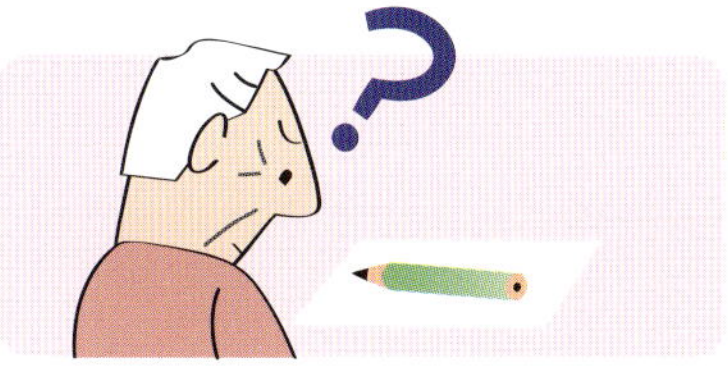

相貌失認

人の顔をみても誰だかわからない

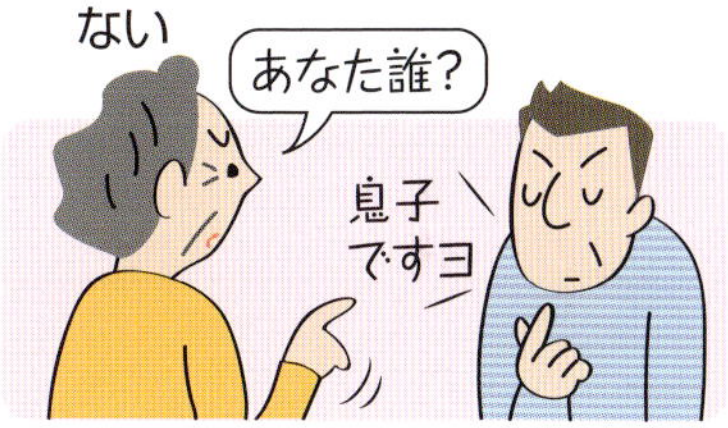

失行　日常動作や物の使い方がわからなくなる

着衣失行

服を後ろ前に着たり、上着の袖に足を入れる、など

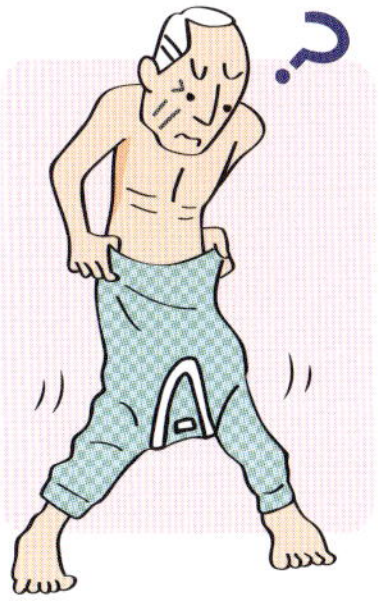

観念性失行

歯ブラシや箸など日常的によく使われている道具が使えなくなる

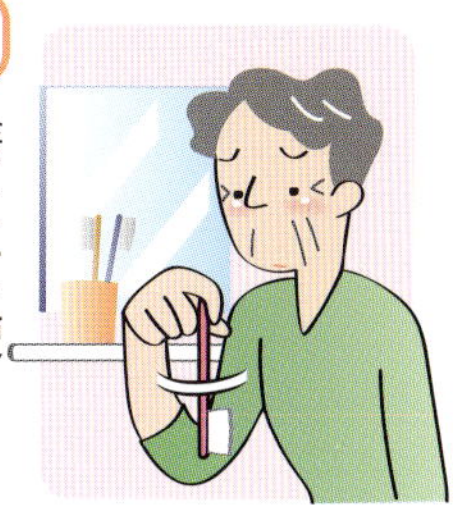

周辺症状（BPSD）

「嫁に財布を盗まれた」などと言って騒ぐ（妄想）、ふらりと散歩に出たまま迷子になり、警察などに保護される（徘徊）、自分の便をいじったり、壁に塗ったりする（弄便《ろうべん》）等々…。認知症というと、このような問題行動ばかりがクローズアップされがちです。これらの症状はまとめて「周辺症状（BPSD）[*]」とよばれます。

周辺症状は中核症状をベースに、その人のもともとの性格や経験、生活歴や生活環境、人間関係、そのときの体調や心理状態などが複雑に影響し合って生じるものです。そのため、症状のあらわれ方には個人差があり、複数の症状が強くあらわれる人もいれば、問題行動がほとんどみられない人もいます。

認知症の初期にあらわれやすいのは、抑うつや意欲の低下、無関心、睡眠障害などです。また、幻覚や妄想などがあらわれることもあります。初期には本人ももの忘れなどを自覚していることが多く、これらの症状は不安や焦り、混乱などから生じると考えられます。

病気が進行してくると、身体的な感覚が鈍くなることもあり、多くの人に尿失禁がみられます。冒頭で述べた弄便や徘徊がみられることもあります。そのほかにも、わからない、うまくいかない、思うようにならないといったことが怒りにつながり、暴力的になることもあります。

これらの周辺症状があらわれることは、家族にとってつらく、大きな負担になることは確かです。ただ、周辺症状は中核症状による混乱や不安から生じるため、そのときどきの状況に合った対応ができれば、症状を防いだり、やわらげたりすることができるのです。第4章では、周辺症状への対処の仕方を載せているので、参考にしてみてください。

次は、認知症の原因疾患について解説します。

用語解説 BPSD 「Behavioral（行動の）and Psychological（心理上の）Symptoms（症状）of Dementia（認知症）」の略。認知症における行動や心理の症状。

中核症状をベースに起こる周辺症状

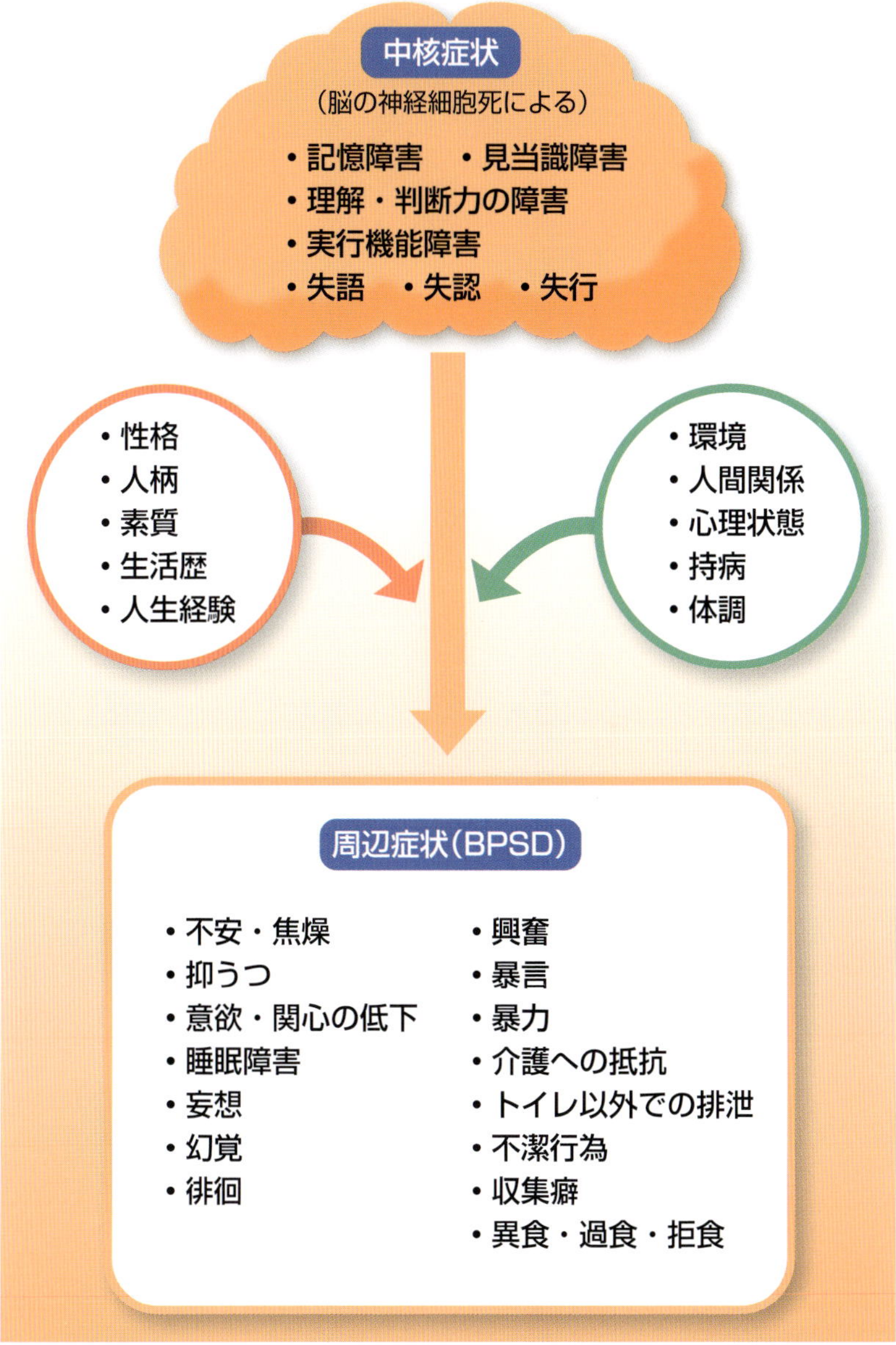
中核症状
(脳の神経細胞死による)
・記憶障害 ・見当識障害
・理解・判断力の障害
・実行機能障害
・失語 ・失認 ・失行
・性格
・人柄
・素質
・生活歴
・人生経験
・環境
・人間関係
・心理状態
・持病
・体調
周辺症状(BPSD)
・不安・焦燥
・抑うつ
・意欲・関心の低下
・睡眠障害
・妄想
・幻覚
・徘徊
・興奮
・暴言
・暴力
・介護への抵抗
・トイレ以外での排泄
・不潔行為
・収集癖
・異食・過食・拒食

認知症の原因疾患

認知症にはいろいろな原因がある

　認知症を引き起こす医学的な原因は、70種類以上もあるといわれています。認知症の多くは、脳そのものが障害されることで起こりますが、脳以外の病気でも認知症が起こることがあります。

　わが国の認知症の原因の大半を占めているのが、「アルツハイマー病」「脳血管障害」「レビー小体《しょうたい》病」「前頭側頭葉変性症」の4つです。これらの病気による認知症は、それぞれ「アルツハイマー型認知症」「脳血管性認知症」「レビー小体型認知症」とよばれ、前頭側頭葉変性症による認知症は、「前頭側頭型認知症」「意味性認知症」「進行性非流暢性失語」の3つに分類されています。

　現在、もっとも多い認知症は、アルツハイマー型認知症です。認知症全体の約半数を占めており、現在も増加の一途をたどっています。かつてはアルツハイマー型認知症に次いで多かった脳血管性認知症は、生活習慣病対策などにより減少傾向にありますが、アルツハイマー型認知症と脳血管性認知症の混合型というタイプは多いものです。

　そして近年、患者数が増えているのがレビー小体型認知症です。レビー小体型認知症は、1996年に診断基準が確立された認知症で、これまでアルツハイマー型認知症と診断されていた人のなかにも、実はレビー小体型認知症が含まれていたと考えられ、今後も増加が予測されます。

　前頭側頭葉変性症には、主として3つのタイプの認知症がありますが、とくに多いのは人格が変化してしまう前頭側頭型認知症です。

　それでは、ここからはおもな4つの認知症について、さらにくわしく見ていきましょう。

おもな認知症のタイプ

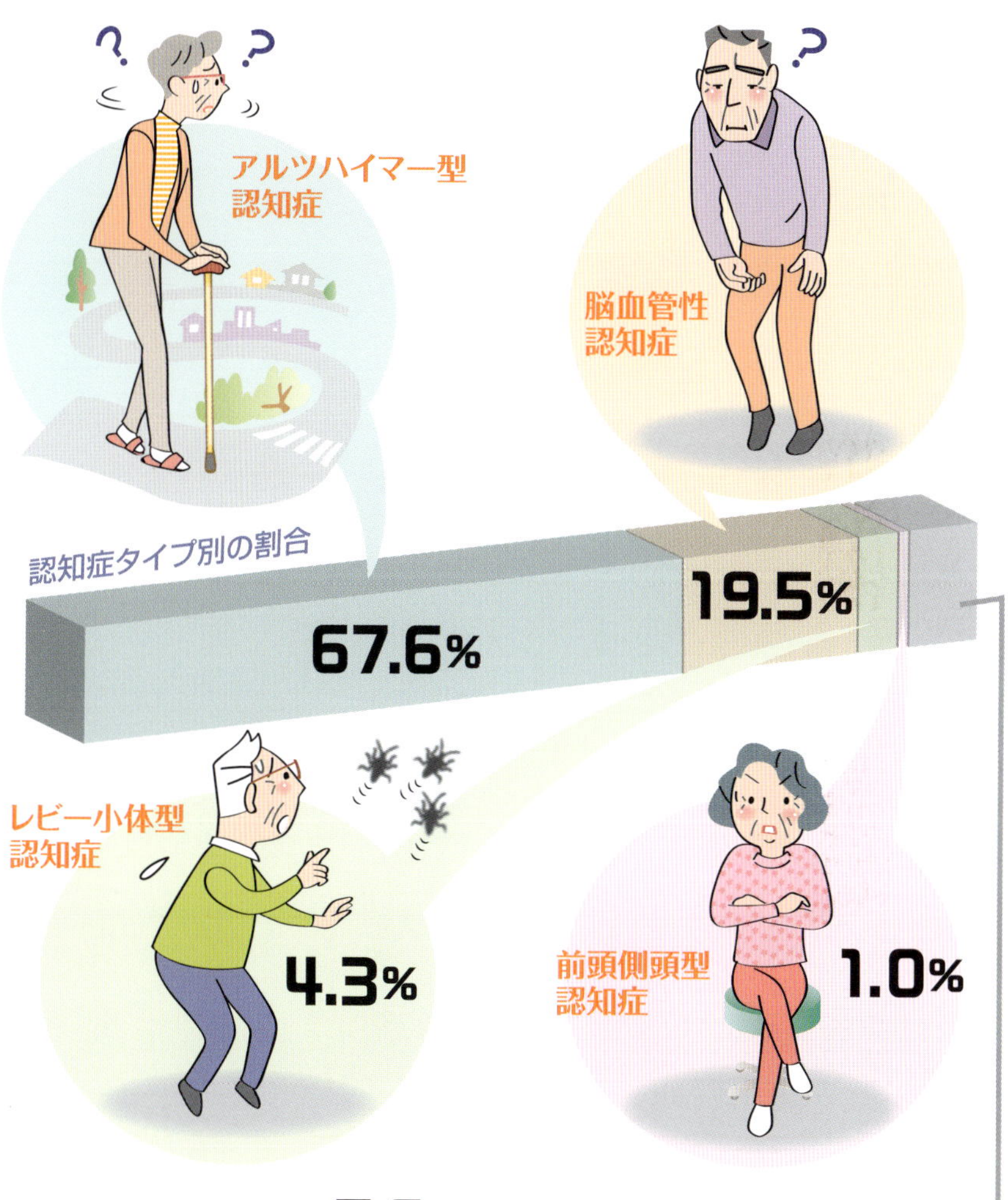

その他の認知症　7.6%

- 脳の病気や外傷によるもの　慢性硬膜下血腫、脳腫瘍、正常圧水頭症など
- 感染症によるもの　クロイツフェルトヤコブ病、AIDS脳症
- 内分泌、代謝性疾患によるもの　甲状腺機能低下症、低血糖
- その他アルコール依存症や薬物中毒、ビタミン(B1やB12など)欠乏症などによるもの

※朝田隆　厚生労働科学研究費補助金(認知症対策総合研究事業)総合研究報告書
「都市部における認知症有病率と認知症の生活機能障害への対応」2013 より

アルツハイマー型認知症とは

アルツハイマー型認知症の原因となるアルツハイマー病は、1906年にドイツのアルツハイマーという精神科医によって発見・発表された病気です。高齢になるほどリスクが高まり、男性よりも女性に多くみられます。ただ、おおもとの原因や根本的な治療法は、今のところわかっていません。

しかし、アルツハイマー病の脳内では、いくつかの特有な病変が起きていることがわかっています。

まず、記憶を司る海馬《かいば》という場所を中心に、脳全体が著しく萎縮しているのがわかります。健康な人でも、歳をとれば脳が少しずつ萎縮しますが、アルツハイマー病の萎縮は病的です。脳の神経細胞が通常の〝老い〟よりも早いスピードで変性・死滅するため、脳全体がスカスカになってしまうのです（次頁参照）。

さらにくわしく調べてみると、アルツハイマー病の脳内には、「老人斑」とよばれるシミのようなものが多くみてとれます。老人斑の正体は、「アミロイドβ《ベータ》」*という特殊なたんぱく質です。さらに、脳の神経細胞のなかには、「神経原線維変化《しんけいげんせんいへんか》」とよばれる糸くずのようなものがたまっています。こちらも、正体はリン酸化された「タウたんぱく」という特殊なたんぱく質です。アミロイドβもタウたんぱくも、歳をとれば誰にでもみられるものですが、アルツハイマー病では異常に蓄積されるのです。そして、この2つの病変が、脳の神経細胞の変性・死滅に深くかかわっていることがわかっています。

アルツハイマー病では10年単位の長い時間をかけて老人斑がつくられ、その後、さらに10～20年前後の時間をかけて神経原線維変化を生じます。つまり、アミロイドβが一定以上たまると、スイッチが入ったかのようにタウたんぱくの蓄積が始まると考えられています。ただ、そのくわしいメカニズムについては、今はまだ解明されていません。

用語解説 アミロイドβ　脳内で生じる老廃物。本来は分解されて脳から排出されるが、アルツハイマー病の脳内では、これが異常に蓄積した「老人斑」がみられる。

アルツハイマー病の脳でみられる病変は？

アルツハイマー病の脳内では、「特有な病変」が起こっている

アルツハイマー型認知症

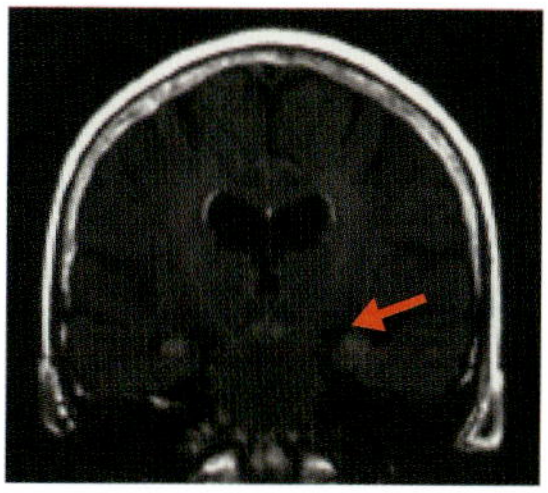

記憶を司る「海馬」を中心に
脳全体の萎縮がみられる

健常者の脳

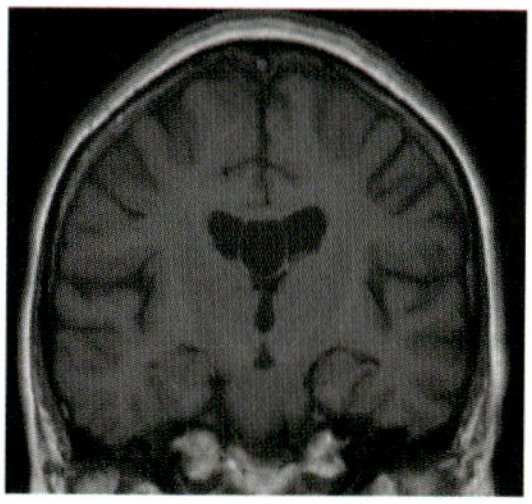

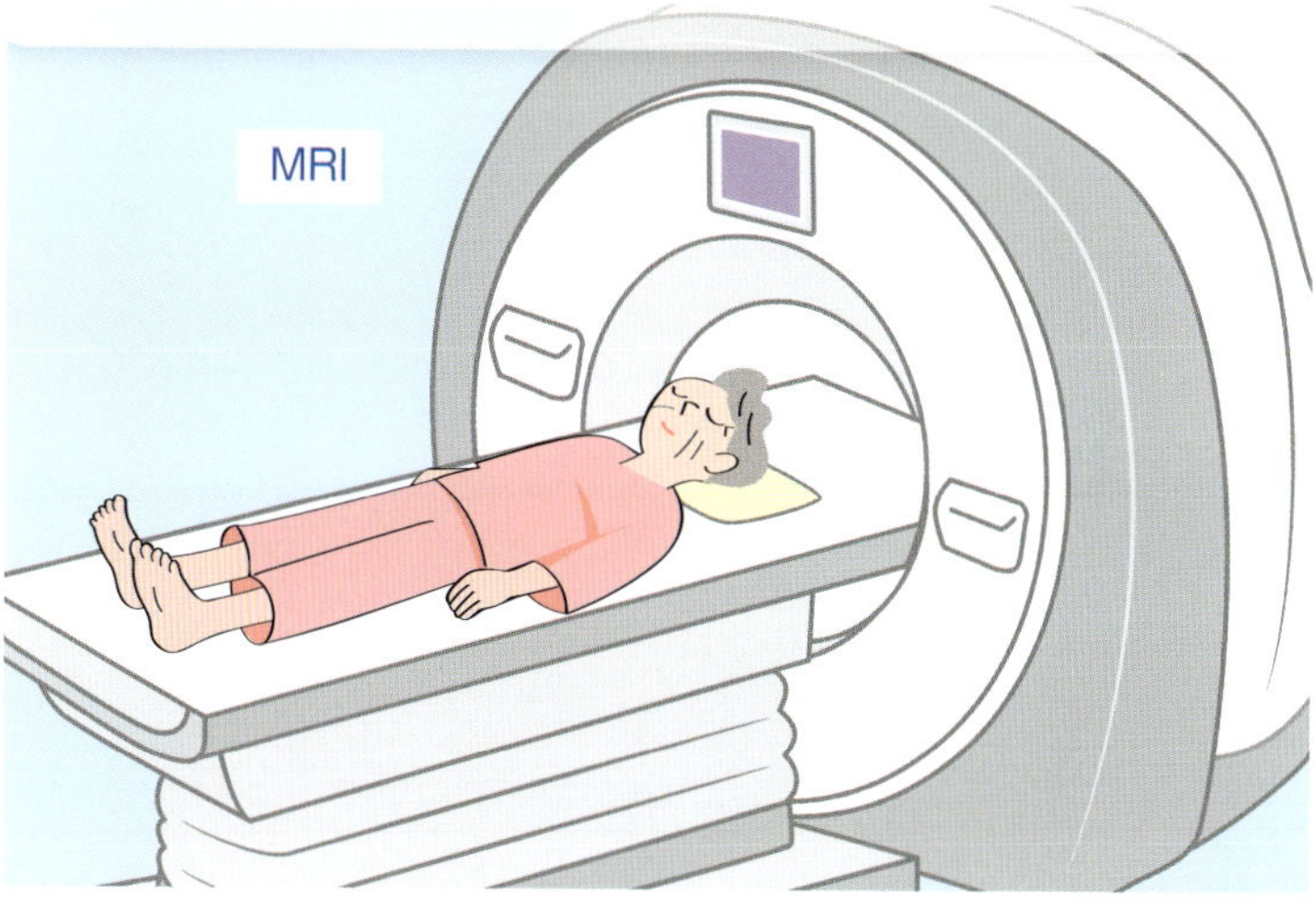

アルツハイマー病では10年単位の長い時間をかけて老人斑がつくられ、その後、10～20年前後の時間をかけて神経原線維変化を生じる。この2つの病変が、脳の神経細胞の変性・死滅に深くかかわっていることがわかっている

アルツハイマー型認知症の進行と経過

アルツハイマー型認知症は発症時期がはっきりせず、いつとはなしにもの忘れがひどくなります。そして、認知症の前段階ともいわれる軽度認知障害（MCI*）を経て、認知症を発症します。

認知症を発症すると、初期（軽度）、中期（中等度）、後期（重度）と段階を経て、ゆっくりとですが確実に進行します。

初期に目立つのは、やはり記憶障害です。「数分前のことを忘れる」「出来事や体験したこと自体をすっかり忘れる」など、認知症特有のもの忘れが頻繁にみられるようになります。一方で、昔のことは、まだよく覚えています。

周辺症状としては、抑うつ、意欲の低下、不安などがみられるほか、しまい忘れが多くなり、「もの盗られ妄想」がみられるのも、多くはこの時期です。ただ、身の回りのことは自分でできるので、家族や周囲のサポートがあれば、自立した生活は可能です。このような状態は、だいたい2～3年くらい続きます。

中期は、幻覚や妄想、徘徊などの問題行動が増え、本人だけでなく、家族も混乱・困惑する時期といえます。中核症状では、直前のことだけでなく、昔のことも思い出せなくなり、さらには時間や場所、季節がわからなくなるなど、認知機能の低下が目立ち始めます。そのため、日常生活には、適宜介助が必要になってきます。中期は短い人で4～5年続き、後期に至るといわれています。

後期になると、着替えや入浴、食事やトイレなど、日常生活全般に介助が必要になります。会話が成り立たない、家族のことがわからないなど、認知機能は著しく低下しますが、妄想や徘徊といった周辺症状は、逆に治まってくることが多いようです。一方で、脳の萎縮により運動機能も低下し、歩行が困難になり、やがて寝たきりの状態になります。

用語解説 ＊MCI　「Mild（軽度）Cognitive（認知）Impairment（障害）」の略。正常ではないが認知症でもなく、数年後に認知症に移行する可能性のある状態をいう。

ゆっくり徐々に進行するアルツハイマー型認知症

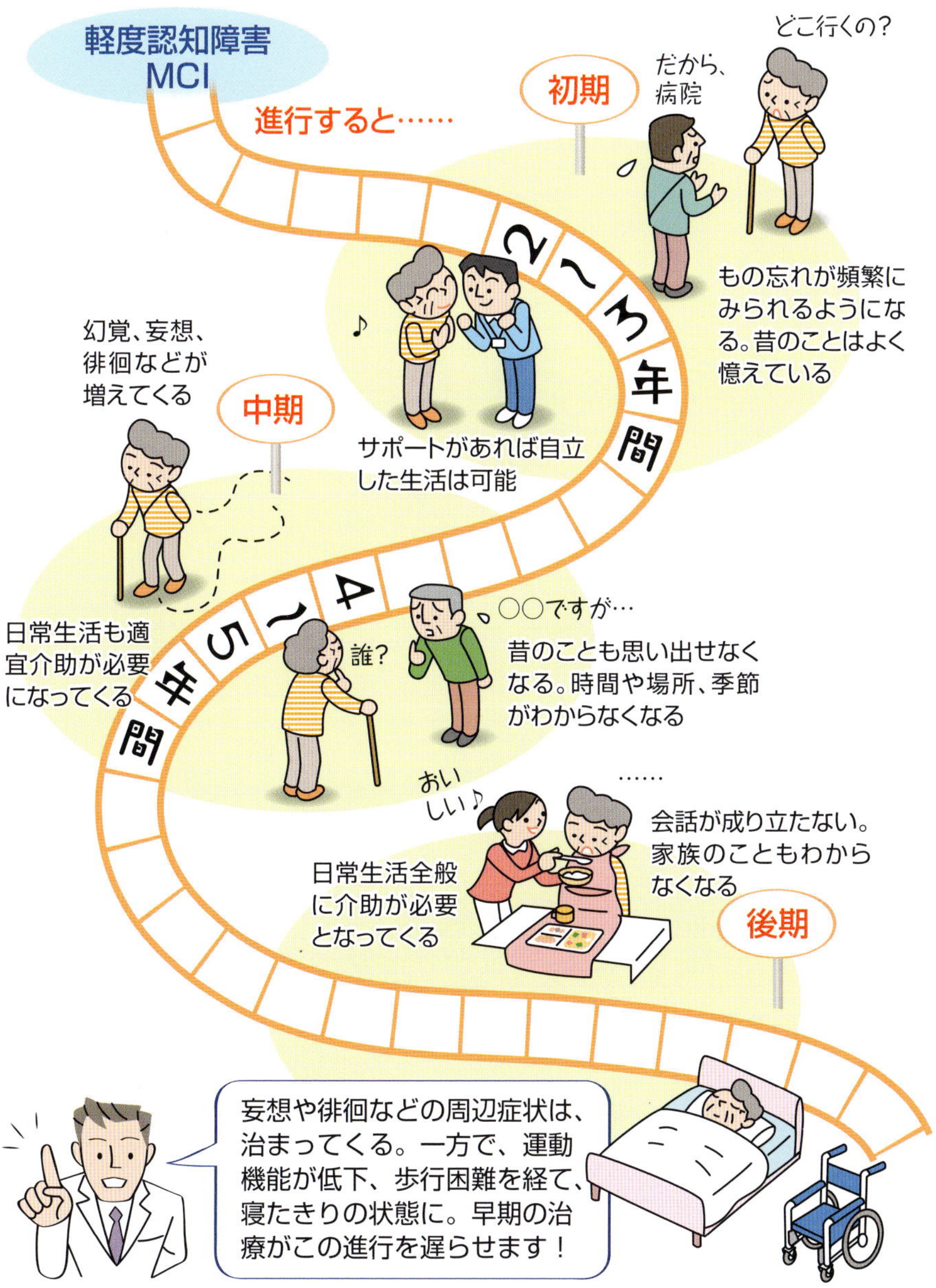

脳血管性認知症とは

脳血管性認知症を引き起こす原因は、脳の血管障害です。脳血管障害とは、脳の血管が詰まったり破れたりして、脳が障害されるものをいいます。

認知症を引き起こす代表的な脳血管障害は、いわゆる脳卒中です。脳卒中には、脳の血管が詰まる「脳梗塞《こうそく》」と、脳の血管が破れて出血する「脳出血」「くも膜下出血」があります。

脳梗塞は、脳の動脈硬化によって血管が狭くなったり、血栓という血液のかたまりができることで血管が詰まって生じます。また、心臓など脳以外の場所にできた血栓が血流にのって脳へ到達し、これが脳の血管を詰まらせる場合もあります。いずれも詰まった先には血流が行かなくなるため、脳の神経細胞が酸素不足・栄養不足に陥り、働きが低下したり、死滅したりしてしまうのです。

脳出血は、脳の動脈硬化や高血圧の状態が長く続くことで脳の血管がもろくなり、破れて出血します。出血した血液は血腫とよばれるかたまりをつくり、これが脳を圧迫し、圧迫された部分の神経細胞を破壊します。

また、脳は外側から硬膜、くも膜、軟膜という3つの膜で覆われており、このうちのくも膜の下で出血が起こるものを、くも膜下出血といいます。こちらもやはり、くも膜と軟膜のすき間に血腫ができ、神経細胞が圧迫・破壊されます。

これらの脳卒中は、激しい頭痛をともなう発作をきっかけに発症するのが特徴といわれています。しかし実際は、本人も気づかないほど小さな脳梗塞を何度もくり返すことで、認知症を発症することも多いのです。いずれにしても、脳梗塞や脳出血のおもな原因は、動脈硬化や高血圧、脂質異常症*、糖尿病といった生活習慣病です。原因のわかっていないアルツハイマー型認知症に対して、脳血管性認知症は予防可能な認知症といえます。

用語解説 脂質異常症　血液中のコレステロールや中性脂肪が多すぎる状態をいう。高脂血症ともよばれている。

認知症を引き起こす３つの脳血管トラブル

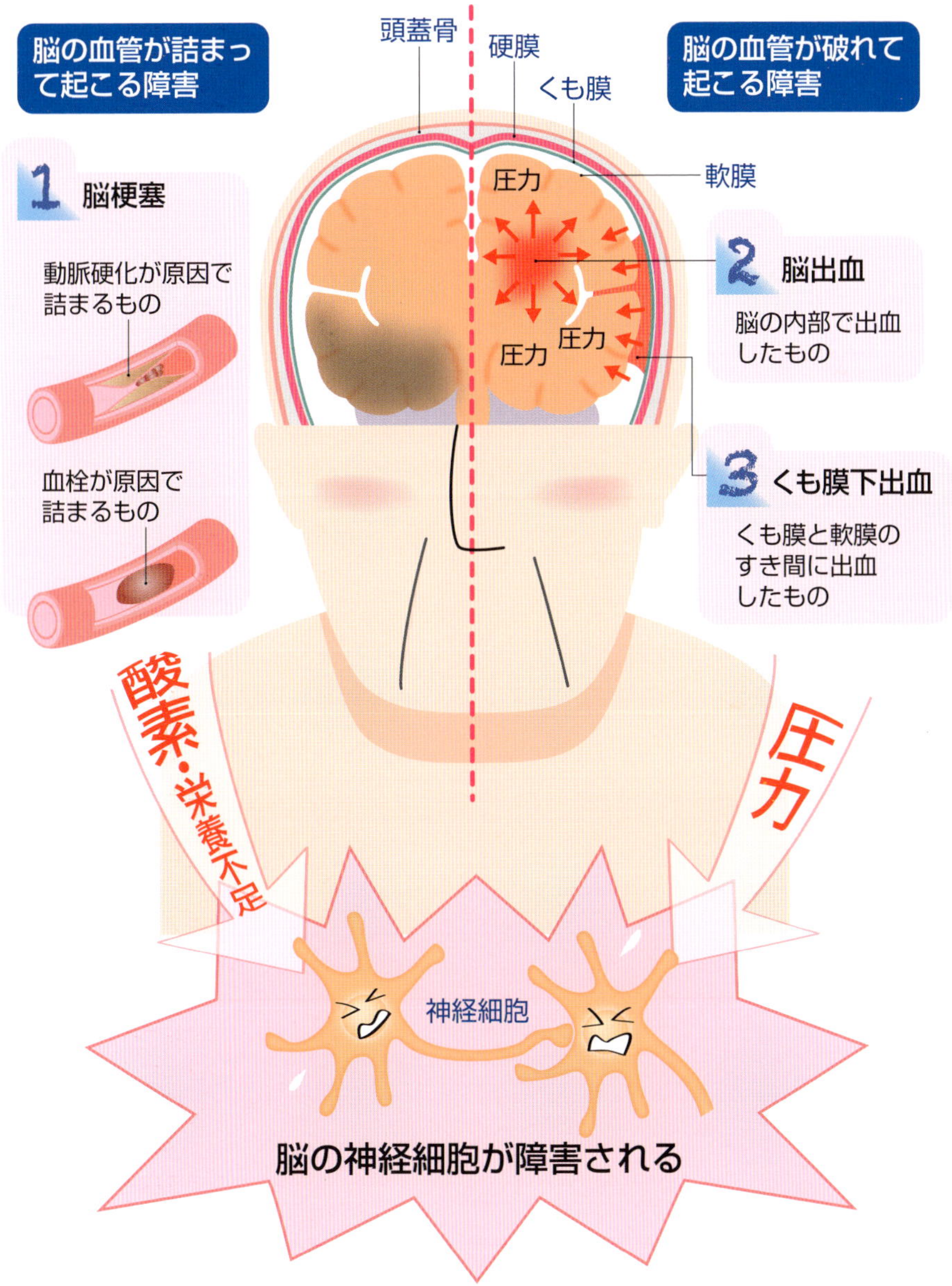

脳血管性認知症の進行と経過

脳血管性認知症は、脳卒中の発作を引き金に突然発症するため、発症時期が比較的はっきりしています。しかし、小さな脳梗塞をくり返して起こる場合は、徐々に症状が進むため、いつ発症したのかははっきりしません。いずれも、もの忘れよりも先に意欲や自発性の低下、無関心などがあらわれることが多いようです。

脳血管性認知症の症状は、脳の障害された部位によって異なりますが、よくみられるのが「実行機能障害」です。仕事の段取りが悪くなったり、道に迷うことが多くなり、テレビやエアコンのリモコンが使えない、料理の手順がわからないといったことも起こってきます。精神面では、ささいなことで突然泣き出したり、怒り出したりと、感情をコントロールできなくなる「感情失禁」もよくみられます。

また、アルツハイマー型認知症では認知機能が全般的に低下しますが、脳血管性認知症は脳の障害される部位が局所的なため、障害された部位の機能だけがまず低下します。例えば、「テレビやエアコンのリモコンは使えなくなったけれど、判断力や理解力はわりとしっかりしている」「記憶はそれほど低下していないけれど、料理や洗濯などの要領が悪くなった」といった具合です。このように認知機能がまだらに障害されるので、脳血管性認知症は「まだら認知症」とよばれることもあります。

これらの症状が、1日～数日の周期で変動するのも脳血管性認知症の特徴です。しっかりしているときと、ボーッとして反応の鈍いときがあります。

進行のしかたは、アルツハイマー型認知症は徐々に進行するのに対して、脳血管性認知症は再発をくり返すたびに階段状に症状が進みます。そのため、早期に適切な治療やリハビリなどを行うことで再発を予防できれば、症状の進行を抑えることも可能です。

階段状に進行する脳血管性認知症

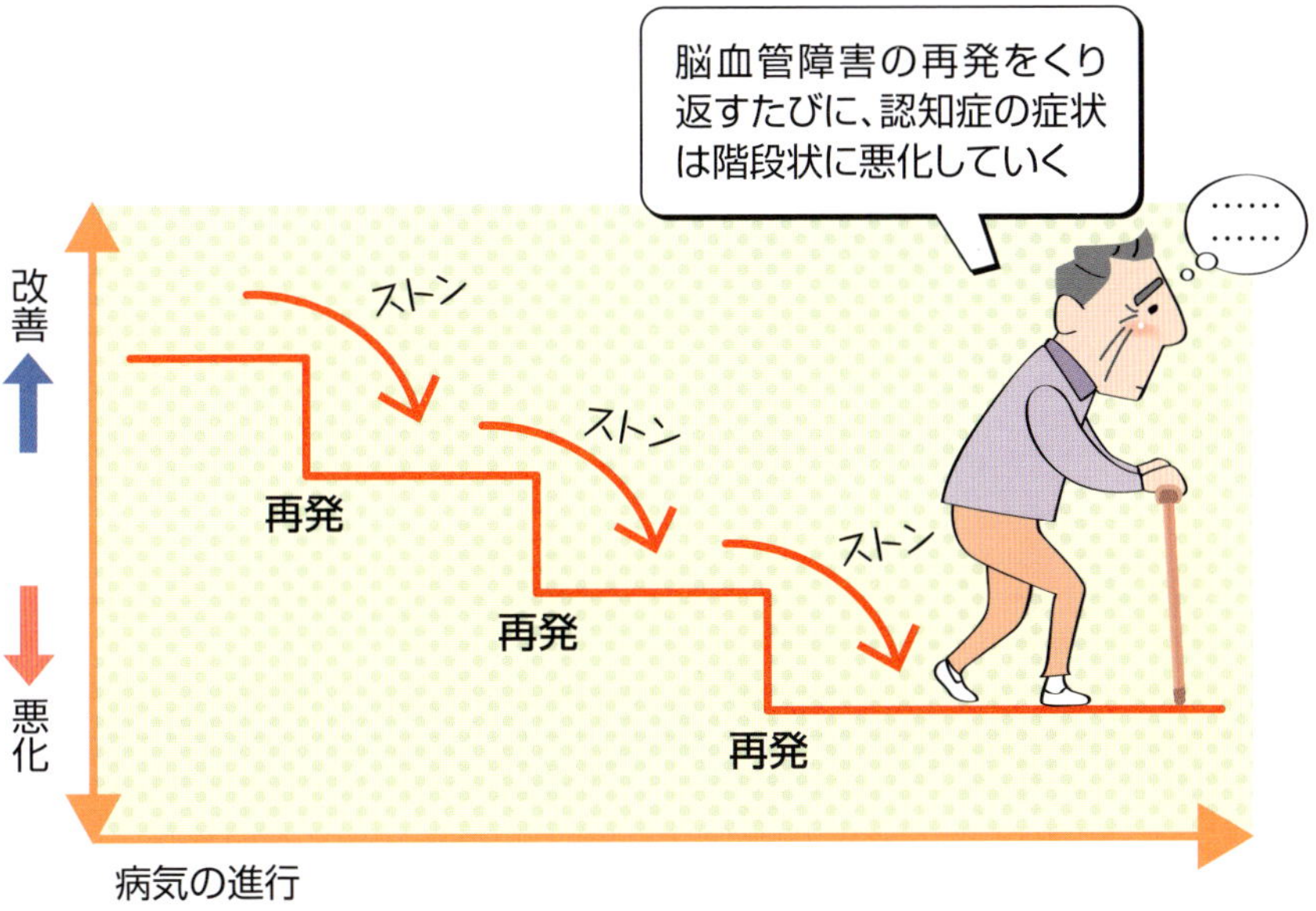

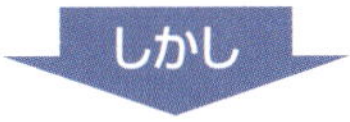

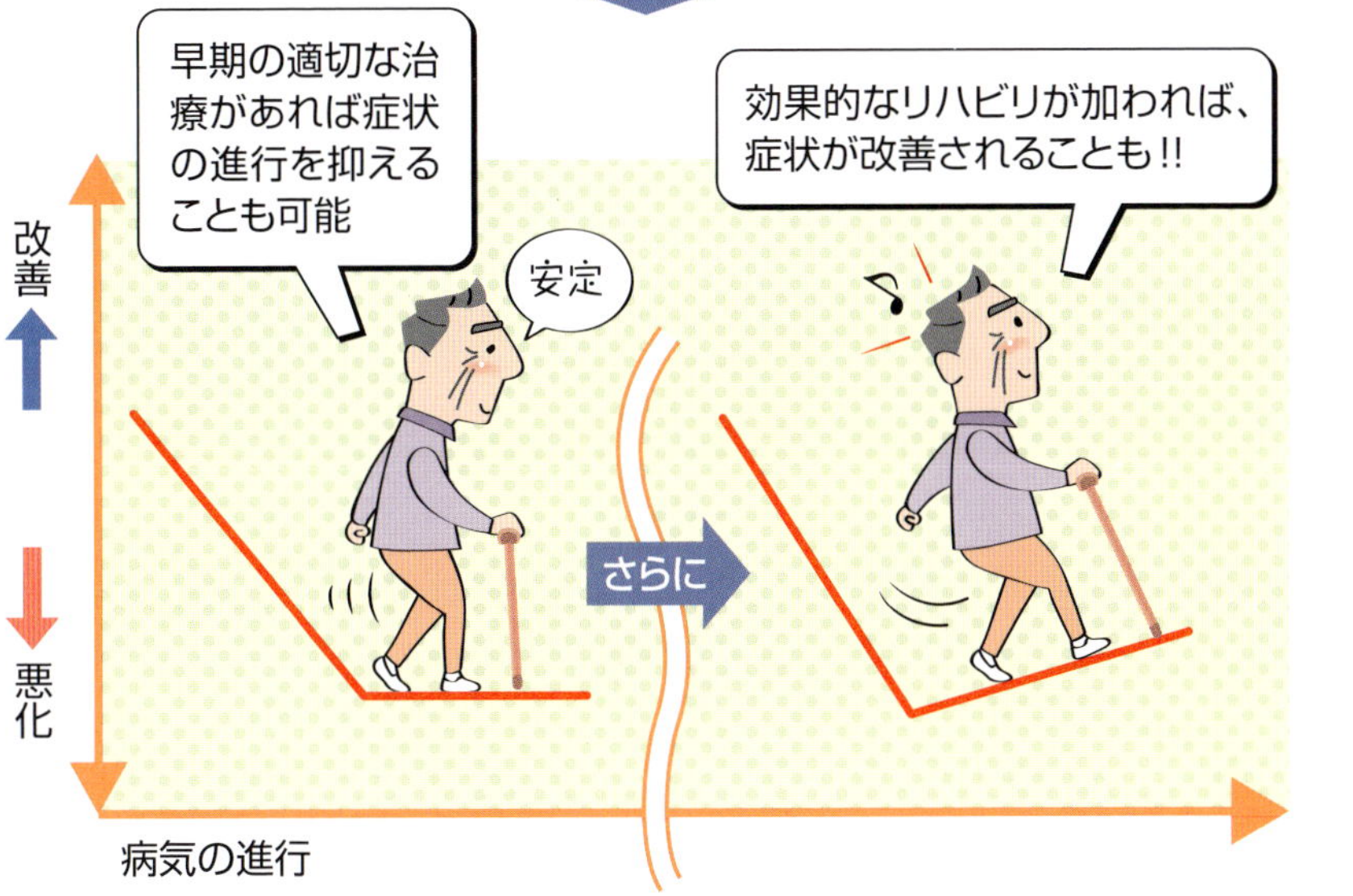

レビー小体型認知症とは

レビー小体型認知症は、1996年に診断基準が確立された認知症です。以前はアルツハイマー型認知症や脳血管性認知症と混同されることが多かったのですが、近年は認知度が高まって診断数が増え、第三の認知症として注視されています。

レビー小体型認知症の原因となる「レビー小体」とは、「*α《アルファ》ヌクレイン」とよばれる特殊なたんぱく質のかたまりです。レビー小体は今から100年ほど前、パーキンソン病患者の脳内で発見されました。パーキンソン病では、脳の「脳幹」という場所にレビー小体が多数あらわれ、筋肉のこわばりや歩行困難、手の震えなど、いわゆるパーキンソン症状を来します。以後、半世紀以上に渡って、レビー小体があらわれるのは脳幹だけ、しかもパーキンソン病特有のものと考えられてきました。ところがその後、脳幹だけでなく、認知機能を司る大脳皮質にも多数のレビー小体があらわれることがわかり、これを「レビー小体型認知症」と名付けました。

レビー小体型認知症では、大脳皮質の神経細胞のなかにレビー小体が多数蓄積します。このプロセスで神経細胞が変性、死滅することで認知機能が障害されます。

しかし、もの忘れをはじめとする典型的な認知機能低下があらわれるのは、病気がある程度、進行してからです。初期の代表的な症状は「幻視《げんし》」です。レビー小体型認知症の幻視は、「寝室で知らない人が3人暴れている」「居間にピンク色の服を着た子どもが座っている」など、具体的でリアルです。さらに、被害妄想やうつ症状をともなうこともあります。また、脳幹にもレビー小体がたまっているので、多くがパーキンソン症状をともないます。

これらの症状は、日によってよくなったり、悪くなったりと変動がみられ、病気そのものの進行は比較的速いといわれています。

用語解説 αヌクレイン　脳の神経細胞内に溶け込んでいるたんぱく質の一種。神経伝達物質の分泌量を制御するといわれている。

レビー小体型認知症の特徴は「幻視」と「パーキンソン症状」

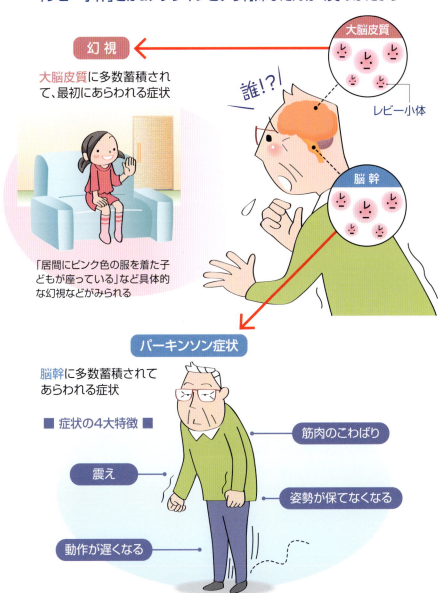

「レビー小体」とはαヌクレインという特殊なたんぱく質のかたまり

幻 視

大脳皮質に多数蓄積されて、最初にあらわれる症状

「居間にピンク色の服を着た子どもが座っている」など具体的な幻視などがみられる

パーキンソン症状

脳幹に多数蓄積されてあらわれる症状

■ 症状の4大特徴 ■

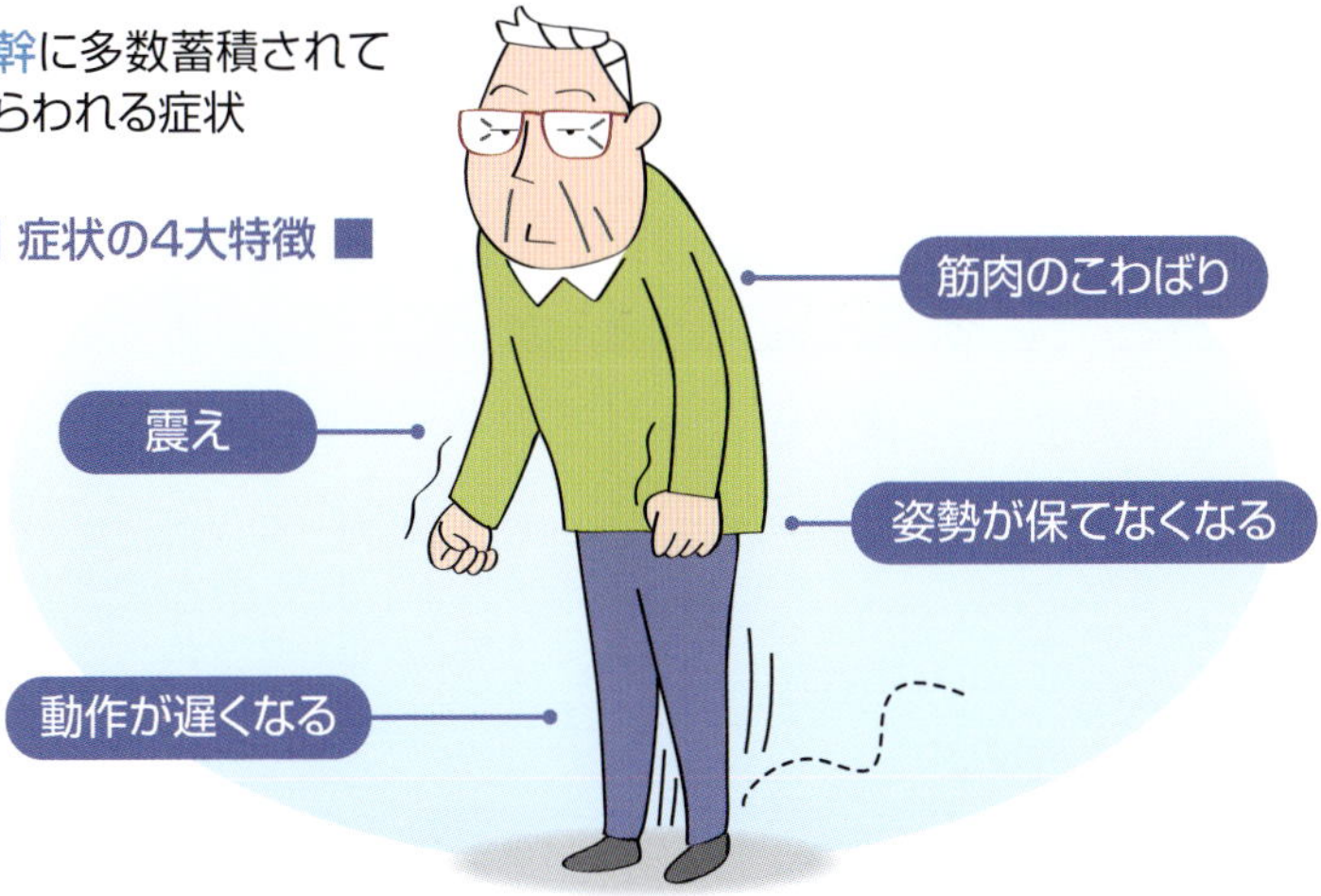

前頭側頭型認知症とは

脳の前頭葉と側頭葉が障害されて起こる認知症を総称して、「前頭側頭葉変性症（FTLD）」といいます。「前頭側頭型認知症」「意味性認知症*」「進行性非流暢性失語*」の3つのタイプがあり、なかでももっとも多くみられるのが前頭側頭型認知症です。

前頭葉は、感情をコントロールし、理性的な行動ができるよう計画を立てて遂行するなど、いわゆる〝人間らしさ〟を司る領域です。また、側頭葉は、言葉や物事を理解するなど、〝知性〟を司っています。前頭側頭型認知症では、これらの部位が障害されるため、人格や行動に著しい変化がみられます。

認知症の症状といえば、まずもの忘れをイメージされるでしょうが、前頭側頭型認知症では、もの忘れはあまりみられません。それよりも、〝人間らしさ〟や〝知性〟が損なわれることによって、社会のルールを無視するような行動をとるようになります。

例えば、堂々と万引きをしたり、痴漢行為をすることがあります。店の人に注意されたり、警察につかまったりしても、本人には罪悪感がまるでなく、反省しようとしません。赤信号を平気で無視したり、目上の人の前で横柄な態度をとったりします。また、順番を守るということができず、注意されると怒り出します。

また、同じことをくり返すのも特徴的な症状の1つです。くり返すといっても、忘れることが原因で何度も同じことをくり返し聞くのとは違って、相手の言葉をオウム返しでくり返したり、意味もなく同じ言葉をただただくり返し発するのです。毎日同じ時間、同じルートで散歩をする「周徊《しゅうかい》」がみられることもあります。同じものばかり食べたがったり、同じ料理ばかりつくることもあります。

進行が早いものでは、発症から平均6年ほどで重度になって、認知機能、身体機能ともに低下し、衰弱死に至ることもあります。

用語解説
意味性認知症　物や言葉の意味がわからなくなり、会話が通じなくなる。
進行性非流暢性失語　言葉の意味は理解できるが、スムーズに話せなくなる。

人格が変わってしまう前頭側頭型認知症

脳の前頭葉と側頭葉が障害されて起こる認知症を総称して、「前頭側頭葉変性症(FTLD)」という

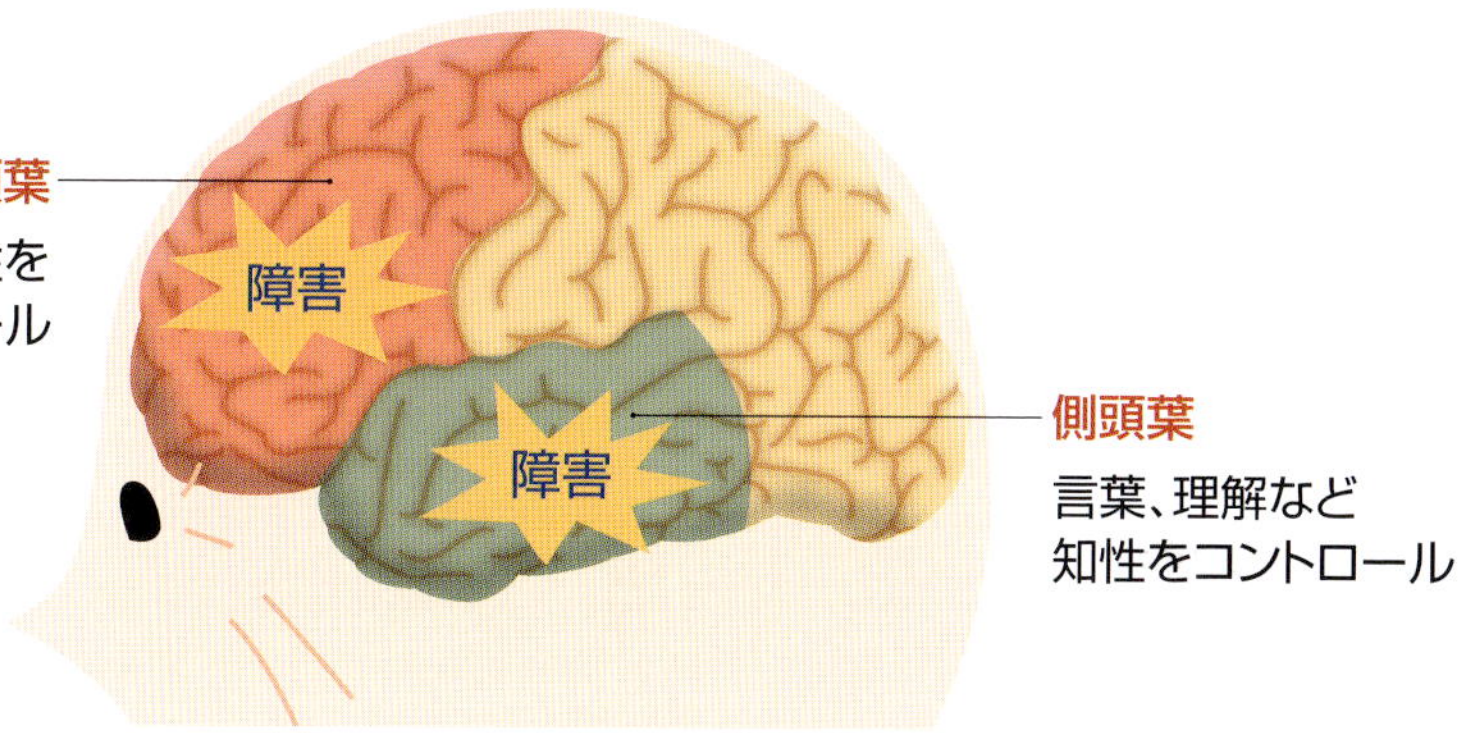
前頭葉
感情、理性をコントロール
障害
障害
側頭葉
言葉、理解など知性をコントロール

その特徴的な症状はおもに

3つ

1 社会のルールを無視する

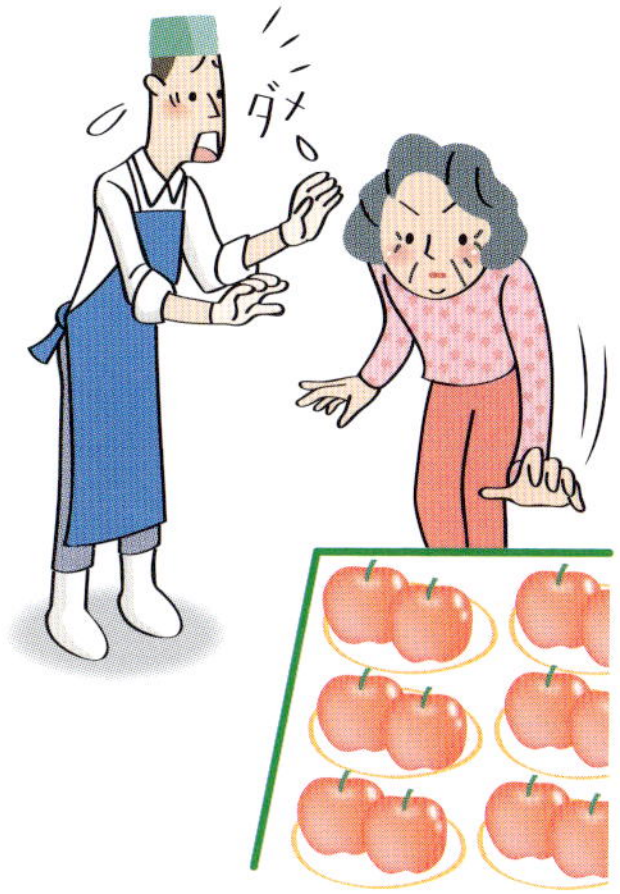
ダメ

万引き、痴漢行為や公共の場で大声を出すなど

2 相手の言葉のオウム返しをする

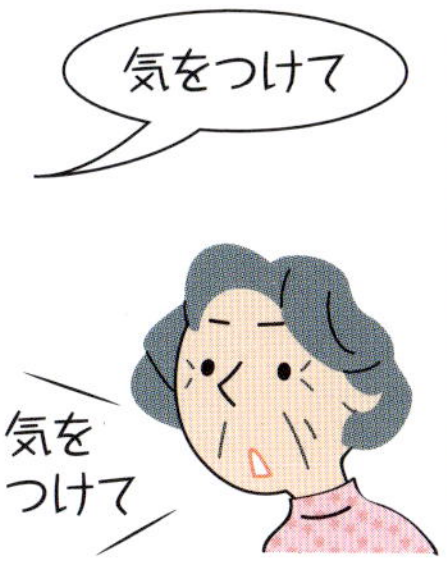
気をつけて
気をつけて

同じ言葉を言ったり、相手のまねをしたりするなど

3 同じ行動をくり返す

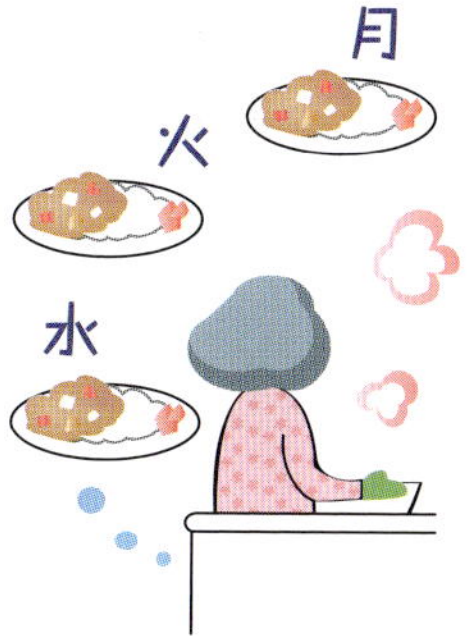
月
火
水

同じ料理をつくる。毎日同じ時間に同じルートで散歩(周徊)など

その他の原因の認知症

　ここまで紹介してきた認知症は、発症・進行すると、元の状態に戻すことができません。また、病気の進行を完全に食い止める方法や根治療法*も、現在のところみつかっていません。しかし一方で、原因となる疾患によっては、〝治せる認知症〟があることを知っておきたいものです。ここでは、治せる可能性の高い認知症をいくつか紹介しましょう。

「正常圧水頭症《せいじょうあつすいとうしょう》」は、脳の髄液が脳室という場所にたまり、脳室が拡大して脳を圧迫する病気です。姿勢が不安定になる歩行障害をはじめ、集中力や注意力の低下、尿失禁などの認知症症状がみられますが、早期に髄液を腹腔内に排出する手術を行うことで、症状が改善されることがあります。

　頭蓋内組織にできる腫瘍を「脳腫瘍《のうしゅよう》」といいます。通常は頭痛や吐き気などの症状があらわれますが、高齢者の場合は認知症の症状が顕著にみられます。脳腫瘍は、腫瘍が良性かつ摘出できる場所にできた場合は、手術によって完治し、認知症も改善できることがあります。

「慢性硬膜下血腫《まんせいこうまくかけっしゅ》」では、頭を打つなどしたあとに、脳の硬膜とくも膜のすき間に血液がたまり、たまった血液が血腫となり、脳を圧迫するため、認知症の症状を引き起こします。この病気は手術によって血腫を取り除くと、認知症の症状も改善されることがあります。

「甲状腺機能低下症《こうじょうせんきのうていかしょう》」は、脳が直接障害されるわけではなく、甲状腺ホルモンの分泌が低下することによって、認知症のような症状があらわれます。倦怠感やむくみ、汗をかきにくいなどの症状とともに、意欲の低下やもの忘れがみられる場合は、甲状腺機能低下症を疑い、早めに検査を受けるようにしましょう。この病気は、甲状腺ホルモンを補充する薬を服用することで病気をコントロールでき、症状も改善されます。

用語解説　根治療法　病気を完全に治すことを目的に、病気の原因そのものを取り除こうとする治療法。

治せる可能性の高い認知症もある

正常圧水頭症

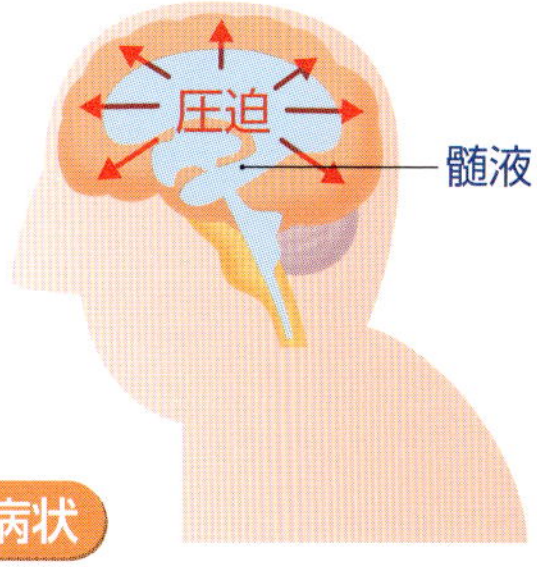

病状

脳の脳室という場所に髄液がたまり、脳を圧迫し認知症の症状を引き起こす

処置

手術により、髄液を排出する

慢性硬膜下血腫

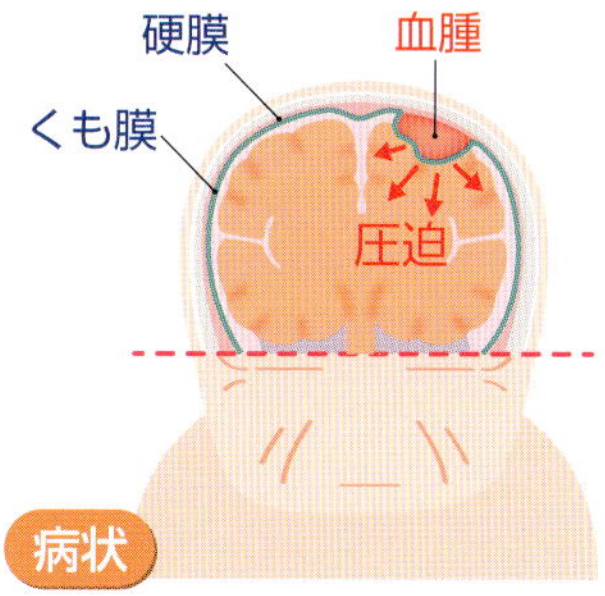

病状

硬膜とくも膜の間に血液がたまる。脳を圧迫し、認知症の症状を引き起こす

処置

手術により、血腫を取り除く

脳腫瘍

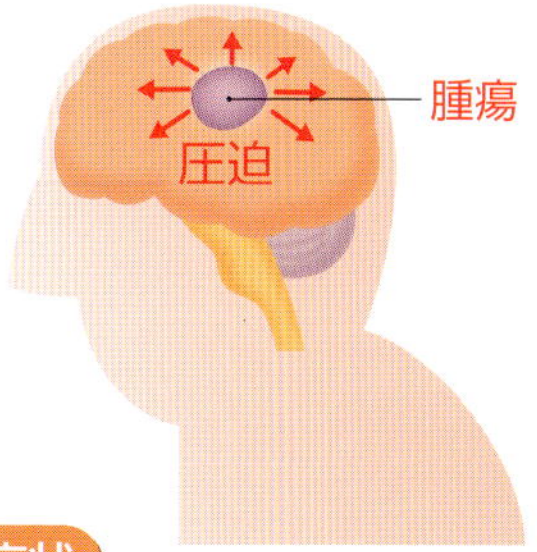

病状

脳が脳にできた腫瘍により圧迫され、認知症の症状を引き起こす

処置

腫瘍が取り除ける場所にあり、良性であれば手術ができる

甲状腺機能低下症

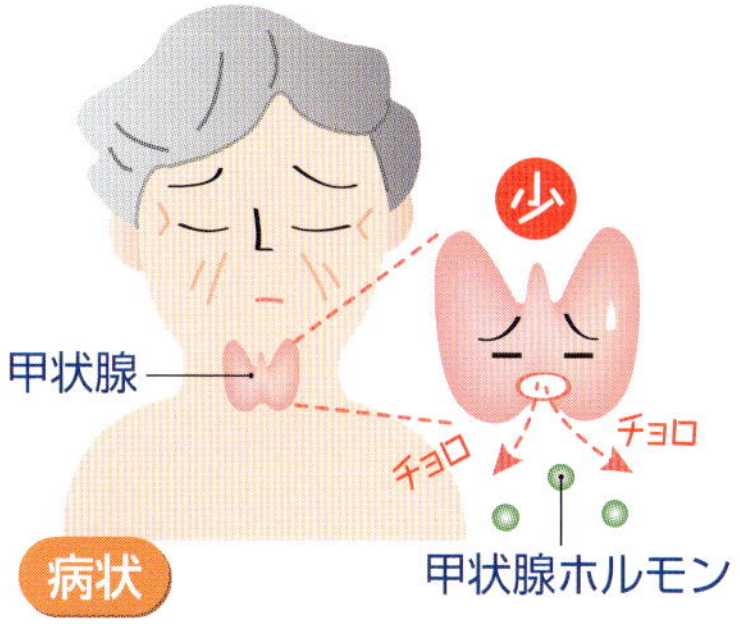

病状

甲状腺ホルモンの分泌が減少してしまう病気。新陳代謝の低下が認知症の症状を引き起こす

処置

甲状腺ホルモンの補充により認知症の症状を改善

認知症は高齢者の病気とは限らない

40代から始まる若年性認知症

通常、認知症は高齢になるほどリスクが高まるため、認知症は高齢者だけの問題だと思われがちですが、実は働き盛りの年代に発症する認知症もあります。「若年性認知症」です。

若年性認知症とは、64歳以下で発症する認知症をいいます。20代~30代で発症することもありますが、大きく増え始めるのは40代からで、55歳以降に急増します。

原因となる疾患は、高齢期の認知症と同じく、アルツハイマー型認知症、脳血管性認知症、レビー小体型認知症、前頭側頭型認知症などです。ただ、わが国では高齢期にはアルツハイマー型認知症が圧倒的に多くみられるのに対して、若年性認知症では脳血管性認知症がもっとも多く、次いでアルツハイマー型認知症、前頭側頭型認知症の順となっています。また、高齢期の認知症は、男性より女性に多くみられますが、若年性認知症は女性より男性に多い傾向があります。

症状は、ちょっとしたもの忘れから始まり、初期には頭痛やめまい、不眠、不安感、自発性*や意欲の低下、抑うつなどがみられます。進行すると、仕事や家事のミスが増え、作業や処理のスピードも低下してきます。会議の時間や取引先の名前などを忘れるなど、仕事を続けるのが困難になってきます。

注意しなければならないのは、これらの症状がうつ病や更年期障害とよく似ているということです。異変に気づき、不調を訴えて受診しても、年齢的にまずそちらを疑われることが多いようです。処方された薬を服用するなどしても症状が改善されない場合は、認知症の可能性を疑う必要があります。

用語解説　自発性　他からの影響や教えがなくても、自分から進んで事を行うこと。

若年性認知症の実態と原因疾患

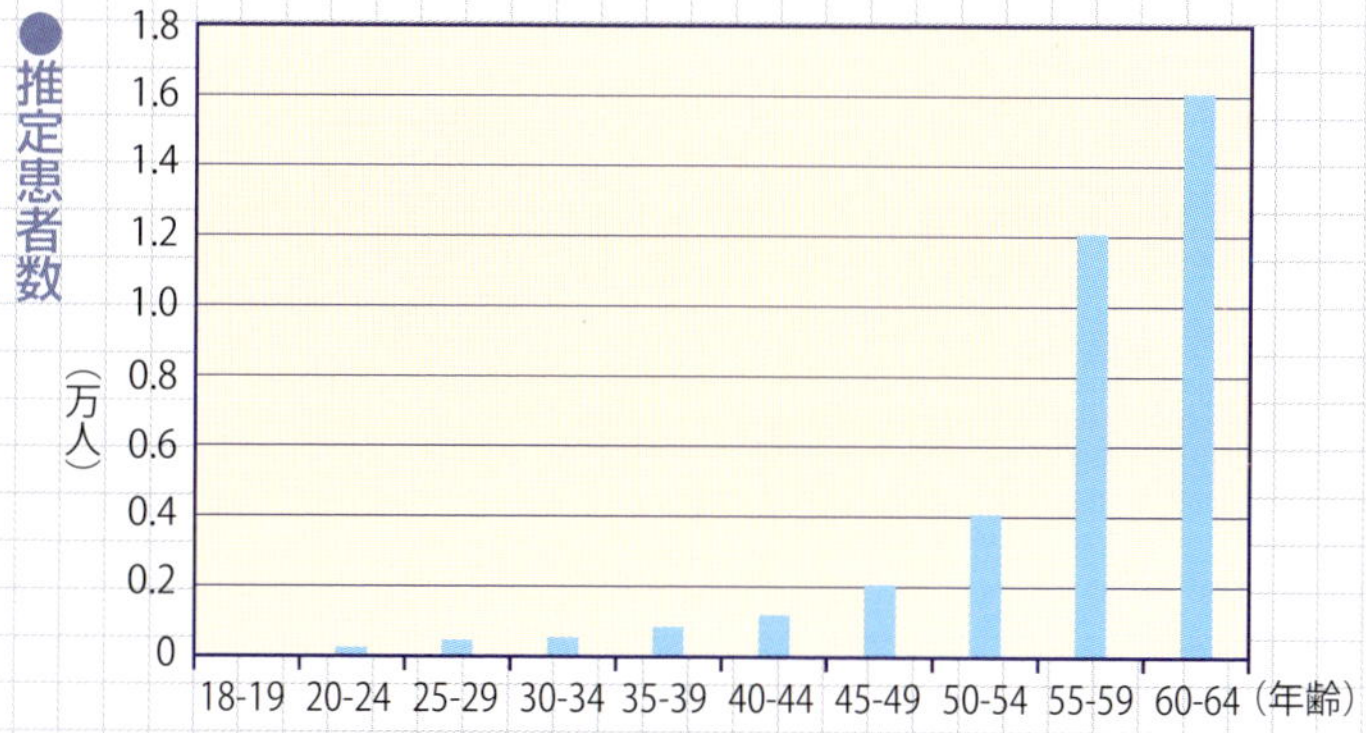

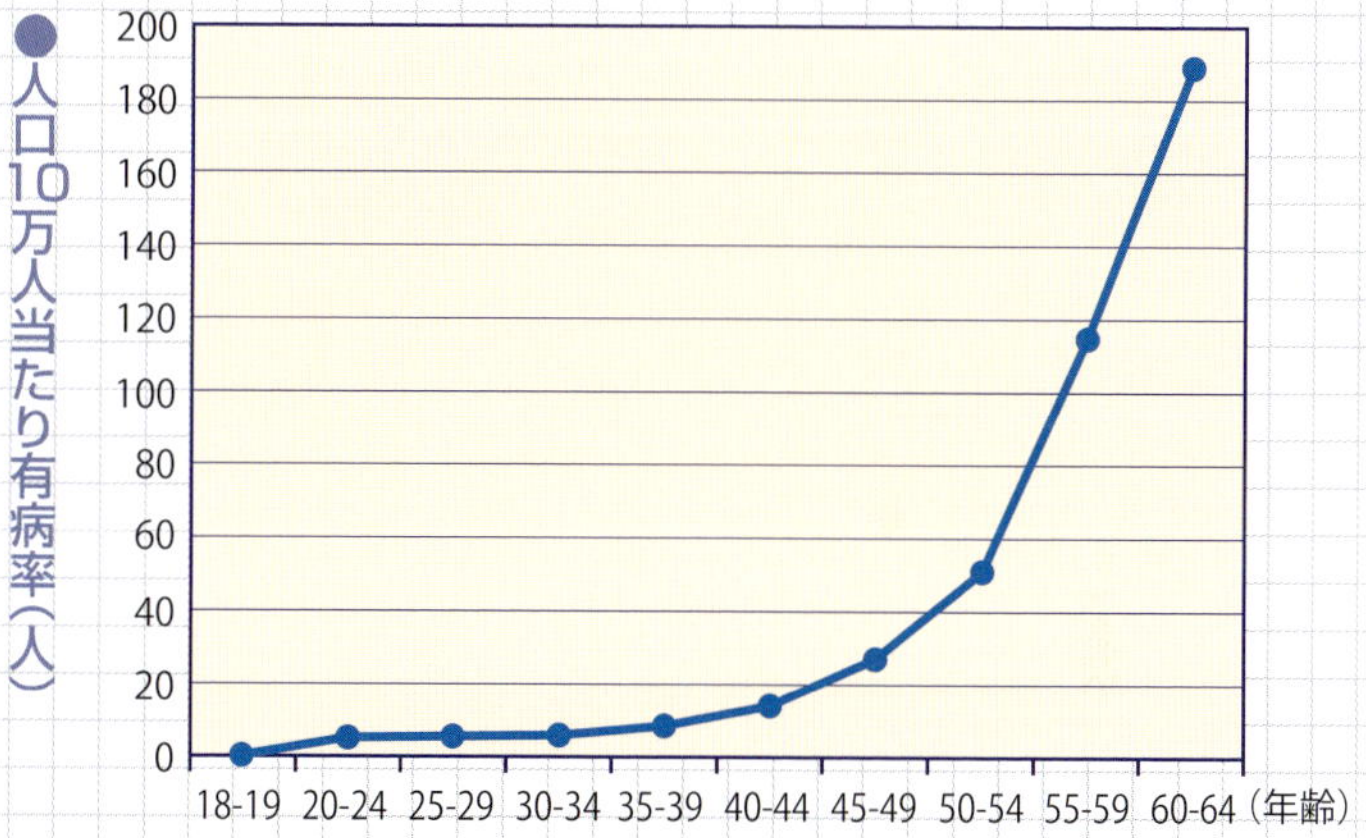

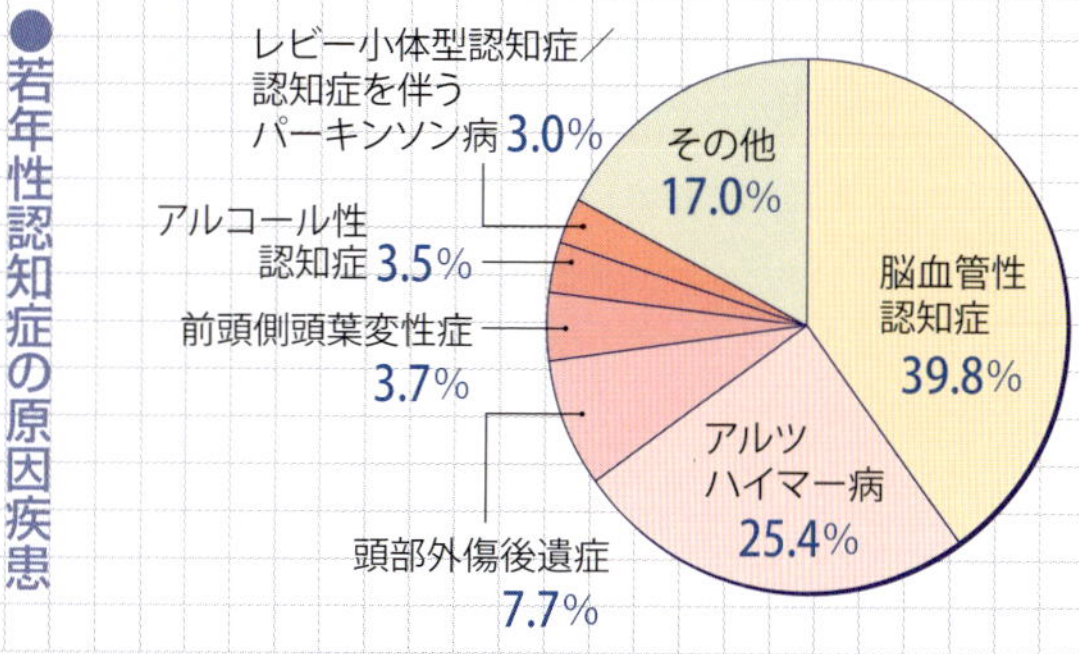

※「若年性認知症の実態と対応の基盤整備に関する研究」(厚生労働省)より
平成 18 年度–20 年度調査

column

認知症と間違えやすい「仮性認知症」

初期の認知症を疑われている人のなかには、うつ病が原因で認知症のような症状が起こっている人がいます。このような状態は「仮性認知症」とよばれ、認知症とは区別して考える必要があります。

うつ病になると、記憶力や気力の低下、不眠、食欲減退など様々な症状を呈しますが、これらの症状は認知症の初期症状と重なる部分が多く、とくに高齢者の場合、年齢的にも認知症と診断されてしまうことが少なくありません。たしかに、認知症と仮性認知症は、よく似ているものの、いくつか異なる点があります。

認知症の症状は、多くがもの忘れをはじめとする知能低下から始まりますが、うつ病による仮性認知症は、知能低下よりも抑うつ症状が先にあらわれます。また、知能テストでは、認知症の患者さんは自分の能力の低下を否定したり、軽くみせようとするものですが、仮性認知症の患者さんは、「わかりません」「できません」と、自分の能力低下を強調します。

患者にあらわれている認知症的症状が認知症によるものか、うつ病によるものかを早期に区別して適切な治療をする必要があります。高齢者の場合、うつ病が悪化すると寝たきりに移行したり、自殺してしまうなど、重大な問題に発展することがあるのです。うつ病による仮性認知症は、早期に発見し、適切な治療を施せば、認知症の症状が劇的に改善されるといいます。

ただ、最近は仮性認知症から、本格的な認知症に移行する可能性があることがわかってきました。そのリスクは加齢とともに高まります。うつ病の悪化はもちろん、本格的な認知症を防ぐためにも、早期の正しい診断と適切な治療が重要だということです。

第2章

認知症の兆しと予防のしかた

最近、もの忘れが多くなったけれど、これって歳のせい？　それとも……認知症？　もの忘れに不安のある方は必見。認知症のシグナルをいち早くキャッチできれば、発症や進行を防ぐ手立てがあります！

加齢によるもの忘れと認知症の違い

コレって、〝歳のせい〟？それとも〝認知症〟のサイン？

認知症は、進行してしまうと元の状態には戻せません。しかし、できるだけ早い段階で〝認知症の兆し〟に気づくことができれば、発症や進行を遅らせることができます。では、その〝兆し〟とは、どんなものなのでしょうか？

「最近、どうも忘れっぽい…」。歳をとれば誰もが実感することですが、実はここに認知症のサインが隠れている場合があります。〝もの忘れ〟には、「加齢による良性のもの」と、「認知症による悪性のもの」があるのです。

人間の記憶力は20代をピークに、その後は加齢とともに下降線をたどるといわれています。記憶力以外の知的能力は、豊富な経験や学びを積み重ねることによって40〜50代くらいまでは伸び続けるとされていますが、それでも60代を過ぎると、思考力や判断力、適応力など知能全体に衰えがみられるようになってきます。ですから、加齢とともに忘れっぽくなったり、新しいことを覚えにくくなったりするのは老化現象のひとつ。良性のもの忘れですから、心配はいりません。

一方で、〝歳のせい〟ではすまされないのが、認知症によるもの忘れです。こちらは、脳梗塞や脳出血、アルツハイマー病など脳の病気が原因で、脳の機能低下が著しく進んでしまうために起こります。良性のもの忘れとはあきらかに質が違い、放っておくとどんどん進行するという点も、良性のものとは大きく異なります。

認知症のサインをいち早くキャッチするためにも、加齢によるもの忘れと認知症によるもの忘れの違いを知っておくことが大切です。

ここが違う！「加齢によるもの忘れ」と「認知症によるもの忘れ」

加齢によるもの忘れ

- 体験したことの一部を忘れる
- ヒントがあれば思い出せる
- 忘れたことを自覚している
- 急にもの忘れがひどくなることはない（進行しない）
- 日常生活に支障はない

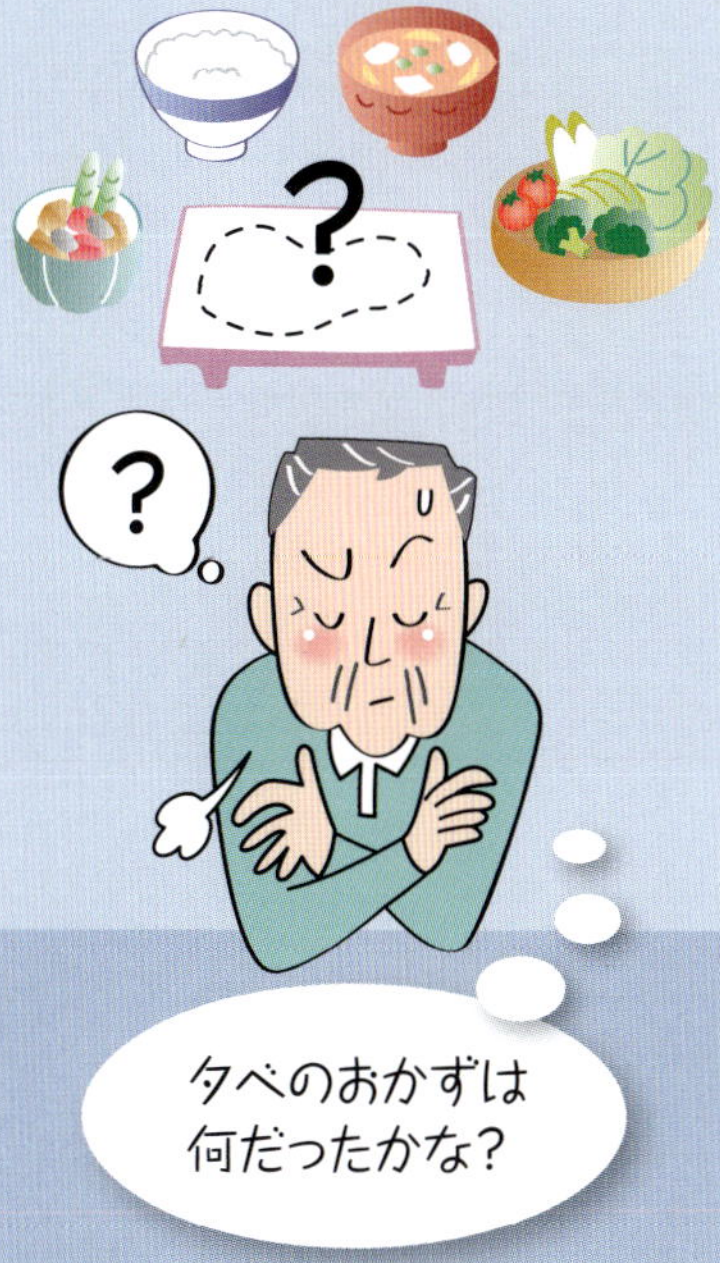
夕べのおかずは
何だったかな？

認知症によるもの忘れ

- 体験したこと自体を忘れる
- ヒントがあっても思い出せない
- 忘れたという自覚がない
- 年単位でもの忘れの度合いがひどくなる（進行する）
- 日常生活に支障が出てくる

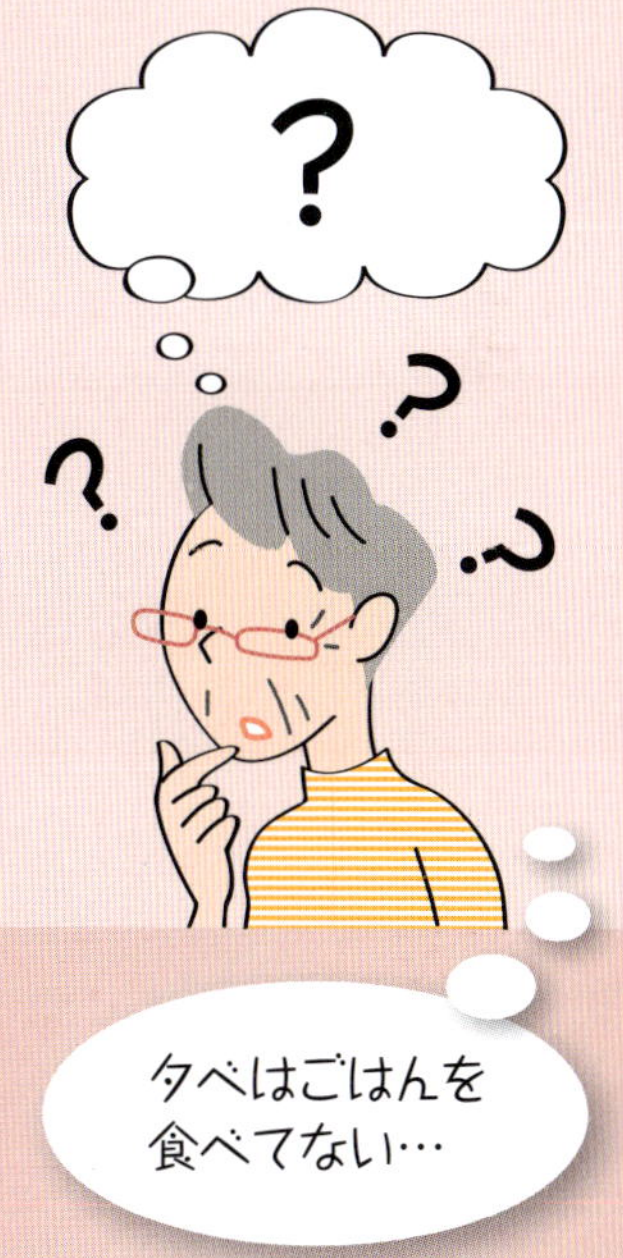
夕べはごはんを
食べてない…

生活の中で危険信号を察知しよう！

前項で述べたように、「加齢によるもの忘れ」と「認知症によるもの忘れ」はあきらかに違います。しかし、認知症といっても、ある日を境に急にはっきりした症状があらわれるわけではありませんし、初期には症状のあらわれ方にムラがあります。認知症という病気を正しく理解していないと、日常生活の中で発せられている危険信号を見逃してしまうことになります。

たとえば、初期には「昨日は忘れっぽかったけれど、今日はわりとしっかりしている」ということがよくあります。家族は、「できれば認知症であってほしくない」という気持ちから、「昨日はたまたま調子が悪かっただけ。歳だから、そんな日もあるさ」と思いたくなるかもしれません。

また、初期には記憶力以外の認知機能は比較的保たれているものです。社交性やプライドがよく保たれていると、本当は忘れているのに、話のつじつまを合わせようとすることがあります。認知症をまったく疑っていなければ、家族はそのつじつま合わせに納得してしまうことでしょう。

さらに、家族の前では症状が頻繁にあらわれているのに、外で人に会ったときはシャキッとして、会話も難なくこなしてしまうこともあります。そんな姿を目の当たりにすると、家族は日ごろ違和感を感じていても、「なんだ、まだまだ大丈夫じゃないか」と安心してしまうことがあるのです。

認知症のもの忘れが増えてくると、もの忘れが原因で失敗することや、できなくなることも増えてきます。家族にとっては、「何か変だ」「何かおかしい」と思えることが増えてくるのです。

次頁では、日常生活でみられがちな危険信号をいくつか挙げてみました。思い当たることが複数ある場合や、くり返しみられる場合は、一度、専門医を受診するようにしましょう。

日常生活で注意したい「認知症の危険信号」

次のような行動が複数みられる場合、またはくり返しみられる場合は、早めに専門医を受診しよう

1 何回も同じことを聞いたり、話したりする

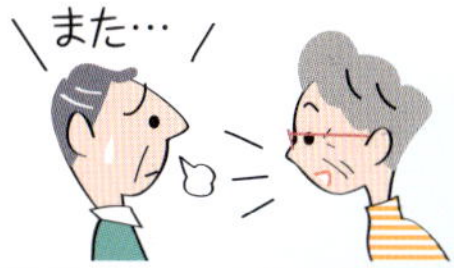

2 しまい忘れや置き忘れが目立つ

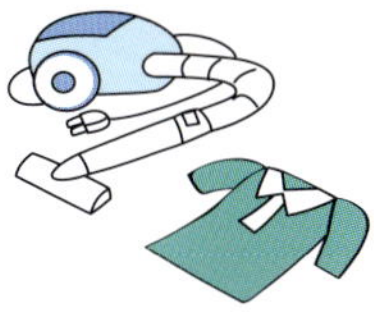

3 冷蔵庫に同じ食材がいくつも入っている（同じものをいくつも買いだめしている）

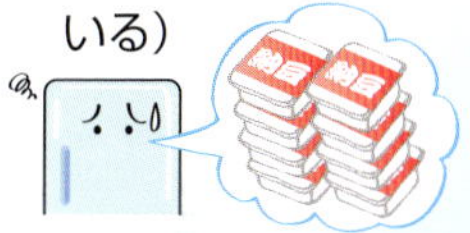

4 冷蔵庫に入れるはずのないものが入っている

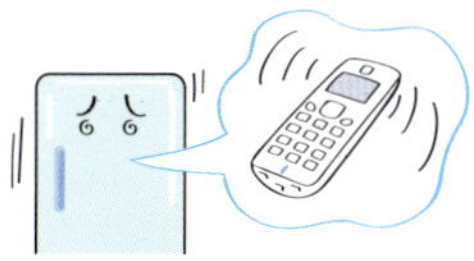

5 日にちや曜日、月や季節を間違えることがある

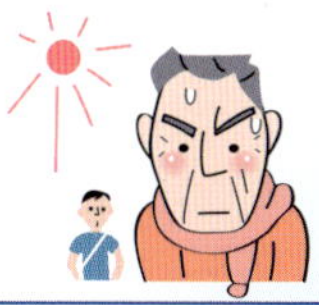

6 以前よりも調理に時間がかかり、同じ料理ばかりつくるようになった

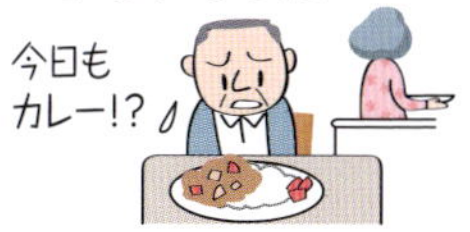

7 鍋を火にかけていることを忘れ、鍋を焦がすことがよくある

8 子どもや孫の名前を混同する

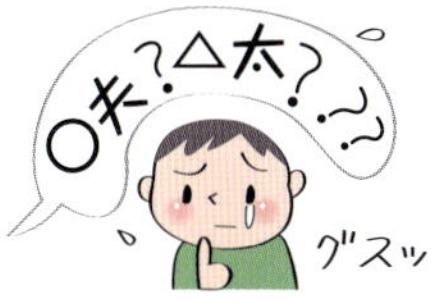

9 約束の時間や待ち合わせ場所をよく間違える、または忘れる

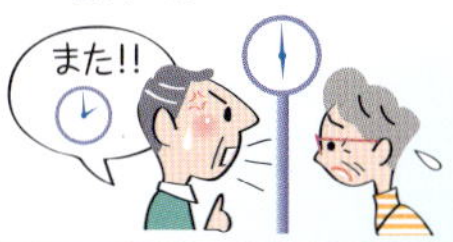

10 朝、話したことを午後には忘れている

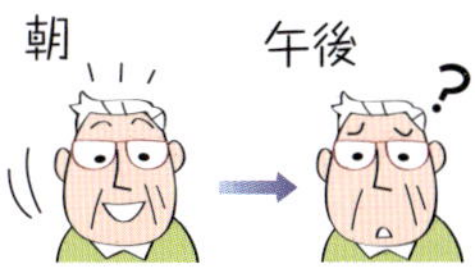

11 趣味や好きだったことに興味や関心を示さなくなった

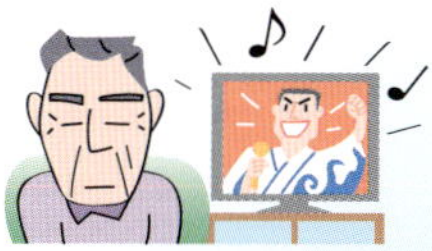

12 会話がかみ合わない、話が通じない

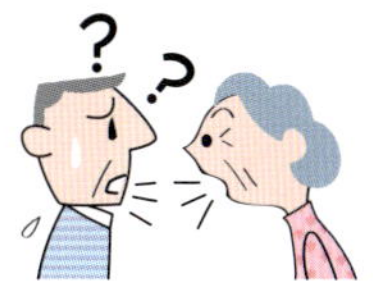

認知症の予備群!? 軽度認知障害（MCI）とは

認知症は、ある日突然発症するものではありません。最初は、加齢によるもの忘れと区別がつかないくらいの小さな変化から始まり、数年かけて進行していきます。できるだけ早い段階で危険信号を察知し、受診することが大切なのですが、実は、前項で紹介したような危険信号がいくつかみられるようになったからといって、すべての人が認知症と診断されるわけではありません。

認知症を発症する前には、正常な状態と認知症の中間、いわゆる〝グレーゾーン〟にあたる状態があり、これを「軽度認知障害（MCI）」といいます。「あきらかに〝歳のせい〟とは違う記憶障害がみられるけれど、日常生活に大きな支障はきたしていない」という状態です。国内には、軽度認知障害の人が約400万人いると推計されています。

注目すべきは、軽度認知障害と診断されても、すべての人が認知症へと進むわけではないということです。軽度認知障害と診断された後、1年間に認知症を発症する人の割合は10％程度。4年間でみてみると、だいたい半数の人が認知症を発症すると考えられています。しかし一方では、5年経っても症状が進行しない人が30％程度、逆に症状が改善したり、正常に戻ったりする人が20％程度いるとされ、半数の人が認知症を発症せずにすんでいるのです。

また、軽度認知障害と診断された段階で、認知機能の低下に対する適切な治療や予防対策を行えば、2年間は認知症の発症を食い止められることがわかっています。

軽度認知障害の治療については、この段階ではどのタイプの認知症に移行するのかがはっきりわからないこともあり、薬物療法には、現状賛否両論あります。薬物療法を用いる場合もありますが、予防策は、この後（58頁～）に紹介する生活習慣の改善や認知能力を鍛えるトレーニングが中心となります。

軽度認知障害（MCI）の段階で発見することが重要！

▶▶ 軽度認知障害の経過 ▶▶

非認知症	認知症

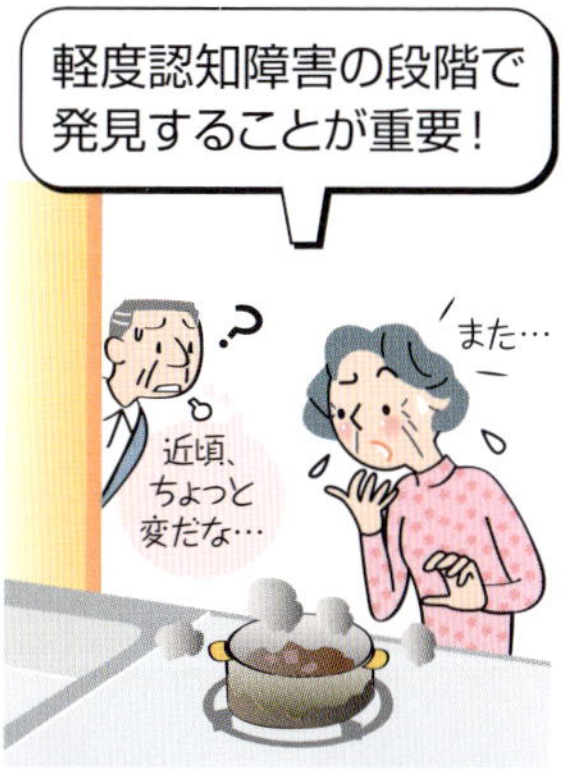

軽度認知障害の段階で発見することが重要！
近頃、ちょっと変だな…
また…

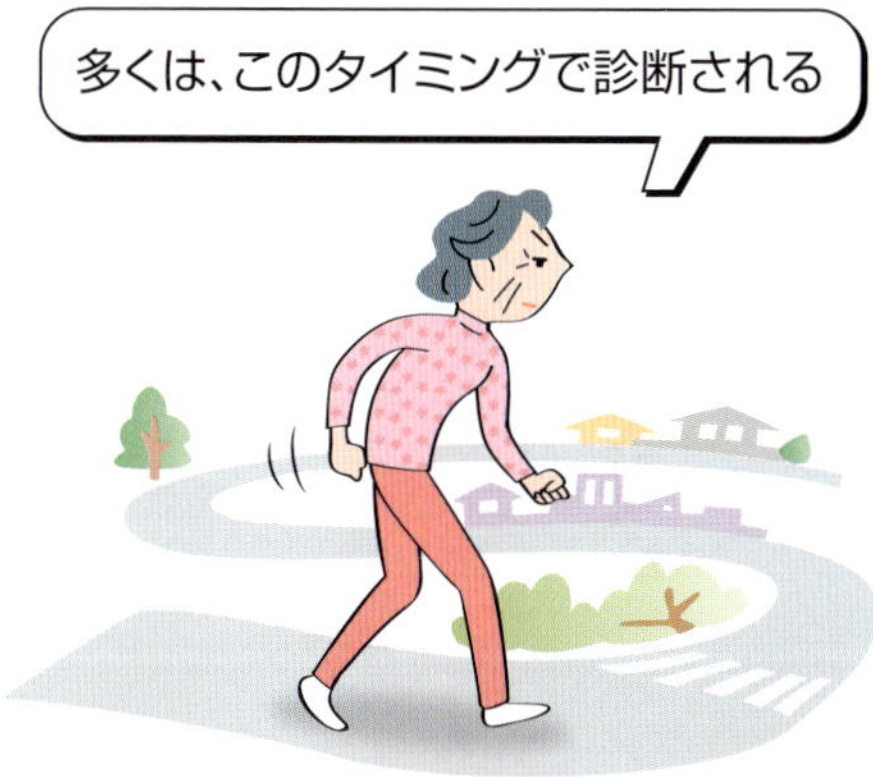

多くは、このタイミングで診断される

健常者 ▶ 軽度認知障害（MCI） ▶ 軽度認知症 ▶ 中等度認知症 ▶ 重度認知症

軽度認知障害（MCI）

- 30%程度は維持
- 20%程度は回復

- 1年後には10%程度が認知症へ移行
- 4年で半数程度が認知症へ移行
- 適切な予防対策を行えば、認知症の発症を遅らせることが可能

軽度認知障害の診断ポイント

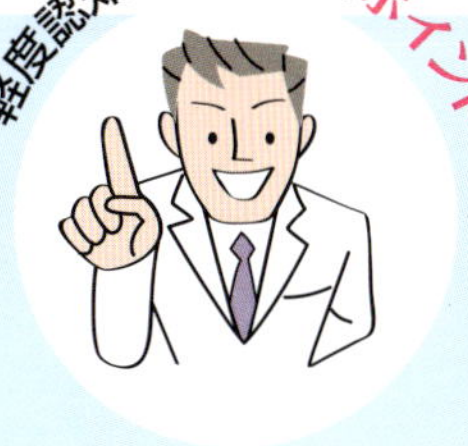

- ひどいもの忘れを自覚していて、周囲の人からもそれを指摘されている
- 記憶の検査で、加齢の影響だけでは説明できない記憶障害が認められる
- 全般的な認知機能は正常
- 日常生活に支障はない
- 認知症ではない

認知症と生活習慣病のかかわり

生活習慣病が及ぼす脳への影響

食べ過ぎや飲み過ぎ、偏った食生活、運動不足、喫煙習慣など、生活習慣の乱れによって引き起こされる「生活習慣病」。高血圧や糖尿病、脂質異常症、肥満などがその代表ですが、認知症の発症や進行には、これらの生活習慣病も深くかかわっています。つまり生活習慣病を管理することが、認知症の予防につながるということです。

認知症のなかでも、とくに生活習慣病との関連が深いのは、脳血管性認知症とアルツハイマー型認知症です。

脳血管性認知症は、脳梗塞や脳出血などの脳血管障害によって脳への血流が途絶えることで発症します。脳血管障害の基礎には必ず動脈硬化があり、動脈硬化の進行を加速させるのが高血圧や糖尿病、脂質異常症などといった生活習慣病です。

生活習慣病を放置していると、動脈硬化は確実に進行します。結果、脳梗塞、とくに無症候性の脳梗塞をくり返すことで、認知症は段階的に悪化していくのです。ただしこれは、逆に生活習慣病の管理を怠らなければ、脳血管性認知症は予防できる可能性が高いということを示しています。

一方、アルツハイマー型認知症は、「老人斑《ろうじんはん》」や*「神経原線維変化《しんけいげんせんいへんか》」といった病変により、脳の神経細胞が破壊されて起こるとされています。生活習慣病が直接の引き金となる脳血管性とくらべて、アルツハイマー型は生活習慣病とはあまり関係ないようにも思えますが、アルツハイマー型の患者さんの多くが複数の生活習慣病を合併しており、様々な研究から、生活習慣病を管理することで認知症の進行を抑えられることがわかっています。

用語解説 神経原線維変化　「タウたんぱく」という特殊なたんぱく質がリン酸化されて、神経細胞内に異常に蓄積したもの。アルツハイマー病では、脳全体にみられる。

生活習慣病と関連が深い認知症

「生活習慣病」とは、偏った食生活、運動不足、喫煙などの
“生活の乱れ”が引き金となって起こる病気をいう

その代表が

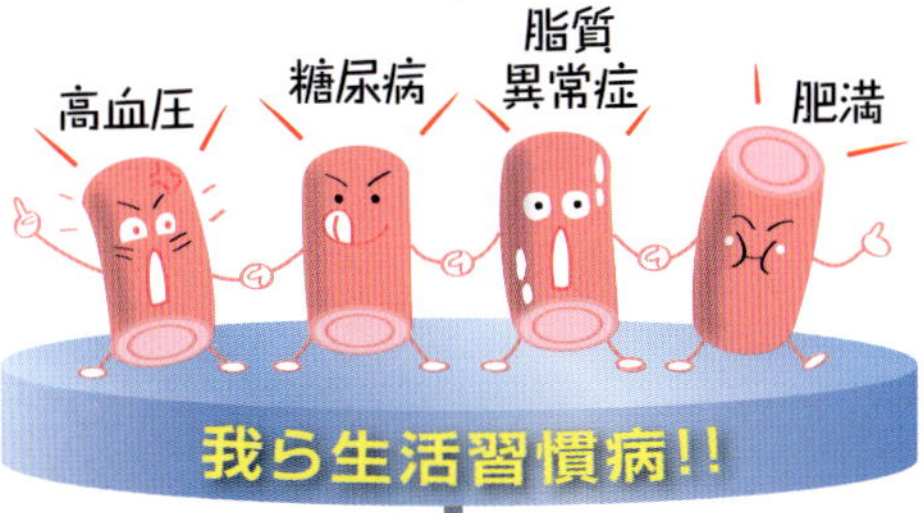
高血圧
糖尿病
脂質
異常症
肥満
我ら生活習慣病!!

とくに関連が深いのが……

アルツハイマー型認知症

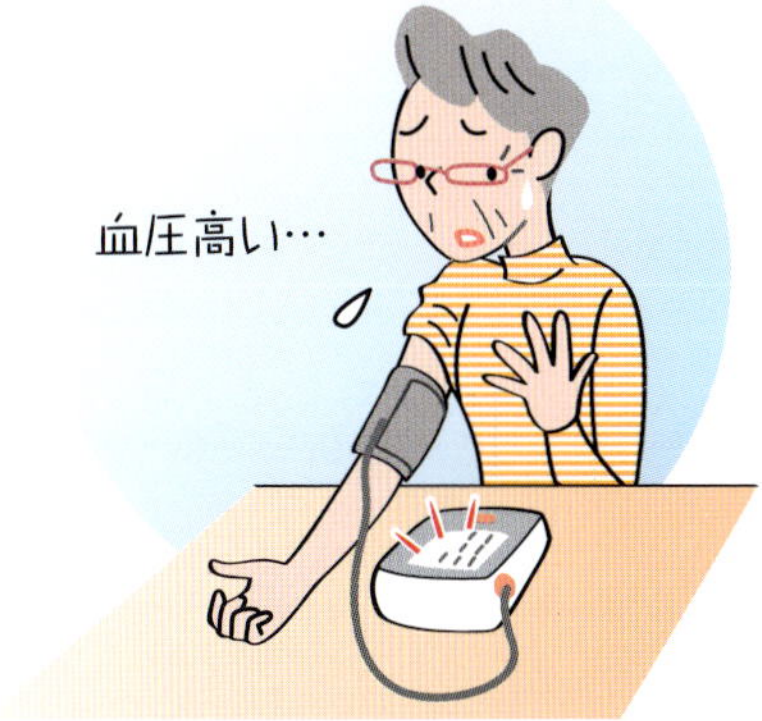
血圧高い…

患者さんの多くは高血圧などの複数の生活習慣病を合併しているケースが多い

脳血管性認知症

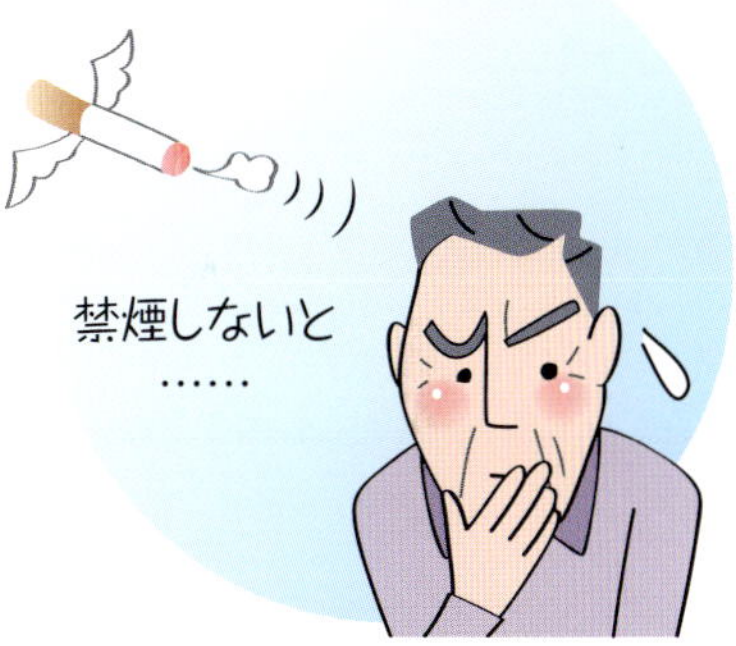
禁煙しないと
……

喫煙などの習慣は原因となる脳血管のトラブルを招きやすい。認知症発症の直接の引き金となることも

様々な研究から
生活習慣病を管理することで
認知症の進行を抑えられることが
わかっている

高血圧と糖尿病は、とくに注意が必要！

生活習慣病のなかでも、とくに注意したいのが「高血圧」と「糖尿病」です。

高血圧になると、血管は常に強い圧力にさらされるため、傷みやすくなります。傷んだ血管壁にコレステロールなどが付着し、血管が硬く狭くなるのが動脈硬化です。動脈硬化が進行すると、血管の内腔はさらに狭くなるため、血液が流れにくくなります。すると、心臓はより強い力で血液を送り出すようになり、血圧はさらに上昇します。こうして高血圧と動脈硬化は、互いに足を引っ張り合うという悪循環に陥り、認知症のリスクを高めるのです。

九州大学が行っている生活習慣病の疫学調査『久山町研究』によると、正常血圧の人とくらべて、軽い高血圧では4・5〜6・0倍、より重い高血圧では5・6〜10・1倍、脳血管性認知症になる頻度が高かったといいます。この研究ではアルツハイマー型認知症との関係ははっきりしませんでしたが、米国のテキサス大学の研究では、遺伝的にアルツハイマー病になりやすい人は、高血圧によって認知症を発症するリスクが高まると報告しています。

一方、糖尿病は、血糖値をコントロールするインスリンというホルモンが効きにくくなり、血糖値が高い状態が続くものをいいます。糖尿病になると、大小の血管が障害されるため、その影響が脳にも及ぶことを考えれば、脳血管性認知症のリスクが高まることも理解できます。そして最近は、糖尿病とアルツハイマー型認知症との関係もあきらかになってきました。インスリン分解酵素にはアミロイドβを分解する作用もあり、糖尿病の人ではこの作用が低下するため、アミロイドβがたまりやすく、アルツハイマー型認知症のリスクが高まるのです。

高血圧や糖尿病を放置してはいけません。認知症予防のためにも、適切な治療と生活習慣の改善で、血圧や血糖値をコントロールすることが大切です。

認知症の発症リスク

※九州大学大学院医学研究院『久山町研究』より

高血圧

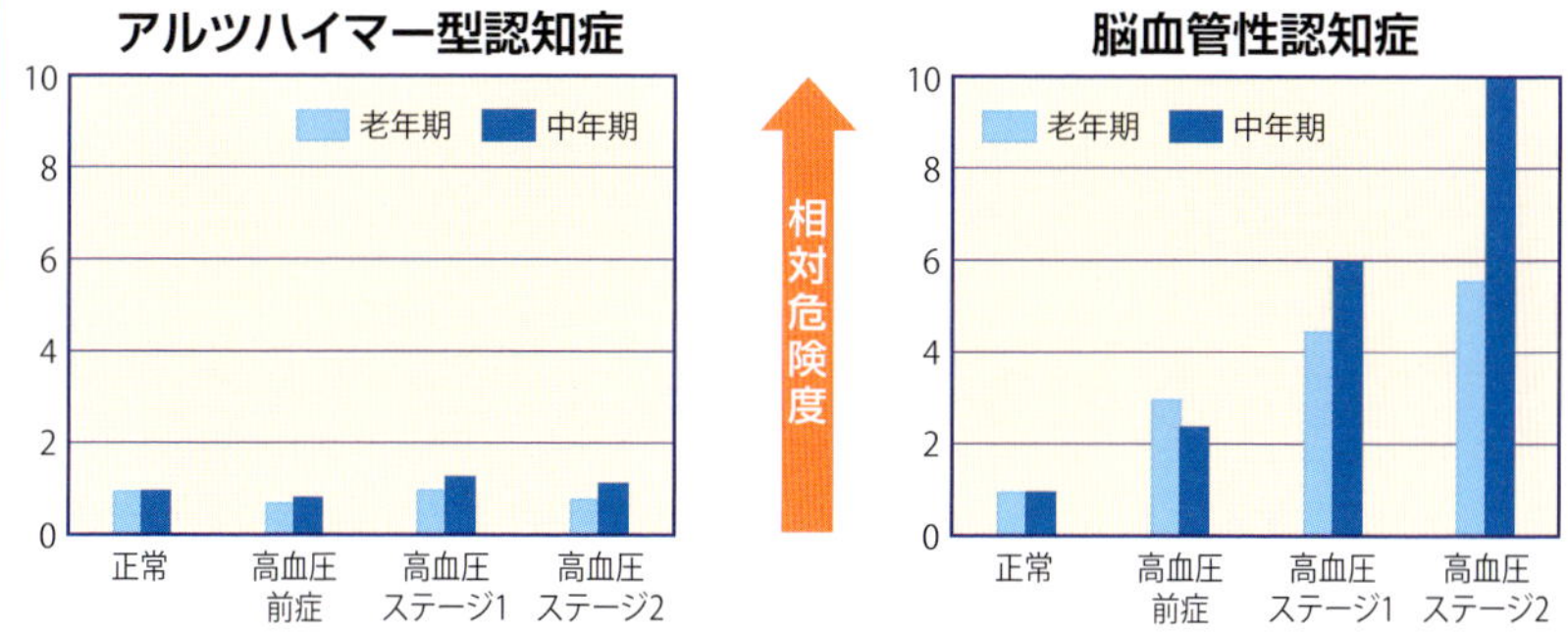

■ 高血圧の診断基準 ■

分類	収縮期血圧		拡張期血圧
至適血圧	＜120	かつ	＜80
正常血圧	120〜129	かつ／または	80〜84
正常高値血圧	130〜139	かつ／または	85〜89
Ⅰ度高血圧	140〜159	かつ／または	90〜99
Ⅱ度高血圧	160〜179	かつ／または	100〜109
Ⅲ度高血圧	≧180	かつ／または	≧110
収縮期高血圧	≧140	かつ	＜90

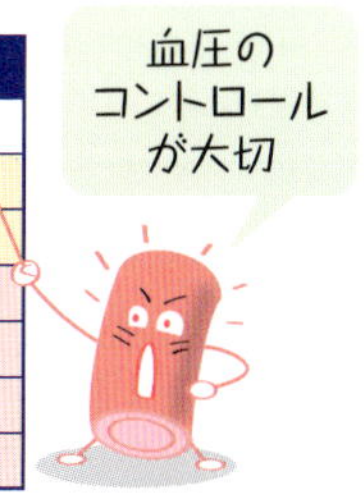

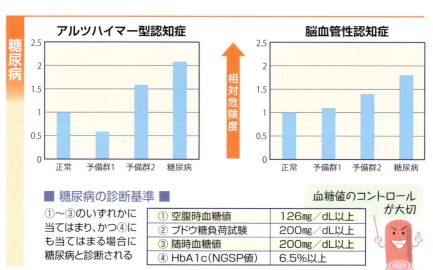

※日本高血圧学会「高血圧治療ガイドライン 2014」より

糖尿病

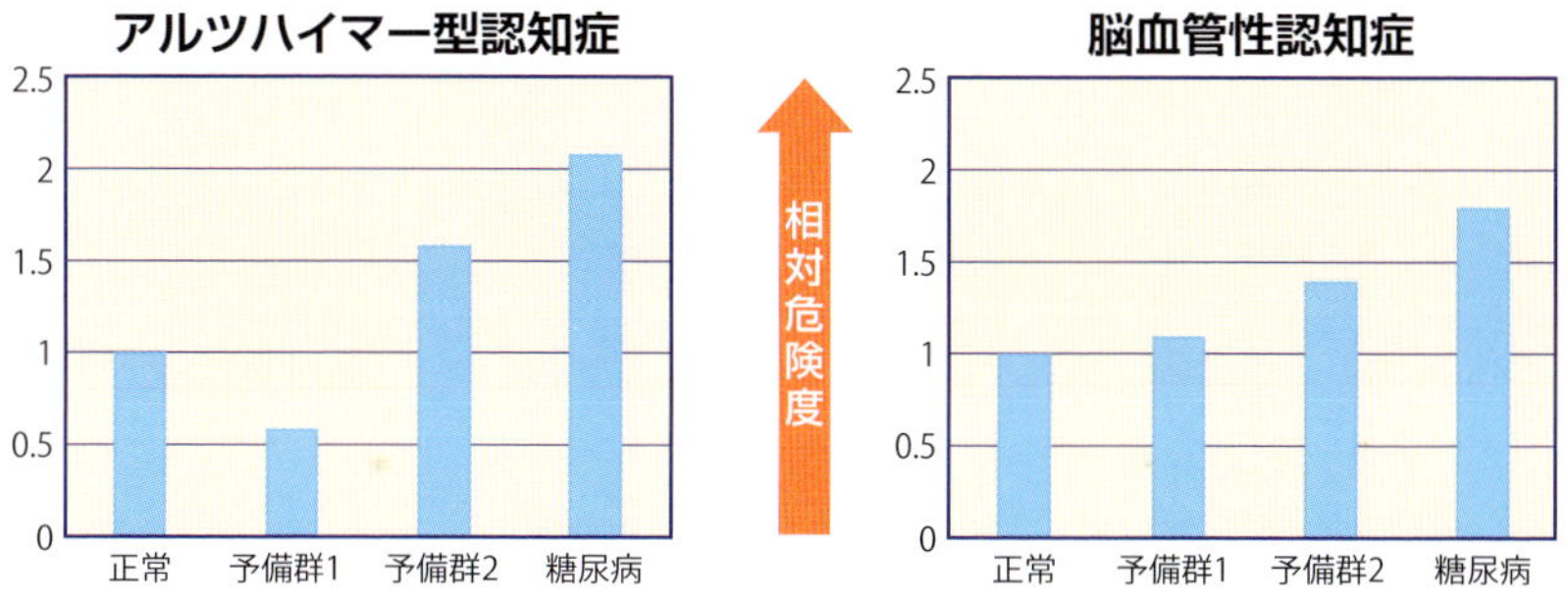

■ 糖尿病の診断基準 ■

①〜③のいずれかに当てはまり、かつ④にも当てはまる場合に糖尿病と診断される

① 空腹時血糖値	126㎎／dL以上
② ブドウ糖負荷試験	200㎎／dL以上
③ 随時血糖値	200㎎／dL以上
④ HbA1c（NGSP値）	6.5%以上

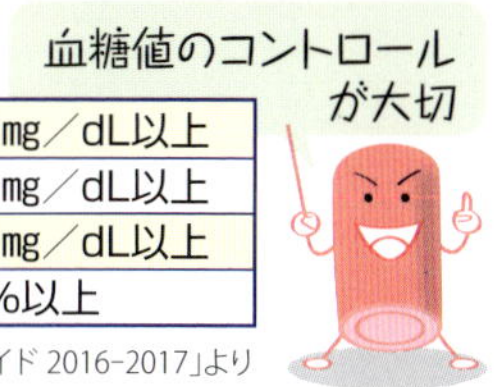

※日本糖尿病学会「糖尿病治療ガイド 2016-2017」より

どうすれば認知症の発症を防げるか?

認知症の対策は大きく分けて2種類

今のところ、こうすれば認知症を100%予防できるという方法はありません。しかし最近の研究から、認知症の発症には、いくつかの危険因子がかかわっていることがわかってきました。危険因子のなかには、加齢や遺伝的要因といった避けられないものもありますが、多くの因子はライフスタイルを見直すことで減らすことができます。日々の生活のなかで危険因子を減らすことが、認知症の発症を防ぐことにつながるということです。

そのための対策は大きく2つの種類に分けられ、1つは普段から認知症になりにくい生活習慣を心がけるというものです。

認知症のなかでも患者数の多いアルツハイマー型認知症と脳血管性認知症は、生活習慣病が発症リスクを高めることがわかっています。バランスのよい食事、適度な運動、禁煙の徹底など、生活習慣病全般によいとされる生活習慣は、そのまま認知症にも当てはまるといえます。加えて、認知症の対策では、積極的に趣味を楽しんだり、人とかかわったりすることで、いきいきと活発に日々を過ごすことが大切になります。

もう1つの対策は、認知機能に直接働きかける「脳トレーニング」です。認知症になる前段階の軽度認知障害では、もの忘れのほかにも、通常の老化現象とは異なる認知能力の低下がみられます。比較的早い時期に低下し始める能力を意識して鍛えることで、認知能力の維持・向上を図ります。

認知症になりにくい生活習慣も、認知能力を鍛える脳トレも、普段の生活のなかで取り組めることばかりです。それぞれの具体策をみていきましょう。

認知症の発症にかかわる危険因子

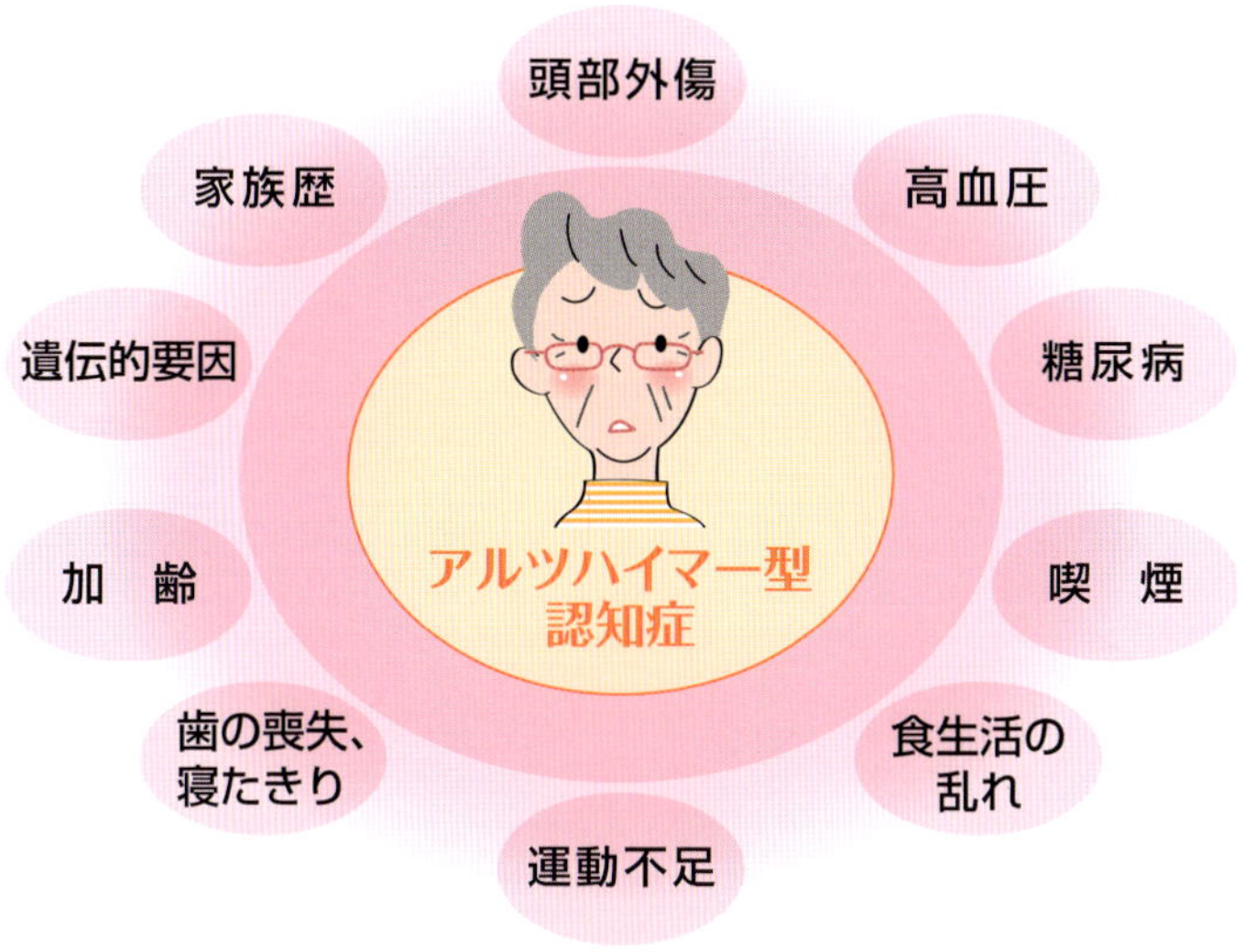

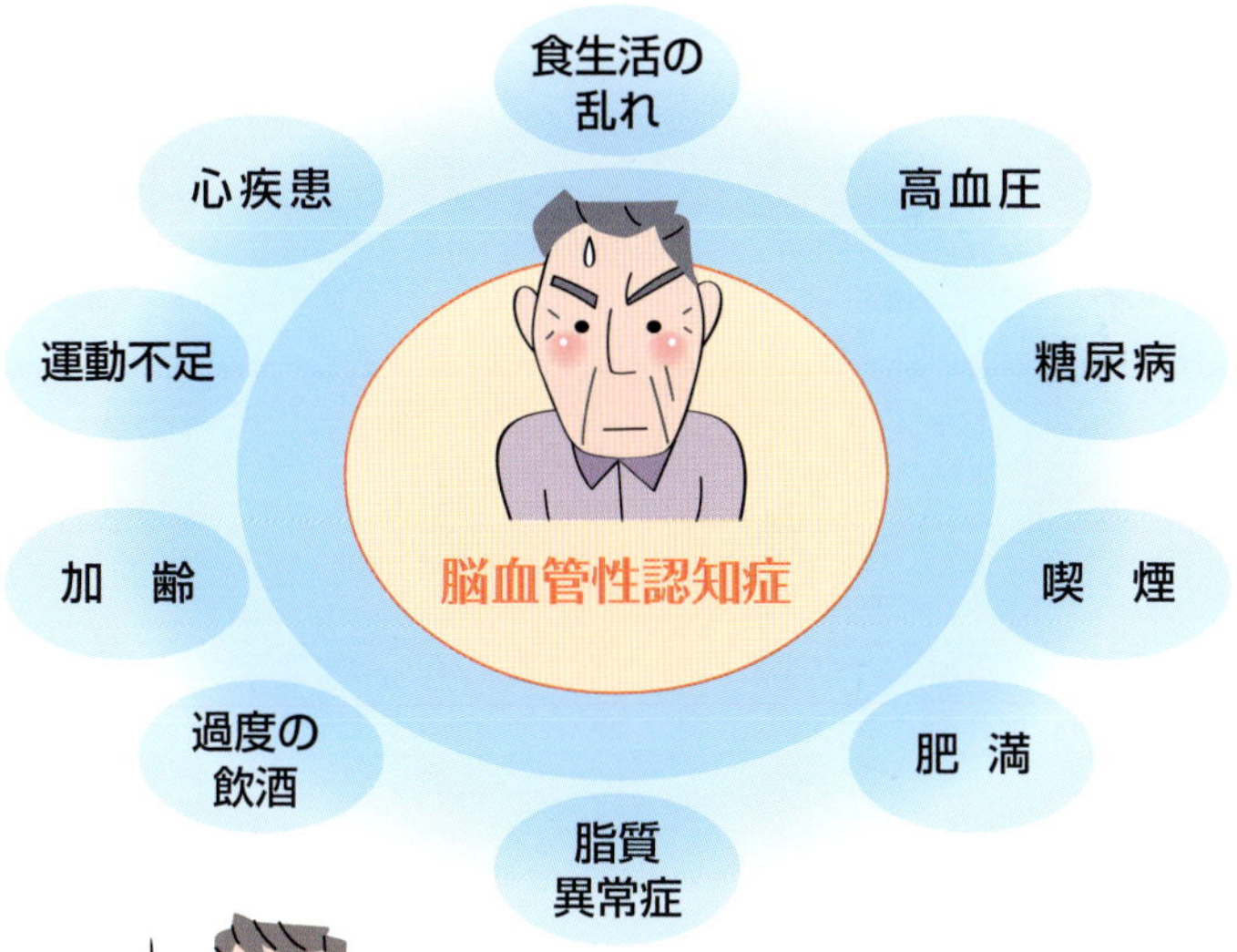

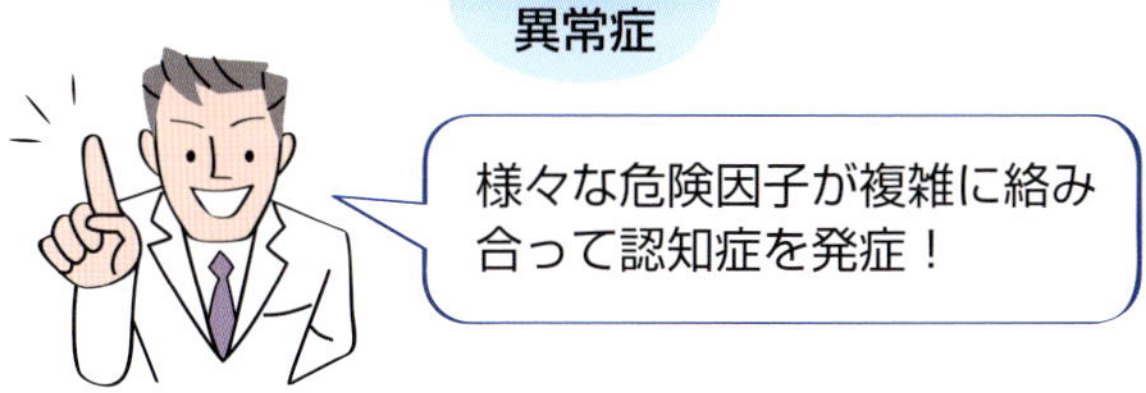

認知症にかかりにくい生活習慣

腹八分目で栄養バランスがとれた食事を心がける

あらゆる生活習慣病の予防・改善に欠かせないのが、食生活の見直しと改善です。もちろん、脳を活発に働かせるためにはエネルギーと栄養が必要ですから、食事は認知症にとっても重要なポイントといえます。

食生活の改善でまず心がけたいのは、「栄養バランスのとれた食事」を「1日3食、規則正しく食べる」ということです。バランスのよい食事というのは、糖質（炭水化物）・たんぱく質・脂質の三大栄養素と、ビタミン・ミネラル・食物繊維を過不足なくとれる食事のことをいいます。難しいと思われるかもしれませんが、糖質はごはんやパン、めん類など、たんぱく質と脂質は肉や魚、卵、牛乳、大豆製品など、ビタミン・ミネラル・食物繊維は野菜、海藻類、きのこ類などからとる、と覚えておけばよいでしょう。脂質については、現代人の食生活ではあまり意識しなくても不足することはありません。むしろ、とり過ぎないよう注意する必要があります。

これらの食品（栄養素）が1食のメニューにバランスよく含まれているのが理想的な食事です。ただ、1日3食をすべて理想的な食事にするというのは大変でしょうから、たとえば昼食で不足したものは夕食で補うなどして、1日3食のなかで過不足にならないよう調整しましょう。1日3食を規則正しくとるというのは、栄養バランスを図るうえでも大切なことなのです。

そしてもう1つ、食生活で大切なのが「食べ過ぎない」ことです。あらゆる生活習慣病の元凶でもある肥満は、多くが食べ過ぎによるものです。〝腹八分目〟を心がけましょう。

認知症予防のための食生活改善のポイント

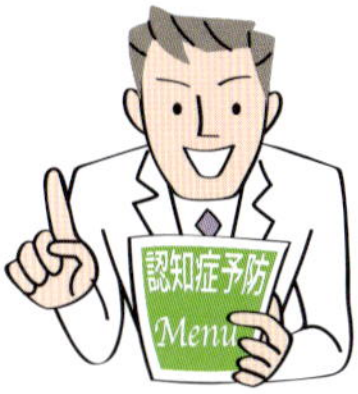

- 栄養バランスのとれた食事
- 1日3食を規則正しく
- “腹八分目”を心がける

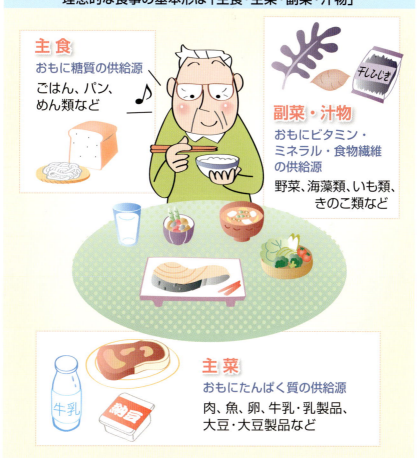

理想的な食事の基本形は「主食・主菜・副菜・汁物」

主食

おもに糖質の供給源

ごはん、パン、めん類など

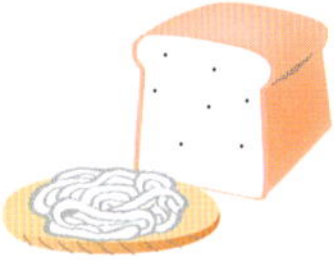

副菜・汁物

おもにビタミン・ミネラル・食物繊維の供給源

野菜、海藻類、いも類、きのこ類など

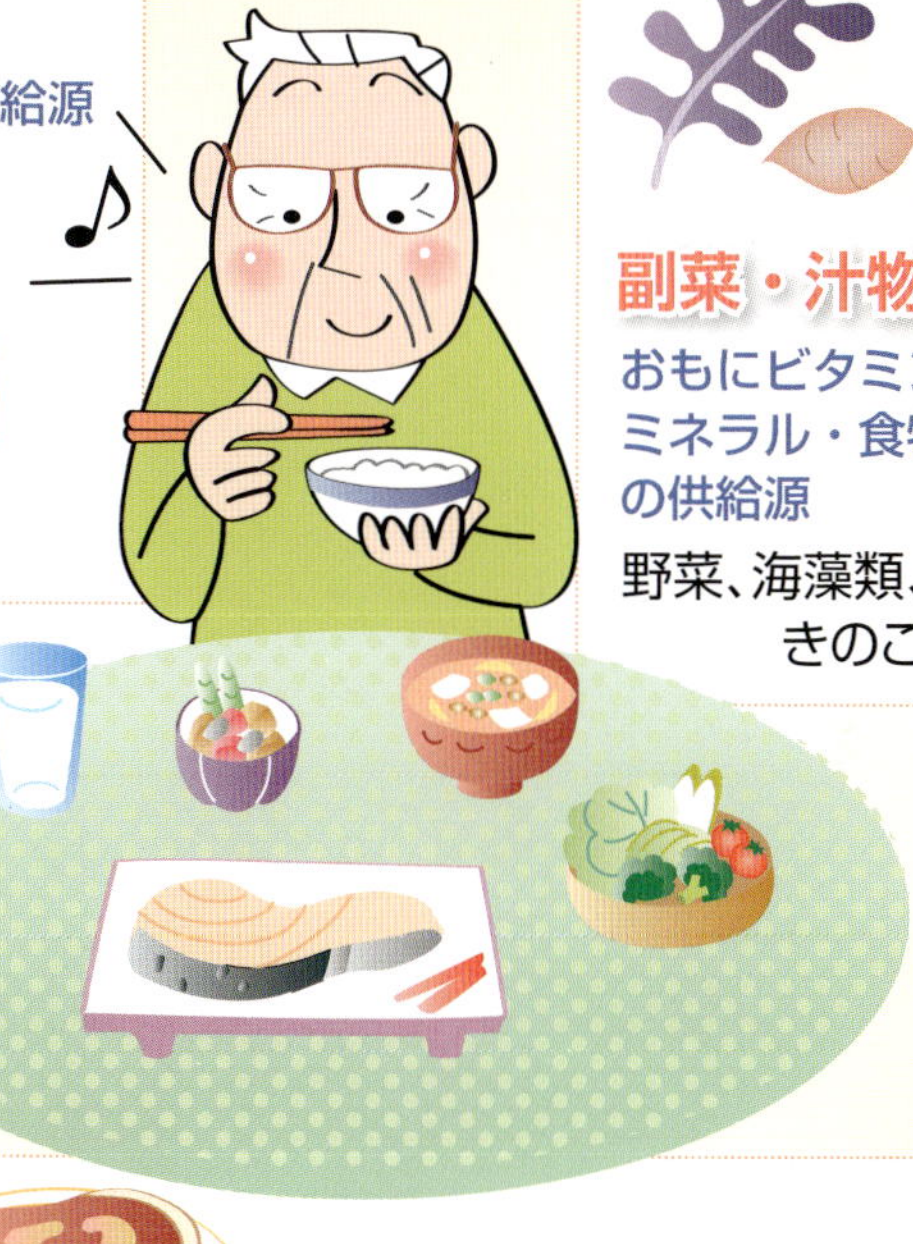

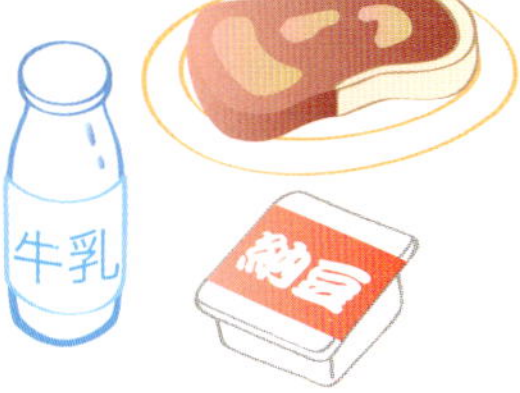

主菜

おもにたんぱく質の供給源

肉、魚、卵、牛乳・乳製品、大豆・大豆製品など

青魚・緑黄色野菜を積極的にとる

食生活の改善では、前項目で紹介した基本的なことのほかに、認知症予防のためにもう一歩進んで意識したいポイントがいくつかあります。

まず1つが、「抗酸化物質」を含む食品を積極的にとるということです。

私たちの体を構成している細胞のなかでは、毎日「活性酸素」という物質が発生しています。活性酸素は非常に強い酸化作用を持つ物質で、この酸化ががんや老化、生活習慣病などの引き金になるといわれています。体にはもともと酸化と闘うしくみ（抗酸化力）が備わっているのですが、抗酸化力は加齢とともに衰えていきます。体内では老化を促進する物質が発生しているのに、加齢とともにそれに対抗する力が弱まっていくということです。

加齢とともにリスクが高まる認知症は、脳の異常な老化が引き起こす症状ともいえます。そこで、活性酸素の働きを抑える、つまりは老化を抑える抗酸化物質を積極的にとることが大切なのです。

自然界では、ビタミンA・C・E、βカロチン、リコピン、ポリフェノールなどに強力な抗酸化作用があることがわかっています。認知症が気になる人は、これらを豊富に含む緑黄色野菜や果物を意識してとるようにしましょう。

もう1つ、意識したいのが脂質のとり方です。脂質には、肉や魚などに含まれる脂のほか、調理に使う油やバターなどがあります。なかでも、認知症予防のために積極的にとりたいのは、青魚の脂「DHA*」「EPA*」、調理に使う「オリーブオイル」「エゴマ油」「アマニ油」です。これらの脂質には、脳の情報伝達をスムーズにする働きや、脳の神経細胞の細胞膜を健康な状態に保つ働きがあります。

野菜や果物、青魚などは、認知症予防だけでなく、生活習慣病予防にも有効ですから、ぜひ意識してとるようにしてください。

用語解説　DHA、EPA　ドコサヘキサエン酸、エイコサペンタエン酸。ともに「オメガ3」とよばれる必須脂肪酸の１つで、まぐろやいわしなどの青魚に多く含まれる。

認知症予防のために積極的にとりたい食品

ポイントは生活習慣病や老化を促進する「活性酸素」を抑える食品を積極的にとること

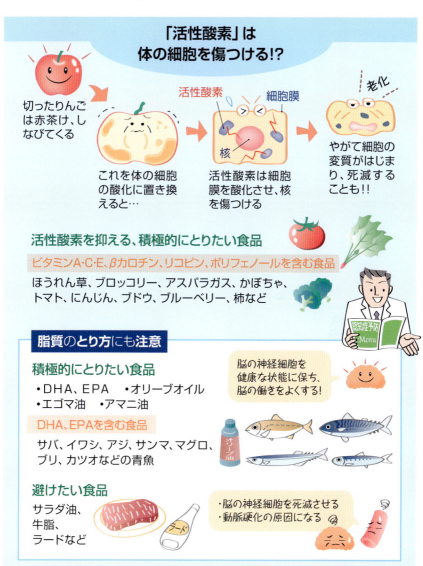

「活性酸素」は体の細胞を傷つける!?

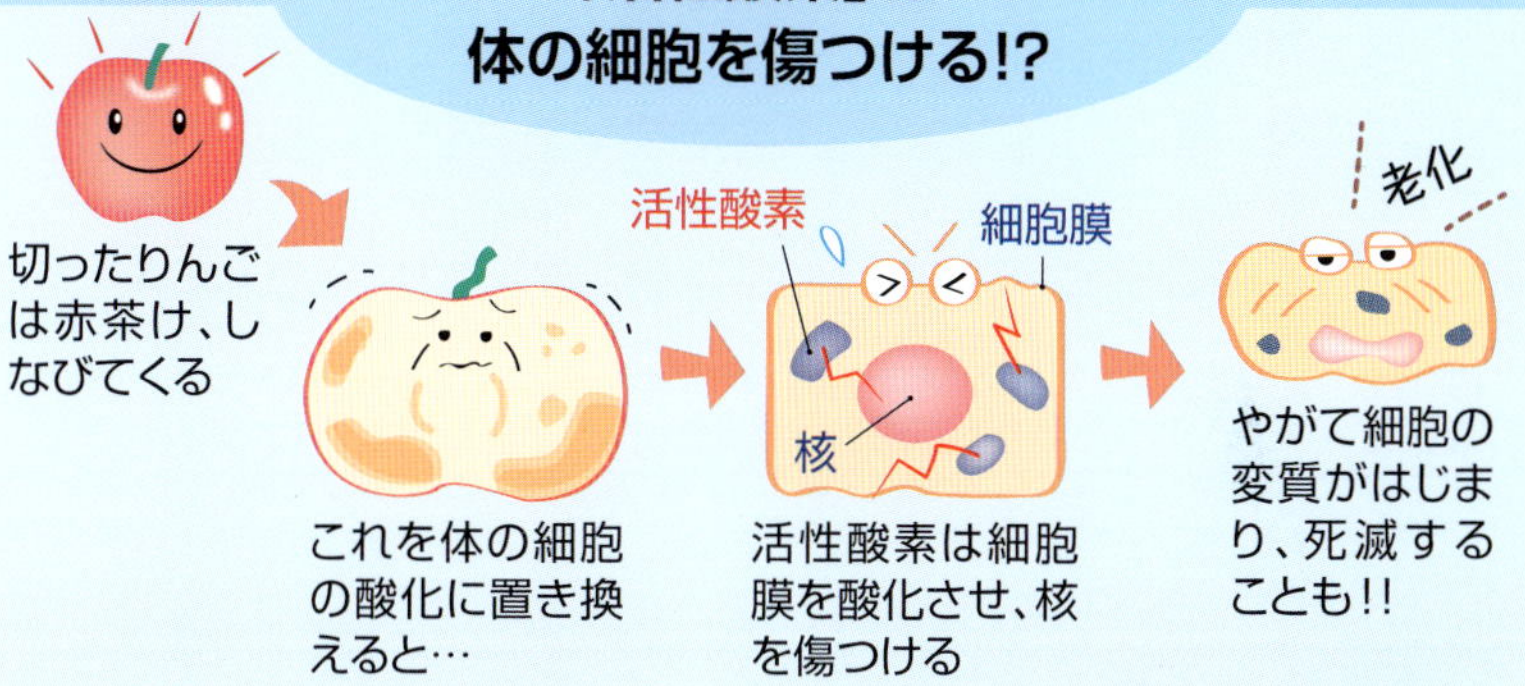

活性酸素を抑える、積極的にとりたい食品

ビタミンA・C・E、βカロチン、リコピン、ポリフェノールを含む食品

ほうれん草、ブロッコリー、アスパラガス、かぼちゃ、トマト、にんじん、ブドウ、ブルーベリー、柿など

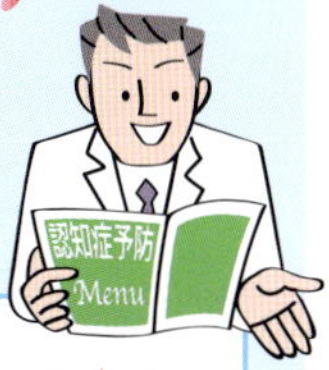
認知症予防
Menu

脂質のとり方にも注意

積極的にとりたい食品

- DHA、EPA
- オリーブオイル
- エゴマ油
- アマニ油

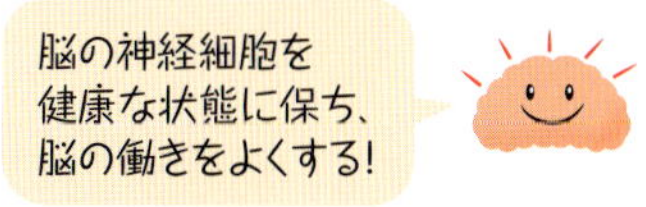

DHA、EPAを含む食品

サバ、イワシ、アジ、サンマ、マグロ、ブリ、カツオなどの青魚

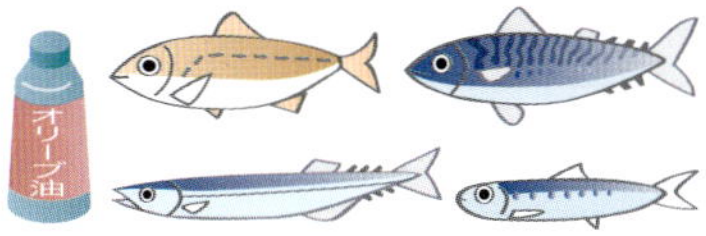
オリーブ油

避けたい食品

サラダ油、
牛脂、
ラードなど

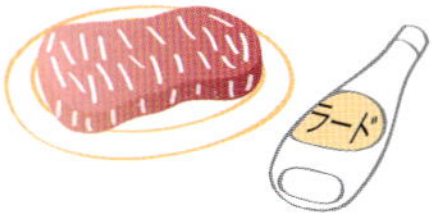
ラード

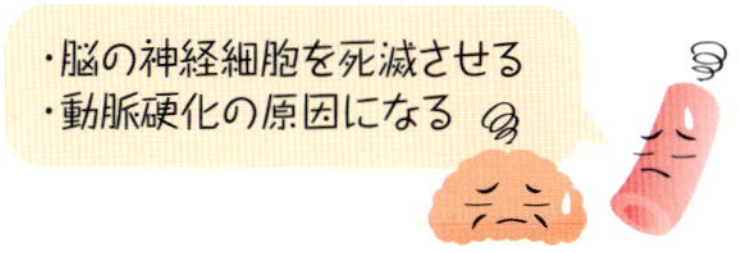
・脳の神経細胞を死滅させる
・動脈硬化の原因になる

適度な運動を習慣にする

生活習慣の改善で、食生活の改善と並んで重要なのが適度な運動を習慣にすることです。

運動不足が肥満の原因になることは、みなさんご存じのとおりですが、肥満のなかでも内臓に脂肪がつく「内臓脂肪型肥満」は、脂質異常症や高血圧、糖尿病などの生活習慣病を合併しやすいことがわかっています。「メタボリックシンドローム」としても知られているように、内臓脂肪型肥満にこれらの生活習慣病が重なると、動脈硬化を促進させて、脳血管性認知症の引き金となる脳卒中のリスクを高めるのです。

さらに、最近はアルツハイマー型認知症の予防や進行抑制にも、運動が有効であることがわかってきました。アルツハイマー病は、脳のなかにアミロイドβと呼ばれるたんぱく質が蓄積することで起こります。運動することによって、アミロイドβを分解する「ネプリライシン」という酵素が増え、認知症予防につながるというわけです。理化学研究所が行ったマウスを使った実験では、ネプリライシンの投与によって、アルツハイマー病のマウスの学習・記憶能力が、健康なマウスと同じレベルまで回復したといいます。

また、運動中は、筋肉の細胞から「イリシン*」というホルモンが分泌されます。イリシンには、脳の神経細胞を活性化させる「ＢＤＮＦ（脳由来神経細胞因子）」という物質を増やす作用があり、アルツハイマー病では、このＢＤＮＦが不足していることがわかっています。運動によってイリシンが増えれば、脳の働きも活性化し、認知症予防につながると考えられます。

認知症予防のためには、1回30分程度の有酸素運動を週3〜4回行うことがすすめられます。運動サークルに参加したり、家族や仲間と一緒に行うなど、楽しみながら取り組むのが長続きするコツです。

用語解説　イリシン　運動によって生じるホルモンの1つ。ＢＤＮＦを増やす作用のほか、体内における脂肪燃焼を助ける役割を持つとして、近年注目されている。

認知症予防に運動が効果的な理由は？

運動の効能 その1

アルツハイマー病の原因物質といわれる「アミロイドβ」を分解する「ネプリライシン」という酵素が増える

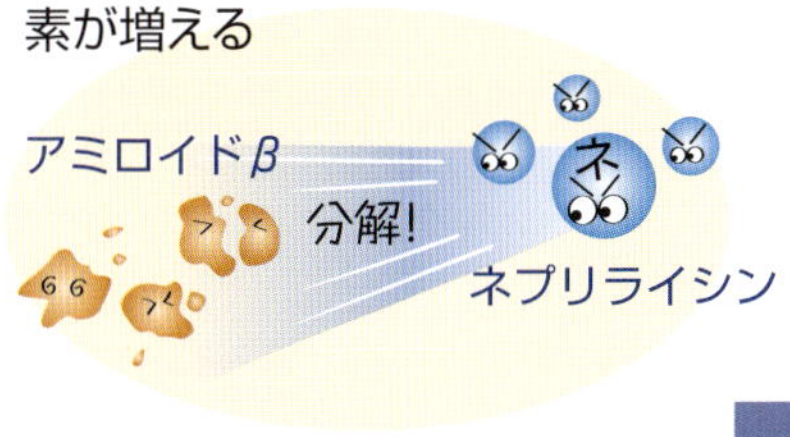
アミロイドβ
分解!
ネ
ネプリライシン

運動の効能 その2

筋肉の細胞が「イリシン」を分泌。イリシンの作用により脳を活性化するBDNF（脳由来神経細胞因子）を増やす

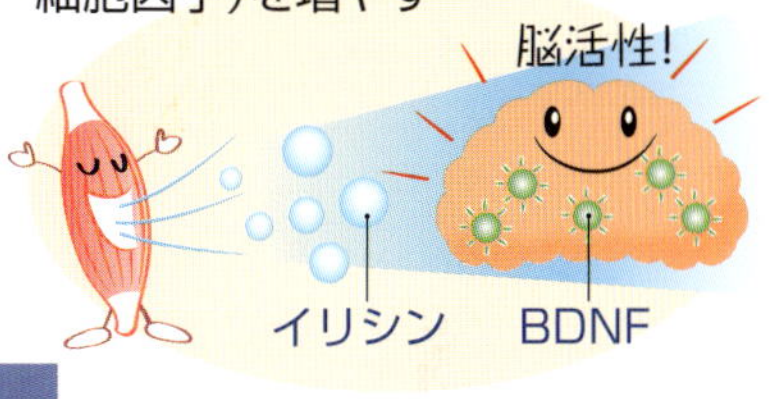
脳活性!
イリシン
BDNF

認知症予防に効果的な運動がウォーキング

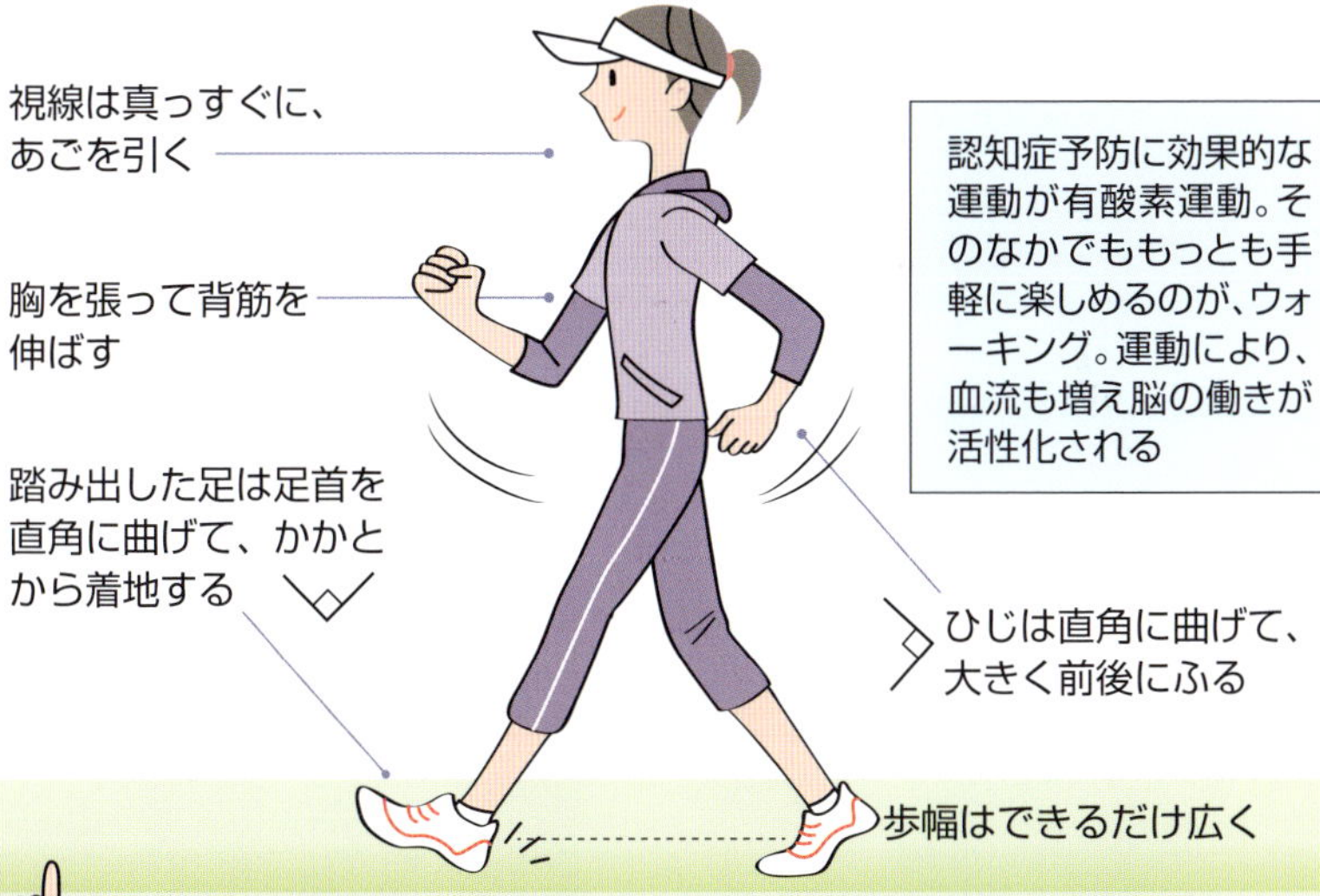
視線は真っすぐに、
あごを引く
胸を張って背筋を
伸ばす
踏み出した足は足首を
直角に曲げて、かかと
から着地する
ひじは直角に曲げて、
大きく前後にふる
歩幅はできるだけ広く

認知症予防に効果的な運動が有酸素運動。そのなかでももっとも手軽に楽しめるのが、ウォーキング。運動により、血流も増え脳の働きが活性化される

楽しく運動を続けるポイントとコツ

- 1回30分程度／週3〜4回を目安に
- 習慣として続けることが大事
- 一緒に運動する仲間をつくる
- 自治体主催の運動サークル、ウォーキングサークルなどに参加する
- スポーツジムなどで指導を受ける

筋力の低下を防ぐ

運動には、前項で述べたこと以外にも重要な目的がもう1つあります。それは、筋力低下による転倒を防ぐこと、さらには転倒による「寝たきり」を防ぐことです。

アルツハイマー型認知症の危険因子の1つに、「高齢期の寝たきり」があります。寝たきりがアルツハイマー病の直接の原因になるわけではありませんが、軽度認知障害や初期の認知症の人が寝たきりになると、一気に症状が進んでしまうことがしばしばあるのです。

私たちは立ったり、座ったり、歩いたりすることによって、無意識のうちに脳の様々な機能を使っています。手足を動かす指令を出すのも、段差があれば足を少し高く上げるよう指令を出すのも脳の働きによるものです。しかし、寝たきりになると、脳への刺激は極端に減ってしまいます。眠っている時間や、ボーッとして過ごす時間が多くなるので、何事にも意欲がなくなってきます。こうしたことが脳の機能低下につながる一因と考えられます。

高齢期の寝たきりの原因は主に2つあり、1つは脳卒中です。脳卒中による寝たきり防止には、先にも述べた生活習慣病の予防策が有効です。

そしてもう1つの原因が、転倒による骨折です。歳をとると、視力などの知覚機能や体のバランスを保つ能力、筋力や筋肉の柔軟性、とっさの判断力や反射神経などが衰えてきます。そのため、ちょっとした段差でも、つまずいて転倒することが増えてきます。

転倒→骨折から寝たきりにならないためにも、まずは筋力低下を防ぐことが大切です。そのためにはウォーキングも有効ですが、合わせてストレッチや筋力トレーニングを習慣にするとより効果的です。

次頁では、自宅でできる簡単な筋力トレーニングを紹介しますので、ぜひ実践してみてください。

認知症を加速する「寝たきり」の原因「転倒」を防ぐ!!

オススメ **筋力低下を防ぐ筋力トレーニング**

片脚立ち バランス能力、集中力をアップ

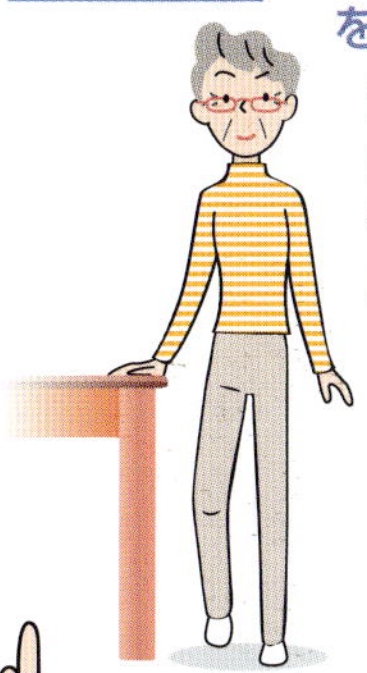

目を開けて床につかない程度に片足を上げ、1分間静止する

※1セット左右1分間ずつ、1日3セットが目安

ポイント
- 転倒しないように、つかまるものがある場所で行う
- 足を高く上げすぎない
- 慣れてきたら、目を閉じてやってみる

スクワット 下肢の筋力をアップ

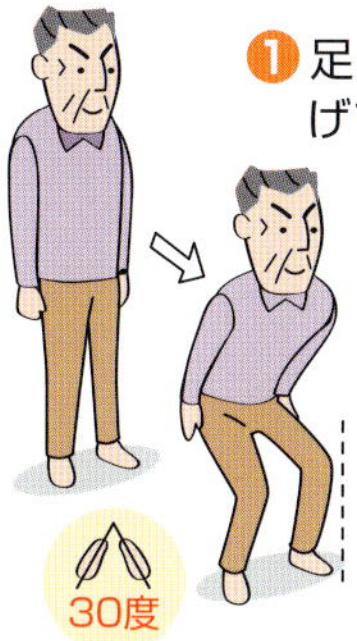

❶ 足を肩幅より少し広げて、つま先は30度くらい開いて立つ

❷ 深呼吸をするペースで、椅子に腰かけるイメージで股関節とひざを曲げる

※1セット5〜6回、1日3セットが目安

ポイント
- 動作の最中は息を止めない
- ひざがつま先より前に出ないようにする
- ひざが足の人差し指の方向に向くようにする

フロントランジ

下肢の柔軟性、バランス能力、筋力をアップ

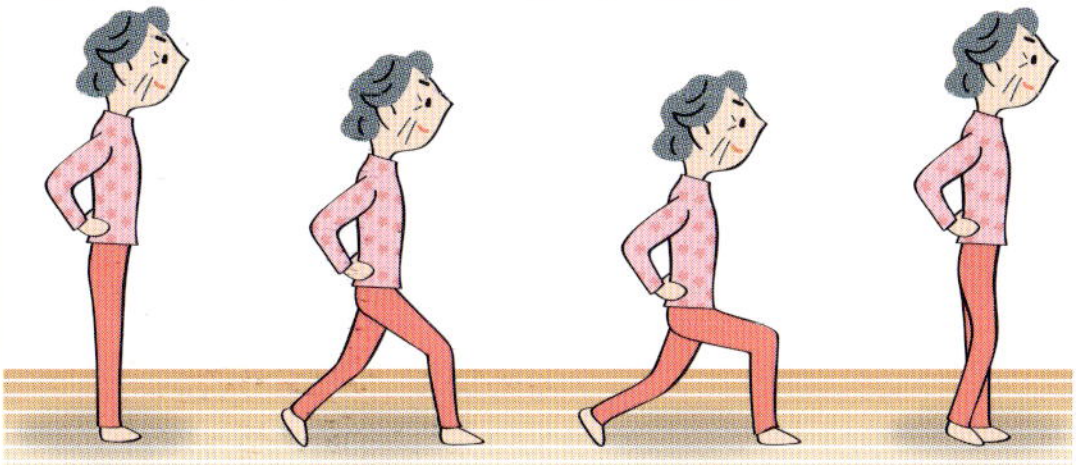

❶ 腰に手をあて、両足をそろえて立つ

❷ 足をゆっくり大きく一歩、前に踏み出す

❸ 太ももが水平になるくらいまで腰を深く落とす

❹ 腰を上げて、踏み出した足を元に戻す

ポイント
- 上体は胸を張って、よい姿勢を保つ
- 足を大きく踏み出しすぎるとバランスを崩すので注意

※1セット左右各5〜10回ずつ、1日2〜3セットが目安

喫煙者は今すぐ禁煙を！

認知症の発症を防ぐために、喫煙者が今日、今この瞬間からできることが「禁煙」です。

タバコの害といえば、肺がんや喉頭がん、咽頭がんなど呼吸器のがんを思い浮かべる人が多いかもしれません。しかし、タバコの有害物質は血液にのって全身に運ばれるため、胃がん、食道がん、肝臓がん、膵臓がん、乳がん、子宮頸がんなど、タバコの煙が直接触れない部位のがんのリスクも高まります。

またタバコは、高血圧の最大の危険因子とされています。タバコは1本吸うだけでも血圧が上昇します。タバコに含まれるニコチンが血管を収縮させ、血圧を上昇させる物質の分泌を促すためです。さらに、タバコに含まれる一酸化炭素は、血液中の酸素を奪います。心臓は酸素不足を補うために心拍数を上げ、さらに血圧が上昇するのです。

糖尿病との関係については、タバコを吸う人は糖尿病にかかりやすいということがあきらかにされています。タバコには交感神経を刺激して血糖値を上昇させる作用や、体内のインスリンの働きを妨げる作用があるからです。すでに糖尿病を患っている人では、治療の妨げになるだけでなく、心筋梗塞や脳卒中のリスクを高めることもわかっています。

気になる認知症との関係はどうでしょうか？　くまもと禁煙推進フォーラムでは、50～60歳代での喫煙量と20年後の認知症発生率を調べたところ、喫煙量の増加にともなって発症率は高まり、非喫煙者とくらべると1日11～40本で1.4倍、1日41本以上の超ヘビースモーカーでは2.1倍にもなると発表しています。また、タバコの煙は大脳皮質にダメージを与え、記憶機能を低下させることもわかっています。

喫煙者は、今すぐ禁煙を実行してください。自分の意志だけで禁煙する自信がない人は、医療機関の「禁煙外来」を受診するのも1つの方法です。

喫煙は認知症のリスクを高める!!

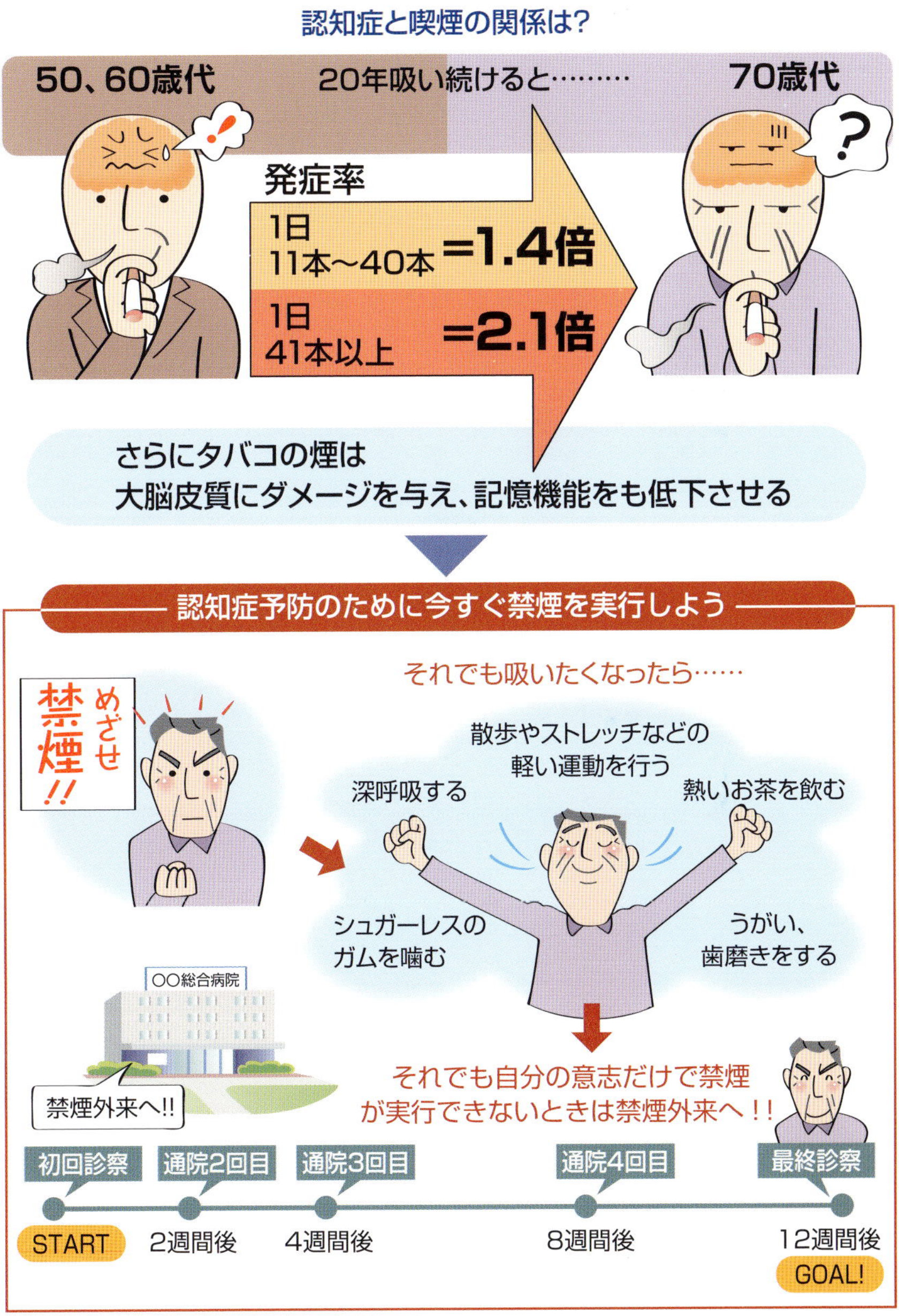

お口の問題だけじゃない!? 歯周病に注意する

歯周病が認知症や生活習慣病のリスクを高めるということをご存じでしょうか?

歯と歯茎《はぐき》のすき間にプラーク*がたまると、そこに歯周病菌が繁殖します。歯周病菌が歯肉や歯周組織に感染し、炎症を引き起こす病気を「歯周病」といいます。歯周病を放置していると、歯茎や歯槽骨《しそうこつ》(あごの骨)が徐々に破壊され、やがて歯がグラグラになって抜歯を余儀なくされることもあります。

かつての日本人は虫歯で歯を失うことが多かったのですが、ライフスタイルの変化や高齢化にともない、近年は歯周病で歯を失うことが多くなってきました。そして、この「歯の喪失」は、認知症の危険因子になりうることがわかっています。歯が20本以上残っている人にくらべて、歯の本数が数本しかなく入れ歯も使っていない人は、認知症になるリスクが約2倍になるといいます。

歯を失い、食事や会話に支障をきたすようになると、外出や人付き合いが億劫になり、家に閉じこもりがちになります。そうして不活発な生活が長く続くと、体力だけでなく脳も衰え、認知機能の低下につながるのです。

それだけではありません。歯周病菌は血流にのって全身を巡り、様々な病気を引き起こしたり、悪化させることがあります。歯周病菌が血管に入ると、血糖値をコントロールするインスリンの働きが阻害され、糖尿病の治療を妨げたり、悪化させたりします。また、歯周病菌が動脈の血管壁に感染し、炎症を引き起こすと、動脈硬化が促進され、脳卒中や心筋梗塞のリスクが高まります。

歯周病や虫歯は放置せず、必ず適切な治療を受けるようにしてください。歯周病を防ぐためには、正しい歯磨きや歯間清掃などにより、プラークをためないようにするとともに、年に2回は歯科を受診し、歯周病をチェックしてもらうことも大切です。

用語解説　プラーク　歯にこびりついた垢のこと。「歯垢」ともよばれる。プラークの約80%は歯周病や虫歯の原因となる細菌といわれている。

歯周病になると認知症のリスクが高まる理由

歯周病による「歯の喪失」は、認知症の危険因子になりうることがわかってきた。そのリスクは歯を20本以上残っている人に比べ2倍になるといわれている

その理由は……

1 生活に活気がなくなる

食事、会話に支障が出る。それにより外出や人付き合いが減り、引きこもりがちの生活が長く続く

2 様々な病気の原因になる

歯周病菌が血流にのって全身に巡り、糖尿病などの発症リスクを高める

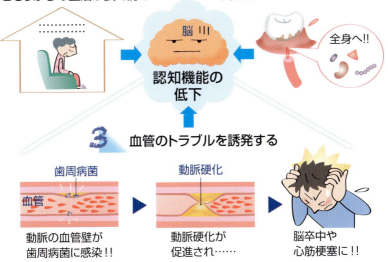

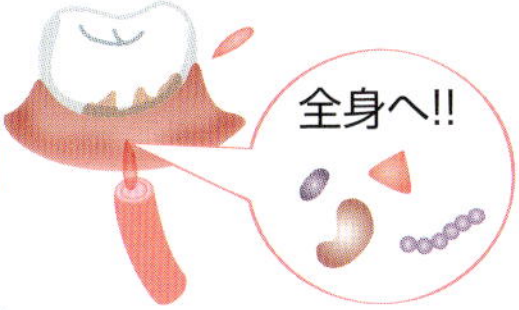

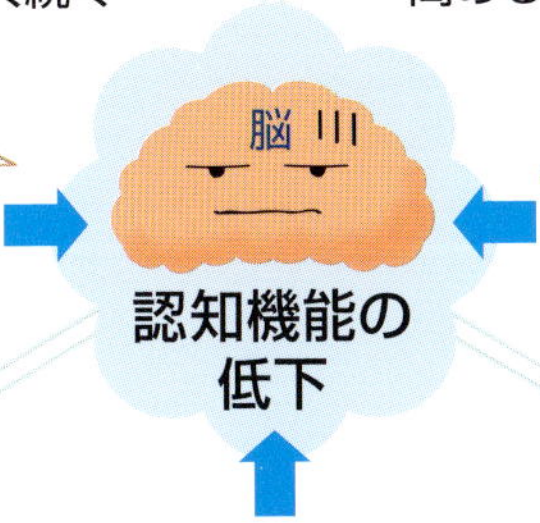

3 血管のトラブルを誘発する

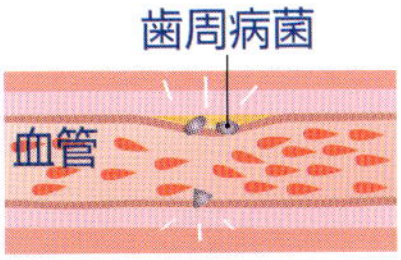

動脈の血管壁が歯周病菌に感染!!

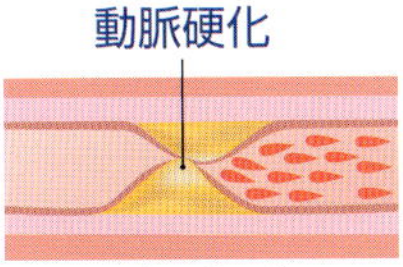

動脈硬化が促進され……

脳卒中や心筋梗塞に!!

そこで重要なのが「歯の喪失」を防ぐためのプラークコントロール

- 食後20分以内の歯磨き
- 規則正しい食事
- 繊維質の食品をよくかんで食べる
- 歯科で定期的に歯石をとる
- 虫歯の治療
- 口内環境を整える機能性ガムをかむ
- 夜寝る前の飲食を控える

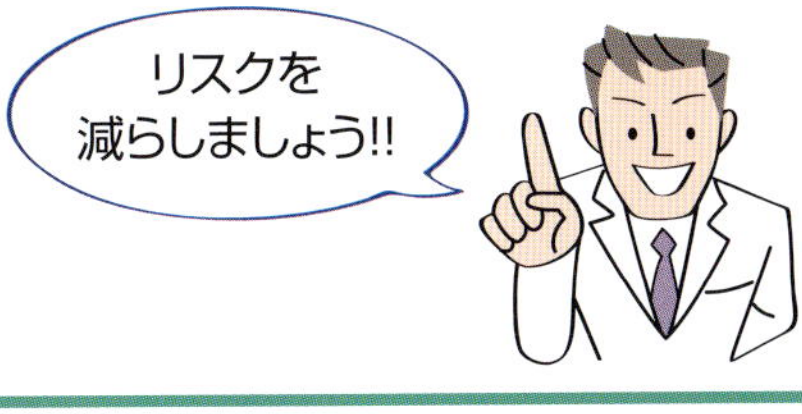

人付き合い、社会とのかかわりは積極的に

人付き合いの多い人と、ほとんどない人。どれくらい認知症になりやすさが違ってくるでしょうか？

スウェーデンで行われた調査では、次のような結果が出ています。ひとり暮らしで、友人や家族が訪ねてくることもほとんどないという人1000人を対象に認知症の発症率を調べたところ、1000人中160人が認知症を発症しました。一方で、家族と同居していて、しかも子どもや友人が週1回以上訪ねてくるという人1000人に対して同じ調査をしたところ、認知症を発症したのは1000人中20人でした。人とのつながりを豊かに持っている人の方が、8倍も認知症になりにくいということです。

人付き合いのよい人は、外出する機会も多いものです。外に出て人と会うというのは、それだけでも頭を使います。予定を立てて、約束をして、当日は約束の時間に間に合うよう時間を逆算して行動しなければなりません。何を着ていこうか、何時の電車に乗ろうか、まず会ったらあの話をしよう、いやこっちの話が先だな、などと、無意識のうちに頭をフル回転させているものです。さらに、人と会って会話をする、周囲の人に気を配る、などといった行為が、脳をさらに活性化させます。実は、日々のこうした積み重ねが、認知機能の低下を防ぐトレーニングにもなっているのです。

高齢になると、どうしても社会とのつながりが徐々に薄れてくるものです。しかし、人との交流の機会を失うことは、認知機能の低下を招く大きな要因にもなります。

孤立してしまわないためにも、家族との交流はもちろん、友人・知人とのつながりを大切にしましょう。また、地域の老人会や趣味のサークルなどに参加するのもよいでしょう。新しい出会いはさらなる刺激を与えてくれますし、趣味の幅や行動範囲も広がります。

人と社会のかかわりを持つ人は認知症になりにくい

人付き合いや社会とのかかわりは、「認知機能低下を防ぐトレーニング」

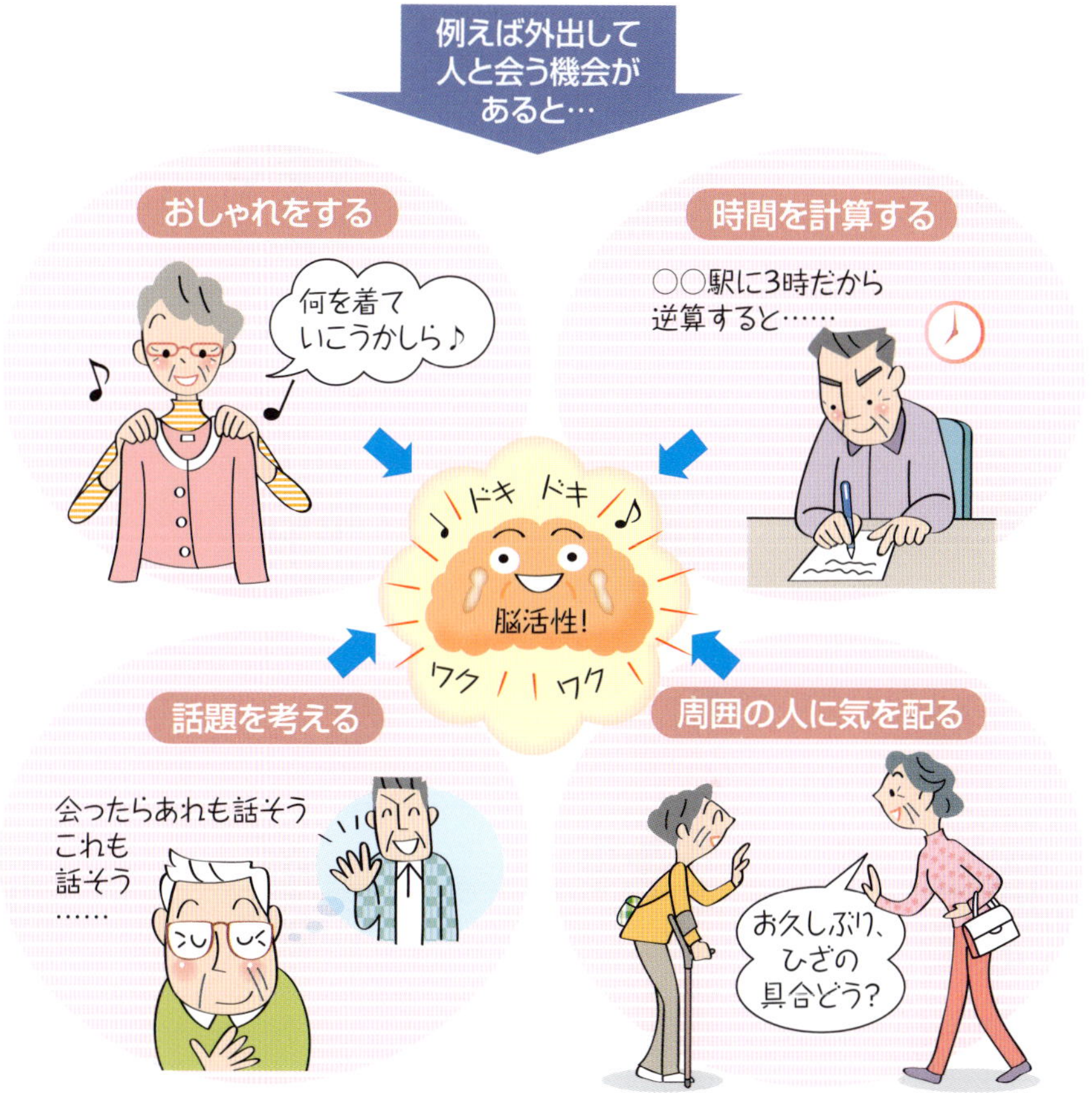

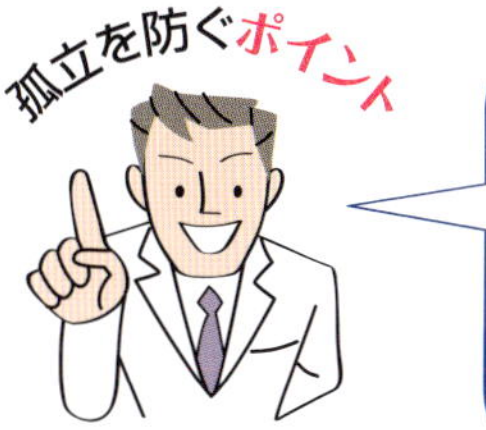

- 家族、友人、知人とのつながりを持つ
- 地域の集いに参加する　など

新しい出会いによる脳への刺激が、
認知症の予防に役立ちます!!

日常の知的な刺激を大切に

世の中には、脳にはあきらかに病的な萎縮がみられるのに、何年たっても認知症を発症しない人がたくさんいます。そのような人たちは、なぜ認知症を発症せずにすんでいるのでしょうか？

ここまで紹介してきたような生活習慣に加えて、もう1つ考えられるのは「脳の可塑性《かそせい》」*です。脳のなかでは、ある領域の機能が低下しても、他の領域が失われた機能を代償している可能性があるのです。これを脳の可塑性といい、頭を使うことが代償機能を発達させることにつながると考えられています。

昔から「頭を使っているとぼけない」とよくいわれますが、実際に、脳の知的な機能をよく使う人は認知症になりにくいという報告や、知的刺激が認知機能の維持や向上に役立つという報告は多々あります。認知症の発症を防ぐためには、日々、知的な刺激を受けるような生活を送ることが大切なのです。

知的な刺激といっても、難しく考える必要はありません。日常生活には読書、音楽、料理、囲碁や将棋、旅行など、知的機能を刺激する要素があふれています。

たとえば、料理をするには、まずは包丁の使い方を記憶している必要がありますし、包丁で指を切らないよう注意を払わなければなりません。切った材料をどういう手順で調理するかを考え、鍋にお湯を沸かしたり、盛りつけるための食器を用意したりと、複数の作業を同時にこなしながら、調理を進めていきます。あまり意識することはないかもしれませんが、料理に限らず、普段何気なく行っている活動はすべて、脳の知的機能をフル活用して成り立っているのです。

何もしないでボーッと過ごすというのが、いちばんよくありません。趣味を楽しむ、外に出る、人とかかわる、つまりは「積極的に活動する」ことが脳を鍛えることにつながるということです。

用語解説　可塑(性)　思うようにものの形をつくれること。「可塑性」とは、変化しうる性質をいう。

失われた機能を代償する日常の「知的な生活習慣」

脳の、ある領域の機能が低下していても、他の領域が失われた機能を代償してくれることがある。このことを「脳の可塑性」という

↓

代償機能を発達させることにつながる重要な要素が
「知的な刺激を受ける日常生活」

↓

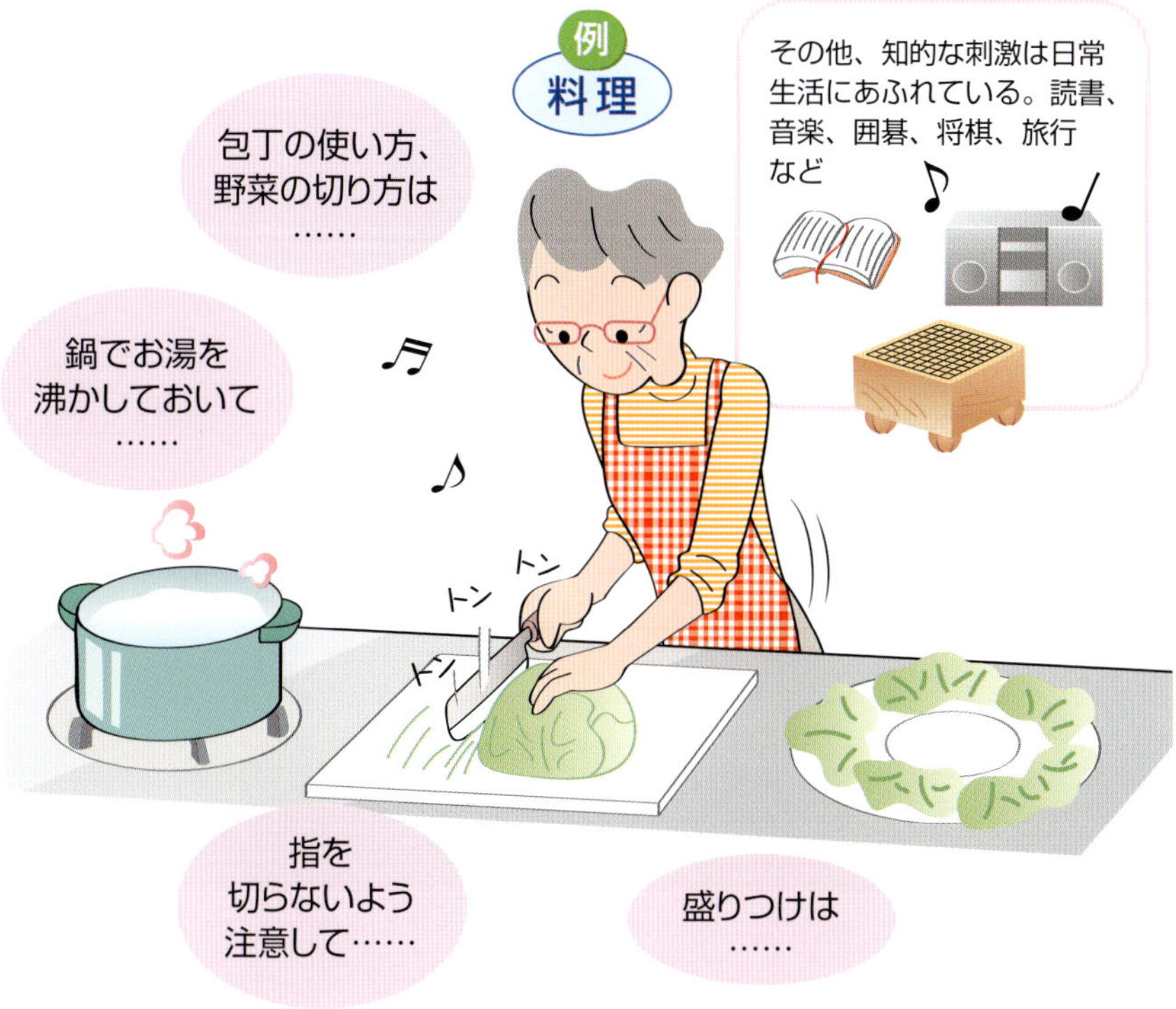
例
料理
その他、知的な刺激は日常生活にあふれている。読書、音楽、囲碁、将棋、旅行など
包丁の使い方、野菜の切り方は……
鍋でお湯を沸かしておいて……
トン
トン
トン
指を切らないよう注意して……
盛りつけは……

料理のみならず、何気なく行っている日常生活はすべて脳の知的機能をフル活用して成り立っている

認知機能の衰えを防ぐには

ものごとを記憶して、また思い出す

　ここからは、認知症対策のもう1本の柱、認知機能を鍛える脳トレーニング（脳トレ）についてお話しします。決して難しいものではありません。

まず、認知症予防の脳トレでは、鍛えたい機能が3つありますので、簡単に説明しておきましょう。

　脳には、「記憶する」「時間や場所を認識する」「物事を判断する」「計画を立てて実行する」など、様々な認知機能があり、これらの機能が低下していく病気が認知症です。しかし、すべての機能が認知症の発症と同時に低下するわけではなく、発症する前の段階から少しずつ低下してくる機能がいくつかあることがわかっています。その機能とは、「エピソード記憶」、「注意分割機能」、「計画力」の3つです。これら3つの機能を意識して重点的に使うことが、認知症の予防に役立つということです。

　1つめの機能、エピソード記憶とは、「自分が経験した出来事の記憶」です。「一昨日は息子の家族と食事をした」などの記憶がそれにあたります。そして、エピソード記憶を鍛えるということは、比較的最近の出来事や体験したことを記憶して、また思い出すという機能を鍛えることになります。

　具体的には、「昨日あったことを思い出す」、「自分の行動を忘れないよう意識する」だけです。慣れてきたら、2日前、3日前の記憶にも挑戦してみましょう。毎朝、一昨日の朝食のメニューを思い出したり、「2日前日記（または3日前日記）」をつけるのもよい方法です。また、某局の朝の連続ドラマを毎日観るのも、前回の内容を覚えていないと楽しめないので、脳トレの1つになるでしょう。いずれも続けることが大切です。ぜひ習慣にしてください。

認知機能を鍛える脳トレ① ――「エピソード記憶」を鍛える

認知症予防の脳トレには鍛えたい機能が3つある

1 「エピソード記憶」を鍛える

2 「注意分割機能」を鍛える

3 「計画力」を鍛える

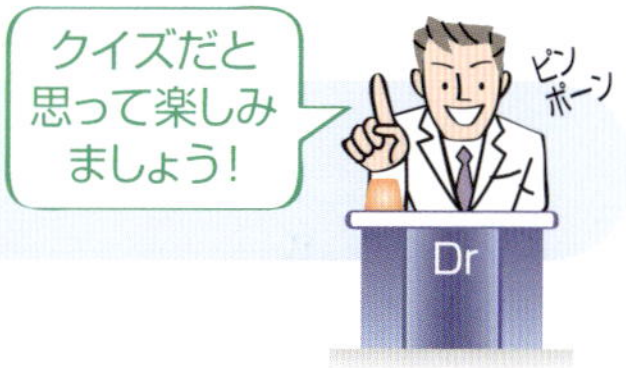
クイズだと
思って楽しみ
ましょう!
ピンポーン
Dr

1 「エピソード記憶」とは自分が経験した出来事の記憶をいう

「エピソード記憶」を鍛える脳トレ

❶ 一昨日の朝食のメニューを思い出す

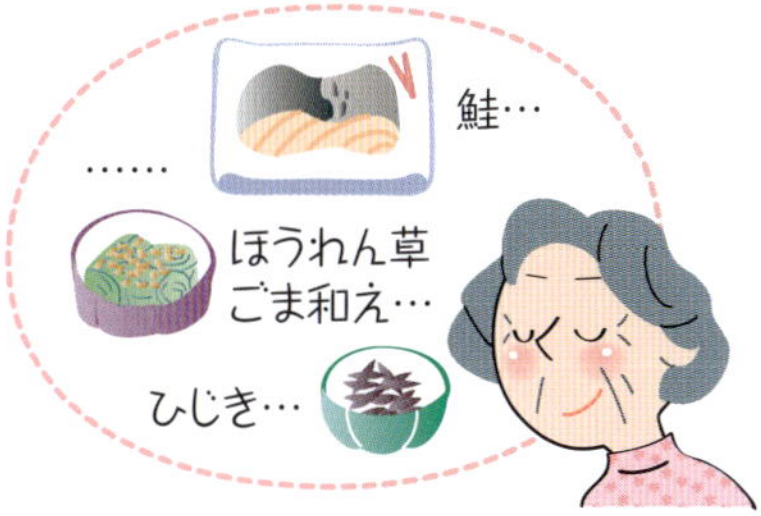
鮭…
……
ほうれん草
ごま和え…
ひじき…

❷ 2日前の日記をつける

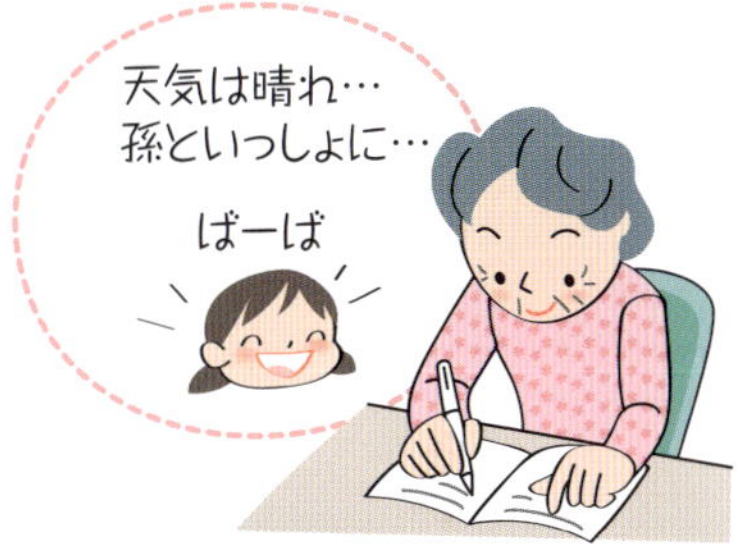
天気は晴れ…
孫といっしょに…
ばーば

❸ レシートをみないで家計簿をつける

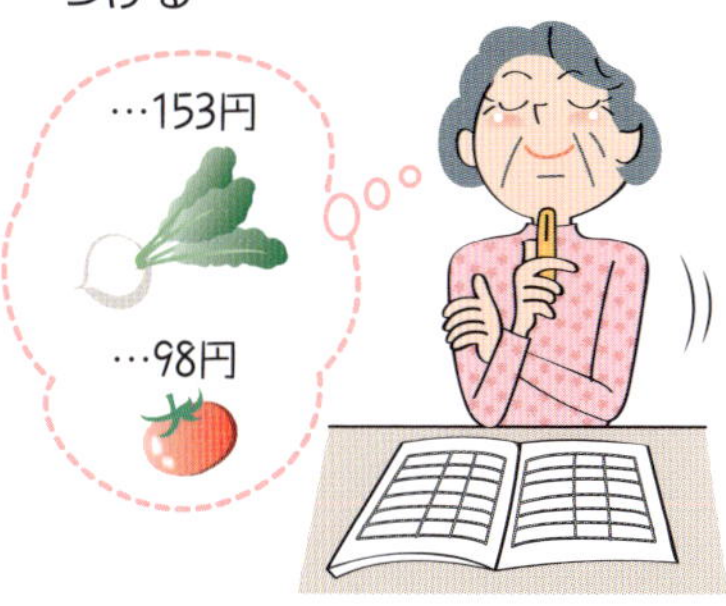
…153円
…98円

❹ 昨日観たテレビ番組の内容を思い出す

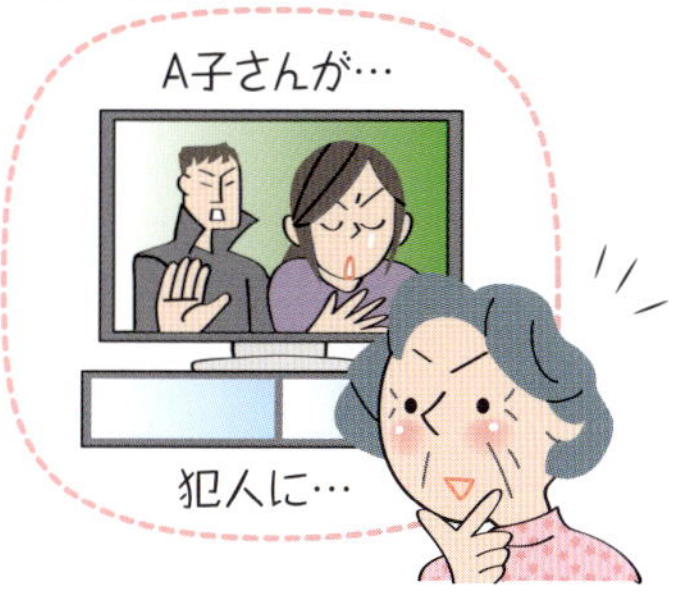
A子さんが…
犯人に…

複数のことを注意しながら同時に行う

認知症予防のために鍛えたい機能、２つめは「注意分割機能」です。注意分割機能とは、ひと言でいえば、「複数のことを同時にこなす機能」をいいます。何だか曲芸師みたいだな、と思われるかもしれませんが、そうではありません。私たちは日常的にこの機能を発揮しています。

たとえば、「掃除をしながら洗濯をする」、「洗い物をしながらテーブルの上を片付ける」などといったことは、忙しい主婦なら誰もが経験していることでしょう。また、腕利きの営業マンは、相手の気持ちや立場を考えながら、言葉を選んで会話し、交渉を成立させます。これは、「人の表情や気持ちに注意を払う」という作業と、「言葉を選ぶ」という作業と、「話す」という作業を同時にこなしています。注意分割機能をフルに活用しているのです。

このように、２つ、３つの作業を並行して行うときに、同時にそれぞれ注意を配って、きちんとこなせる機能が注意分割機能です。この機能が低下すると、買い物に行って大事なものを買い忘れるなどといった〝うっかりミス〟が増えてきます。

注意分割機能を鍛える脳トレは、「デュアルタスクトレーニング」といいます。「デュアルタスク」とは、「２つの課題を同時にこなす」という意味です。デュアルタスクトレーニングでは、運動と頭を使う行為を組み合わせて行うことで、注意分割機能を鍛えます。

たとえば日常生活では、「歩きながら、会話をする」、「テレビをみながら、家事をする」、「お風呂に入りながら、歌を歌う」などといった行為が、デュアルタスクトレーニングになります。また、趣味や運動を兼ねて、「散歩をしながら、引き算をする」、「歌詞をみながら、カラオケを歌う」、「体操をしながら、しりとりをする」などもよいでしょう。楽しみながら行うのがより効果的です。

認知機能を鍛える脳トレ② ——「注意分割機能」を鍛える

2 「注意分割機能」とは
複数のことを同時にこなす機能をいう

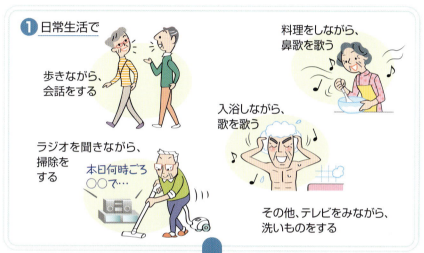

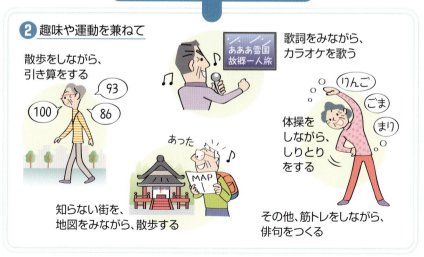

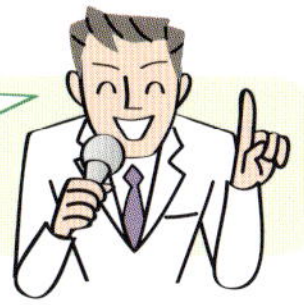

1 日常生活で

歩きながら、
会話をする

料理をしながら、
鼻歌を歌う

入浴しながら、
歌を歌う

ラジオを聞きながら、
掃除を
する

その他、テレビをみながら、
洗いものをする

「注意分割機能」を鍛える脳トレ

2 趣味や運動を兼ねて

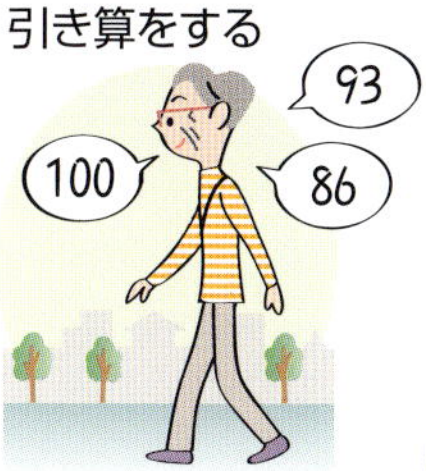

散歩をしながら、
引き算をする

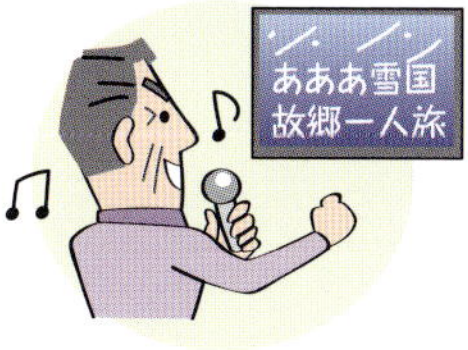

歌詞をみながら、
カラオケを歌う

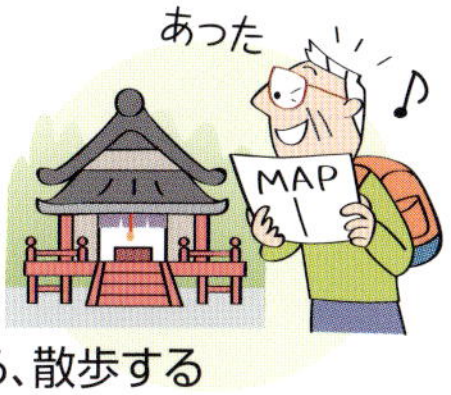

知らない街を、
地図をみながら、散歩する

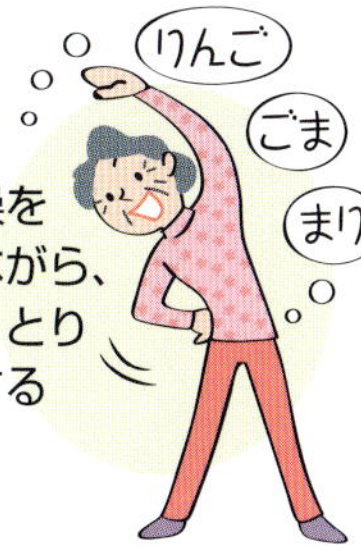

体操を
しながら、
しりとり
をする

その他、筋トレをしながら、
俳句をつくる

計画を立てる、新しいことを始める

認知症予防のために鍛えたい3つめの機能は、「計画力」です。新しいことを行うときに、うまくいくよう段取りを考えて実行する能力をいいます。料理の手順を考えることから、旅行の計画の立案まで、日常生活のなかで計画力は幅広く発揮されています。

この計画力が低下すると、料理をつくるのが億劫になったり、出かけることに消極的になったりします。新しいことに挑戦しないので、生活が単調になり、家に閉じこもりがちになります。結果、ますます認知機能の低下が進んでしまうのです。

計画力が衰えないよう鍛えるためには、新しい料理に挑戦する、旅行の計画を立てるなど、積極的に行動することが大切になります。たとえば買い物ひとつとっても、効率よく買い物をするために買う順序を考えたり、同じ店へ別ルートで行ってみたり、いつもとは違う店で買い物をしてみるのも、計画力を鍛える脳トレになります。

また、園芸やパソコン学習、囲碁や将棋、麻雀などの頭を使うゲームは、楽しみながら計画力が鍛えられます。旧東京都老人総合研究所（現東京都健康長寿医療センター研究所）と世田谷区が、2005～2007年の3年間に渡って行った共同研究によると、旅行、料理、パソコン、園芸などの活動を行う3年間のプログラムに参加した高齢者は、参加しなかった人にくらべてエピソード記憶や注意分割機能が向上していたといいます。計画力を刺激する知的な活動を長く楽しく続けたことが脳を活性化し、認知機能の低下を防いだと考えられます。

エピソード記憶、注意分割機能、計画力、それぞれを鍛える脳トレをいくつか紹介してきましたが、脳トレがストレスになるようでは逆効果。脳トレは楽しみながら長く続けることが大切です。自分の趣味やライフスタイルに合ったやり方をみつけて、認知症に負けない元気な脳を育てましょう。

認知機能を鍛える脳トレ③ ——「計画力」を鍛える

「計画力」とは、新しいことを行うときにうまくいくよう段取りを考え、実力する能力をいう

「計画力」を鍛える脳トレ

1 新しい料理をレシピをみながらつくってみる

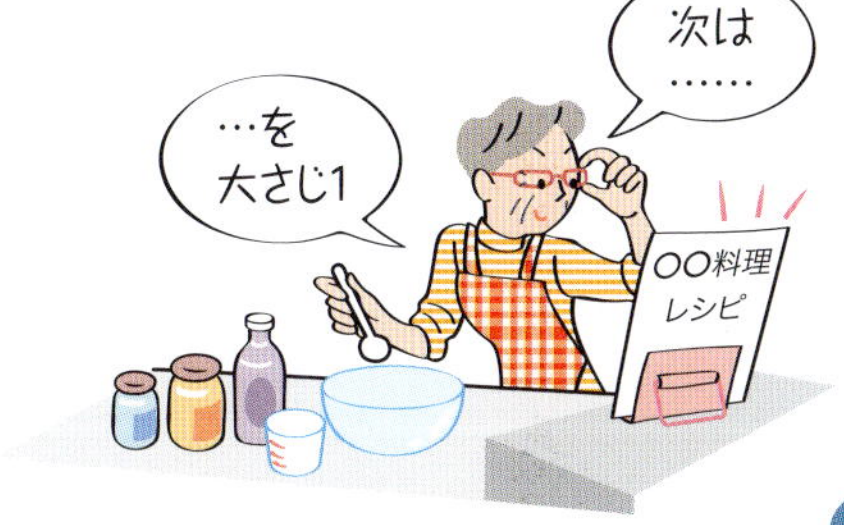
…を
大さじ1
次は
……
〇〇料理
レシピ

2 旅行の計画を立てる

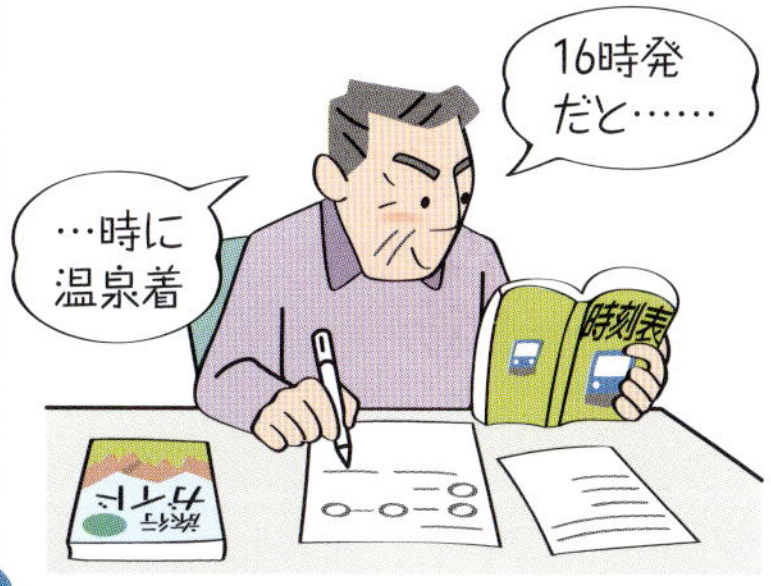
…時に
温泉着
16時発
だと……
時刻表
旅行ガイド

3 効率よく買い物をするために買う順序を考える

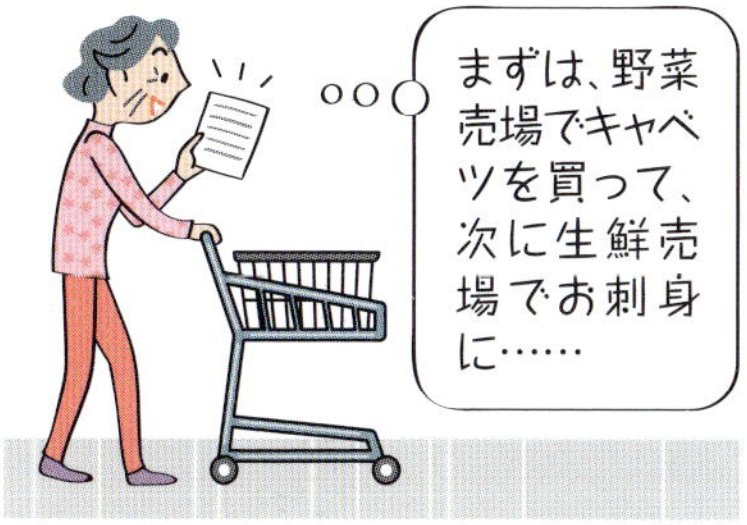
まずは、野菜
売場でキャベ
ツを買って、
次に生鮮売
場でお刺身
に……

4 いつもとは違う店で買い物をしてみる

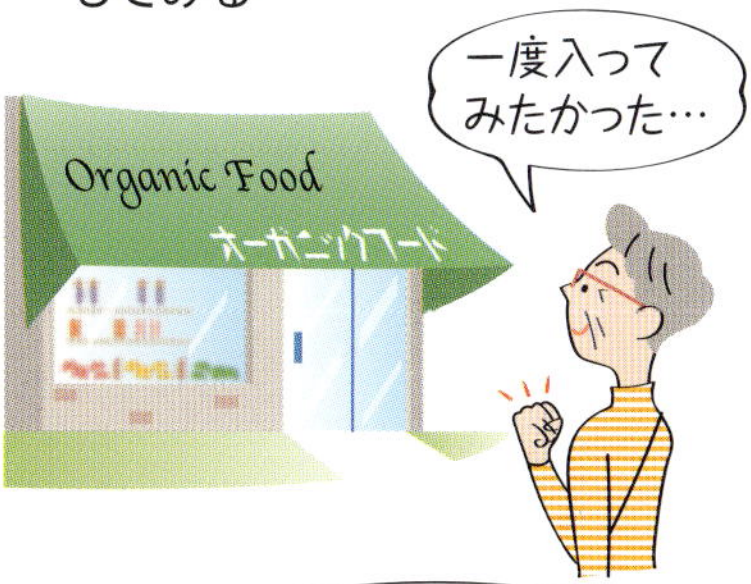
Organic Food
オーガニックフード
一度入って
みたかった…

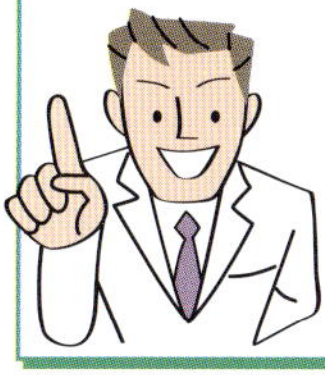

その他、園芸やパソコン教室、囲碁、将棋、麻雀など頭を使うゲームは楽しみながら計画力を鍛えられます。ストレスにならない計画を!!

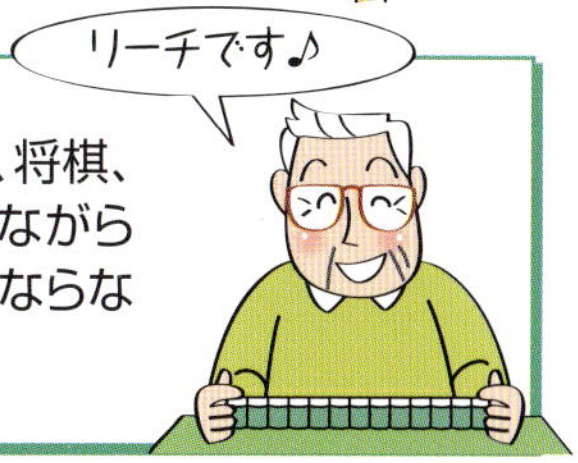
リーチです♪

column

認知症を防ぐ!? 地中海料理とは

地中海沿岸地域には、健康で長寿の人が多い。そんなことから、地中海沿岸地域の食習慣に世界中の注目が集まり始めたのは 1970 年代のことです。以来、各国の研究者たちによって、地中海料理の健康効果や病気との関連が次々とあきらかになり、心臓病や脳卒中、糖尿病や肥満などの生活習慣病の予防・改善、そして認知症予防にも役立つことがわかってきました。

そもそも地中海料理とは、イタリア、スペイン、ギリシャ、ポルトガル、キプロスなど、地中海沿岸の国々に伝わる食習慣をいいます。地中海料理というと、あまり聞き慣れないかもしれませんが、イタリア料理やスペイン料理と言い換えれば、イメージしやすいのではないでしょうか?

たとえば、パエリア、アクアパッツァ、アヒージョ、ラタトゥイユ、カルパッチョなどが代表的な地中海料理です。

そして、これらの地中海料理の特徴は、オリーブオイルをふんだんに使うこと、魚介類・穀類・乳製品・野菜・果物をバランスよくとること、肉類は少量、適量のワインを交えながら食べることにあるのですが、どうでしょう? 認知症予防のためにすすめられる食習慣（60~63頁）と、見事に一致しているではありませんか!

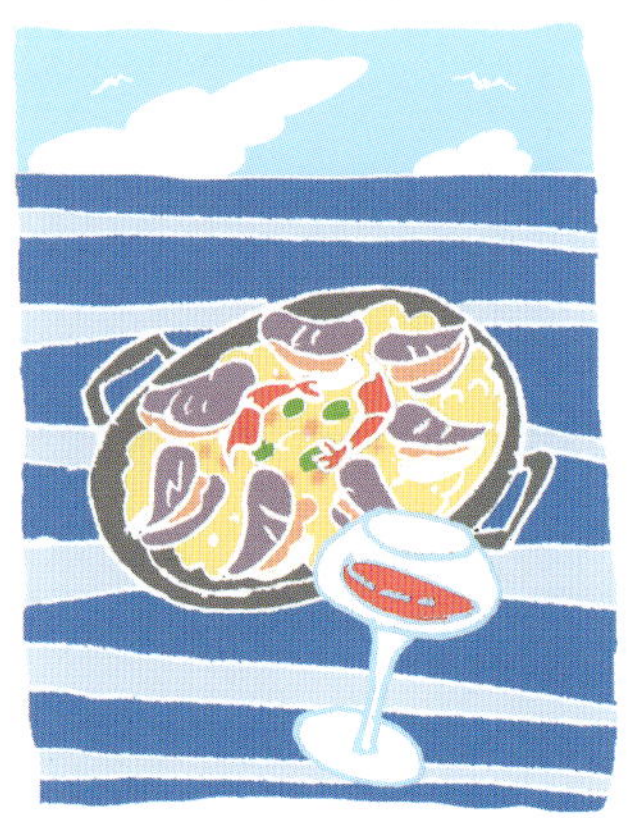

わが国でがんや生活習慣病が増えている原因の1つは、〝食生活の欧米化〟にあるといわれています。しかし、欧米食といっても、地中海料理に関しては、逆に病気の予防・改善に役立つことがわかりました。日本食ばかりで食卓が単調になりがちなときは、脳トレも兼ねて、地中海料理に挑戦してみてはいかがでしょうか?

第3章

認知症の治療

認知症治療は、ここ数年で治療薬の選択肢が増えるなど、大きな進化を遂げています。本章では、病気の進行を抑える最新の薬物療法とともに、周辺症状を軽くする様々なリハビリテーションを紹介します。

認知症は早期の受診が重要

治せる病気と進行を遅らせられる病気がある

本章では、認知症の最新治療について、くわしく紹介していきます。そこで気になるのは、「認知症は治療をすれば治るのか？」ということでしょう。

結論からいえば、認知症には大きく分けて「治せる可能性のあるもの」と、「症状の進行を遅らせられるもの」があるといえます。第1章でも述べたように、認知症の基礎には原因となる病気があります。なかでも、正常圧水頭症《せいじょうあつすいとうしょう》や慢性硬膜下血腫《まんせいこうまくかけっしゅ》、甲状腺《こうじょうせん》機能低下症《きのうていかしょう》などによって認知症の症状が出ている場合は、早期に適切な治療を施せば、治せる可能性が高いといえます。

一方で、認知症の大多数を占めるアルツハイマー型認知症と脳血管性認知症、レビー小体型認知症については、現在のところ、残念ながら完治させる治療はみつかっていません。しかし、症状の進行を遅らせるための治療法や、症状を軽くするための治療法があります。できるだけ長く〝自分らしく生きる〟ことを可能にする術があるということです。

いずれにしても、これらの治療が功を奏するためには、できるだけ早い段階で治療を始めることが重要です。

認知症が疑われるような症状を目のあたりにすると、家族や周囲の人は戸惑うかもしれません。しかし、決してあきらめたり、放置したりしないでください。気になる症状は「治せる病気」によるものかもしれませんし、そうでなかった場合でも、治療を始めるのは早いに越したことはありません。認知症の症状を引き起こしている原因を探るためにも、気になる症状がみられたら、できるだけ早期に専門医を受診する必要があるのです。

できるだけ長く〝自分らしく生きる〟ために……

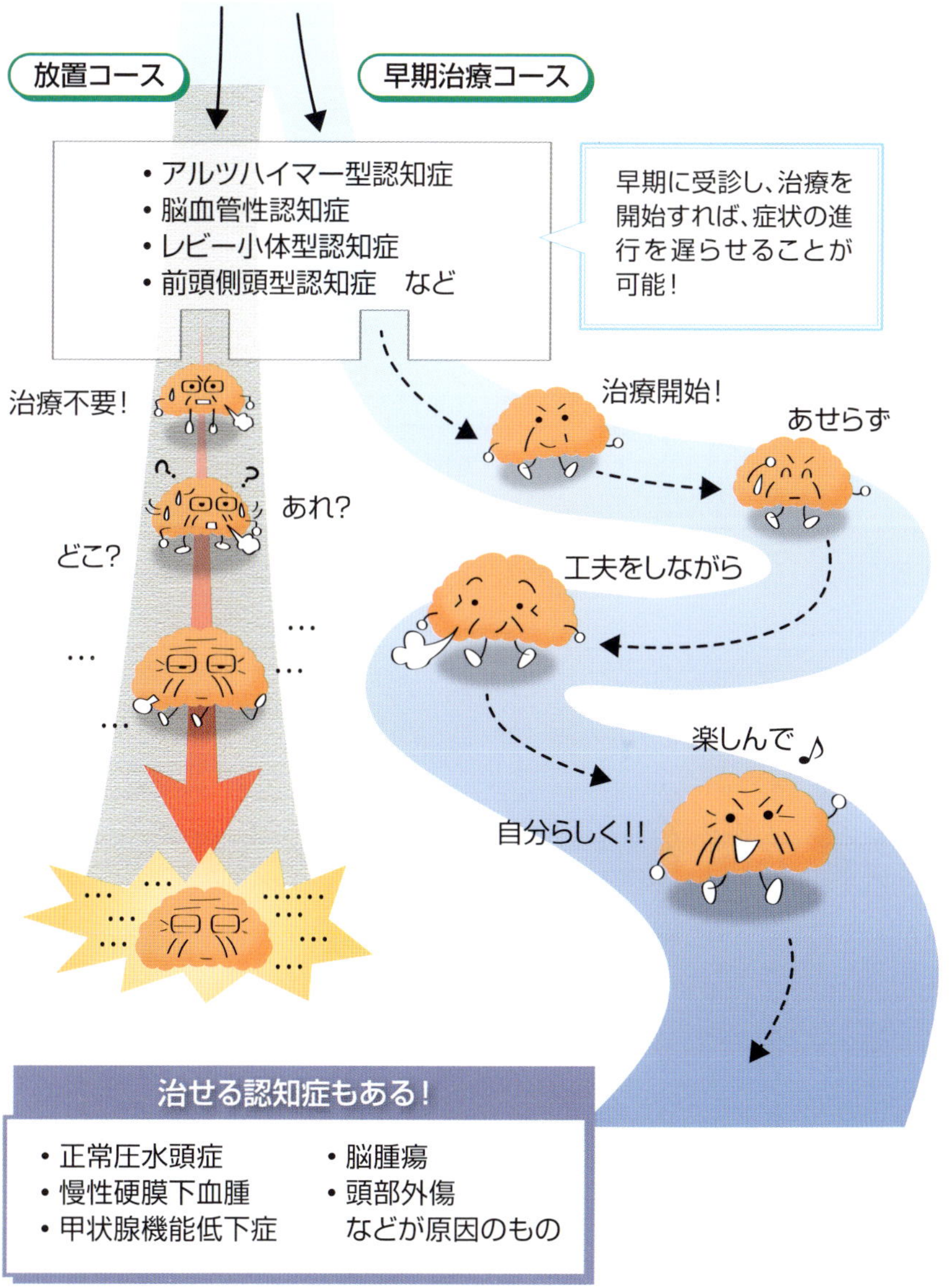

認知症の疑いを探る

認知症を診る診療科には、「精神科」「神経科」「神経内科」「老年病内科」「老年内科」などがあるほか、最近は認知症を専門に扱う「もの忘れ外来」や「認知症外来」を設置している病院もあります。これらの診療科がどこにあるのかわからない、またはどの診療科を受診すべきかわからないといった場合は、かかりつけ医や地域包括支援センター*に相談してみるのも1つの方法です。

病院を受診すると、最初に行われるのが「問診」です。「日常生活で困っていること」「それはいつごろから始まったのか」など、症状に関する質問のほか、その他の持病やいつも飲んでいる薬、家族の認知症歴なども質問されます。患者さん本人が正確に答えられない場合もあるので、問診の際は家族や周囲の人が付き添い、フォローしてあげるとよいでしょう。

また、医師は家族からも状況を聞き取ります。その際は、本人の前では聞きにくいこともあるので、本人には待合室などで待っていてもらい、家族だけで問診を受けます。

問診では、医師は単純に質問するだけでなく、患者さんの目の動きや声の調子、表情なども注意深く観察し、認知症なのか、それとも生理的な老化現象なのかを探っていきます。

問診の次に行われるのは、「認知機能テスト」です。テストにはいくつかの方法がありますが、一般的によく用いられているのが「長谷川式簡易知能評価スケール」です。記憶力や見当識、計算力や注意集中力など、認知機能に関連する9つの設問からなり、30点満点中20点以下であれば、認知症が疑われます。また、このテストは患者さんの認知機能低下の有無や程度を客観的に把握するためのものなので、本人がうまく答えられなくても、家族は助け船を出さず、見守るようにしてください。

用語解説　地域包括支援センター　高齢者の暮らしを地域でサポートする拠点として、各市町村に設置されている機関。地域における介護相談の最初の窓口でもある。

問診では、こんなことを聞かれる

本人だけでなく、家族や周囲の人など付き添いの人も同様のことを聞かれる。　※(　)は家族への質問

〈本人〉今、どんなことに困っていますか？
〈家族〉（どんな症状がみられますか？）

〈本人〉それはいつごろから始まりましたか？
〈家族〉（症状に気づいた時期は？）

〈本人〉急に始まりましたか？
それともいつの間にか始まっていたのですか？
〈家族〉（同上）

〈本人〉症状は日によって、あるいは1日のなかでひどくなったり、軽くなったりしますか？
〈家族〉（同上）

〈本人〉現在、その他の病気はありますか？
〈家族〉（同上）

〈本人〉これまでに大きな病気にかかったことはありますか？
〈家族〉（同上）

〈本人〉現在、服用中の薬はありますか？
〈家族〉（同上）

〈本人〉血縁のある家族に認知症になった人はいますか？
〈家族〉（同上）

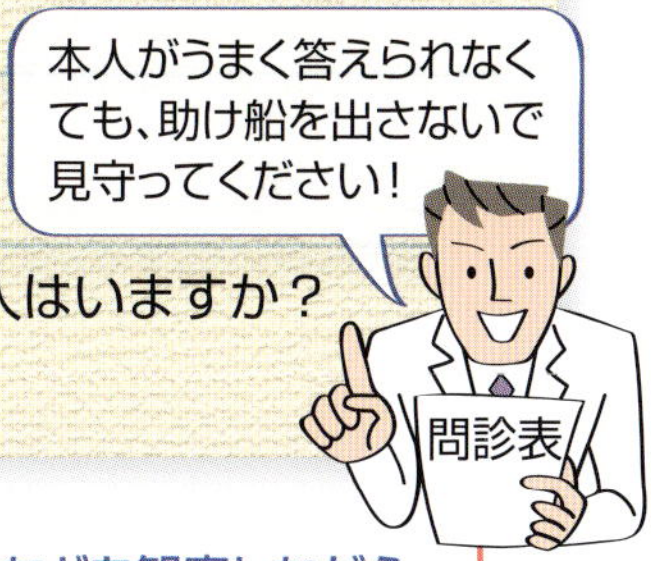
本人がうまく答えられなくても、助け船を出さないで見守ってください！
問診表

医師は患者さんの目の動き、表情、声の調子などを観察しながら、認知症の可能性を探る

〈長谷川式簡易知能評価スケール・30点満点〉で、認知機能低下の有無や程度を客観的に診る

20点以下なら認知症の疑いあり

原因となる疾患を検査する

問診や認知機能テストで、認知症の可能性が高いと診断されると、次は原因を調べるための検査が行われます。その検査は、脳の内部の病変を調べる画像検査と、全身の状態を調べる検査に大きく分けることができます。

画像検査には、脳の形や病変を調べる検査として、「CT（コンピュータ断層撮影）」「MRI（磁気共鳴画像）」、脳の働きを調べる検査として、「SPECT（単一光子放射コンピュータ断層撮影）」「PET（陽電子放射断層撮影）」などがあります。なかでも、認知症の診断に用いられる代表的な検査が「MRI」と「SPECT」です。

MRIでは、電磁波を使って脳の内部を様々な角度から撮影し、脳を輪切りにした状態の断面図を映像化します。X線検査やCTよりも鮮明な画像が得られ、脳の萎縮や脳梗塞を起こした部位、脳腫瘍の有無などがわかります。

SPECTでは、ラジオアイソトープとよばれる放射性医薬品を静脈に注射し、脳の血流の状態を調べます。脳の血流は脳代謝、つまり脳の働き具合を反映するので、脳のどこで血流が低下しているのかをみることで、脳の働きが低下している部位を知ることができるのです。

これらの検査の結果を総合的にみて、認知症の原因がアルツハイマー型なのか、脳血管障害なのか、またはその他の病気なのかを鑑別します。

全身の状態を調べる検査には、血液検査や尿検査、血圧測定、X線検査、心電図検査などがあり、甲状腺機能低下症などのように〝治せる可能性のある認知症〟を見逃さないためにも、これらの検査は重要です。ちなみに甲状腺機能低下症の有無は、血液検査でわかります。画像検査で正常圧水頭症が疑われる場合は、腰椎に針を刺して少量の髄液《ずいえき》を採取する髄液検査が行われる場合もあります。

認知症の原因となる病気を鑑別するための検査

脳の形や病変を調べる画像検査

[MRI（磁気共鳴画像）]　矢印部分に病変がみられる

前頭側頭型認知症

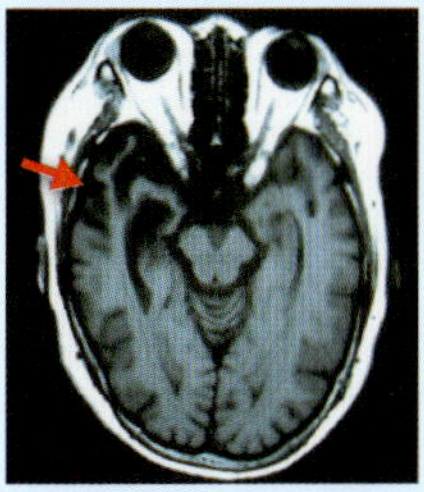

アルツハイマー型認知症

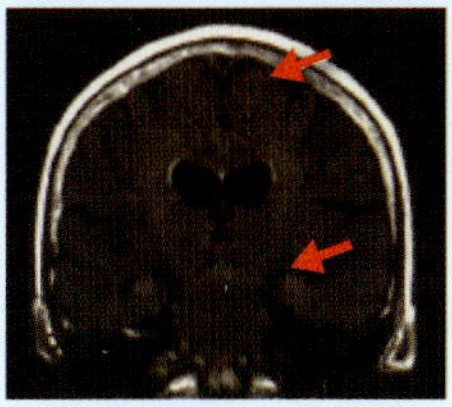

脳血管性認知症

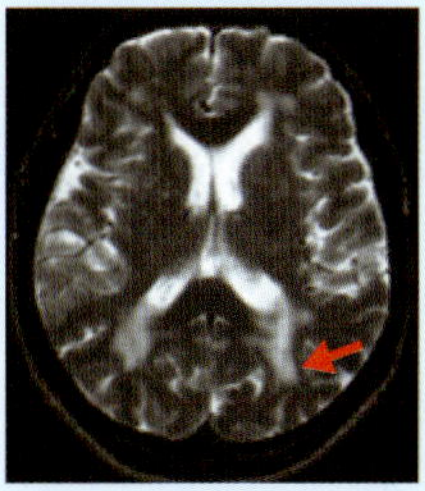

正常圧水頭症

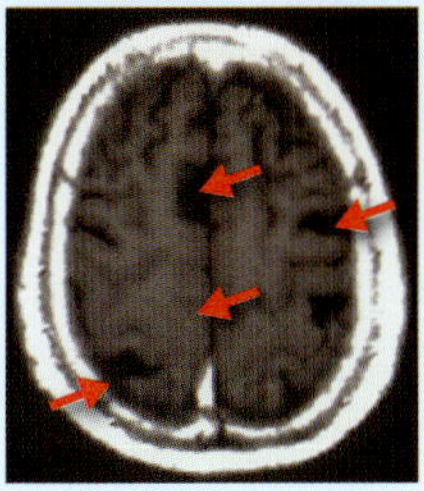

その他 全身の状態を調べる検査

- 血液検査
- 尿検査
- 血圧測定
- X線検査
- 心電図検査
- 髄液検査　など

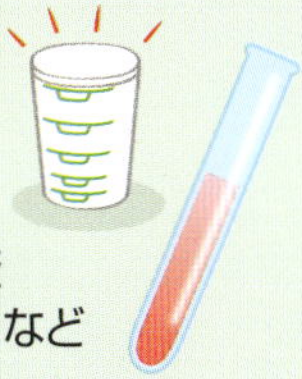

脳の働きを調べる画像検査

[SPECT（単一光子放射コンピュータ断層撮影）]

アルツハイマー型認知症

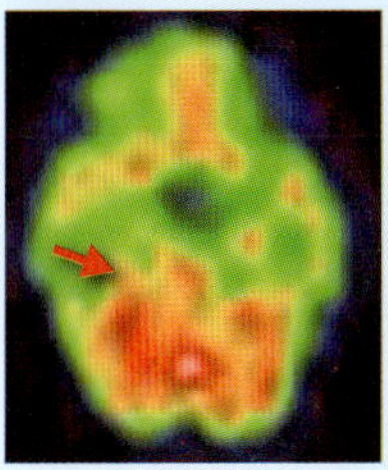

レビー小体型認知症

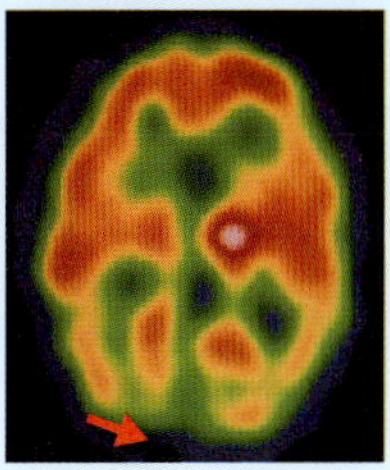

アルツハイマー型認知症では、矢印部分で血流が低下している

[PET（陽電子放射断層撮影）]

アルツハイマー型認知症

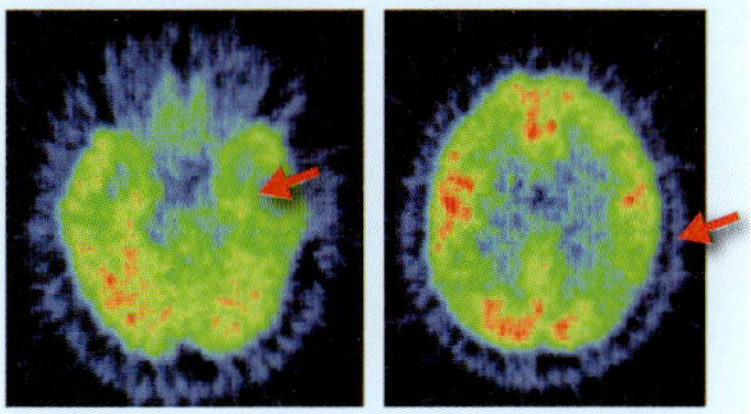

脳の働きが活発なところは黄色～赤色で示され、矢印部分は働きが低下している

認知症の治療法は？

薬物療法と非薬物療法

認知症の原因となっている病気が明らかになると、いよいよ治療が開始されます。

正常圧水頭症や甲状腺機能低下症など、治せる可能性のある認知症に対しては、原因となる病気を治療すれば、認知症の回復や改善も期待できます。

しかし、それ以外のアルツハイマー型認知症や脳血管性認知症、レビー小体型認知症などについては、現在のところ、認知症を完治させる治療法や進行を完全にストップさせる治療法はみつかっていません。そのため、「患者さんと家族がよりよく生きられる時間をできるだけ長くすること」が、現在の認知症治療の目標となります。

具体的な治療法としては、「薬物療法」と「非薬物療法」に大きく分けられます。

認知症の薬物療法に用いられる薬は、原因となる病気によって異なりますが、大きく分けて2つのタイプがあります。1つは認知症の進行を遅らせるための薬。もう1つは問題行動などの周辺症状を軽減させるための薬です。ただ、認知症の場合、患者さん本人の心理状態が影響していることが多いため、薬物療法だけでは治療に限界があります。

そこで、薬物療法と併用して行われるのが、非薬物療法の1つでもある「リハビリテーション」です。認知症のリハビリテーションでは、様々な活動を通じて脳の活性化、残された機能の維持・向上、周辺症状の軽減などをはかります。

また、非薬物療法では、日常生活における「介護」も重視されています。認知症の介護については、第4章でくわしく解説しますので、本章では、おもな認知症の薬物療法からみていくことにしましょう。

認知症治療の柱、「薬物療法」と「非薬物療法」

薬物療法

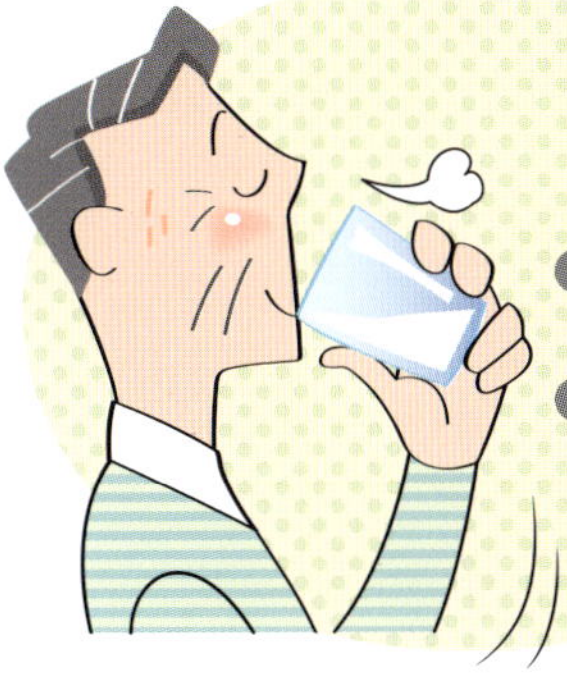

●認知症の進行を遅らせるための薬
●認知症の周辺症状を軽くするための薬

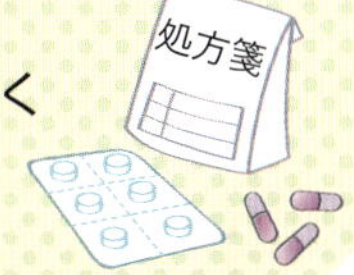

非薬物療法

リハビリテーション

●脳の低下していく機能や、これまで使われていなかった神経細胞に働きかけ、刺激を与える
●生きていることを実感させ、自信を持たせる

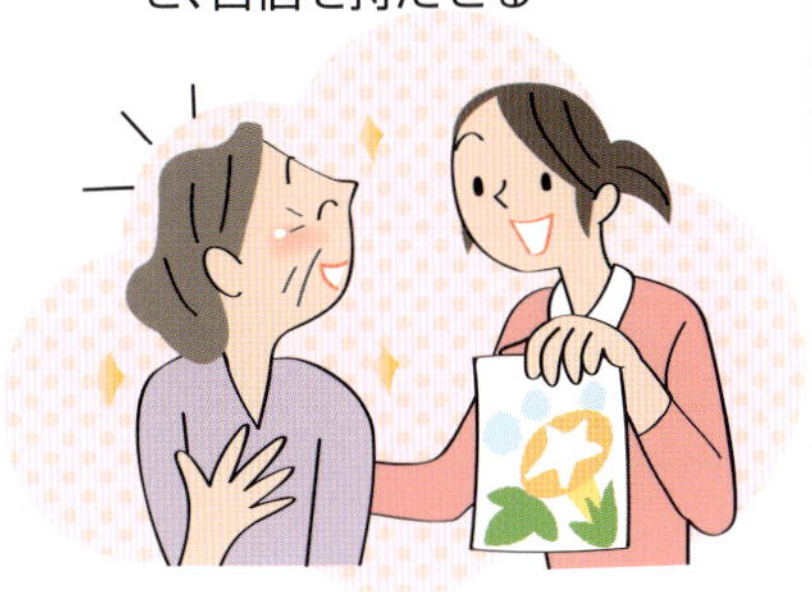

介護（第4章）

●患者さん本人に安心･安全の感覚を与える

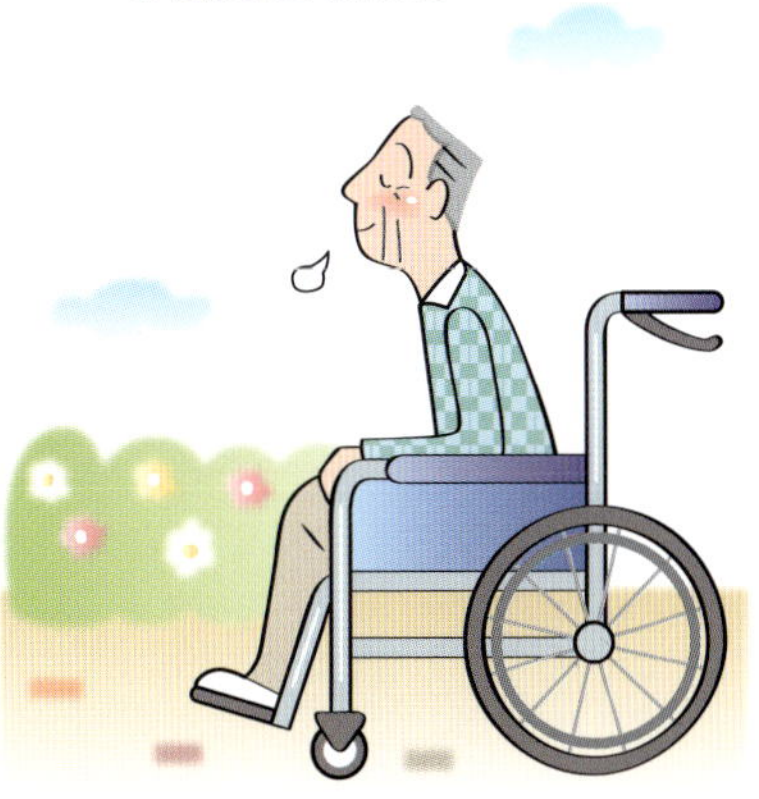

アルツハイマー型認知症の進行を抑える

神経伝達物質を助ける、コリンエステラーゼ阻害薬

長い間、有効な薬がないとされていた認知症ですが、1999年、日本で初めてアルツハイマー病の治療薬が登場しました。「ドネペジル（商品名：アリセプト）」です。

アルツハイマー病の患者さんの脳内では、「アセチルコリン」という物質が不足していることがわかっています。アセチルコリンとは、脳内で神経細胞どうしが情報を伝え合うために分泌される「神経伝達物質」の1つで、記憶や学習といった認知機能と深く関係しています。アルツハイマー病では、アセチルコリンの不足が認知機能低下の大きな要因と考えられている（「コリン仮説」という）のです。

このアセチルコリンを分解する酵素「コリンエステラーゼ」の働きを阻害することでアセチルコリンの濃度を調整する薬を「コリンエステラーゼ阻害薬」といいます。ドネペジルは世界初のコリンエステラーゼ阻害薬で、記憶障害をはじめとする認知症の中核症状に作用し、認知症の進行を遅らせる効果が認められています。

ドネペジルが登場して以来、認知症治療は大きな進化を遂げています。2011年には、「ガランタミン（商品名：レミニール）」「リバスチグミン（商品名：リバスタッチ、イクセロン）」という2種類のコリンエステラーゼ阻害薬が新たに承認され、薬の選択の幅が広がりました。

同じコリンエステラーゼ阻害薬でも、3つの薬は作用機序や用法、適応などが異なるので、認知症の程度や全身の状態などに合わせて薬を選択することができます。また、効果がみられない場合は、別の薬に変更することもできます。

「アセチルコリン」を助ける薬「コリンエステラーゼ阻害薬」

アルツハイマー病は記憶学習にかかわる物質、アセチルコリンの不足が大きな要因と考えられている(コリン仮説)

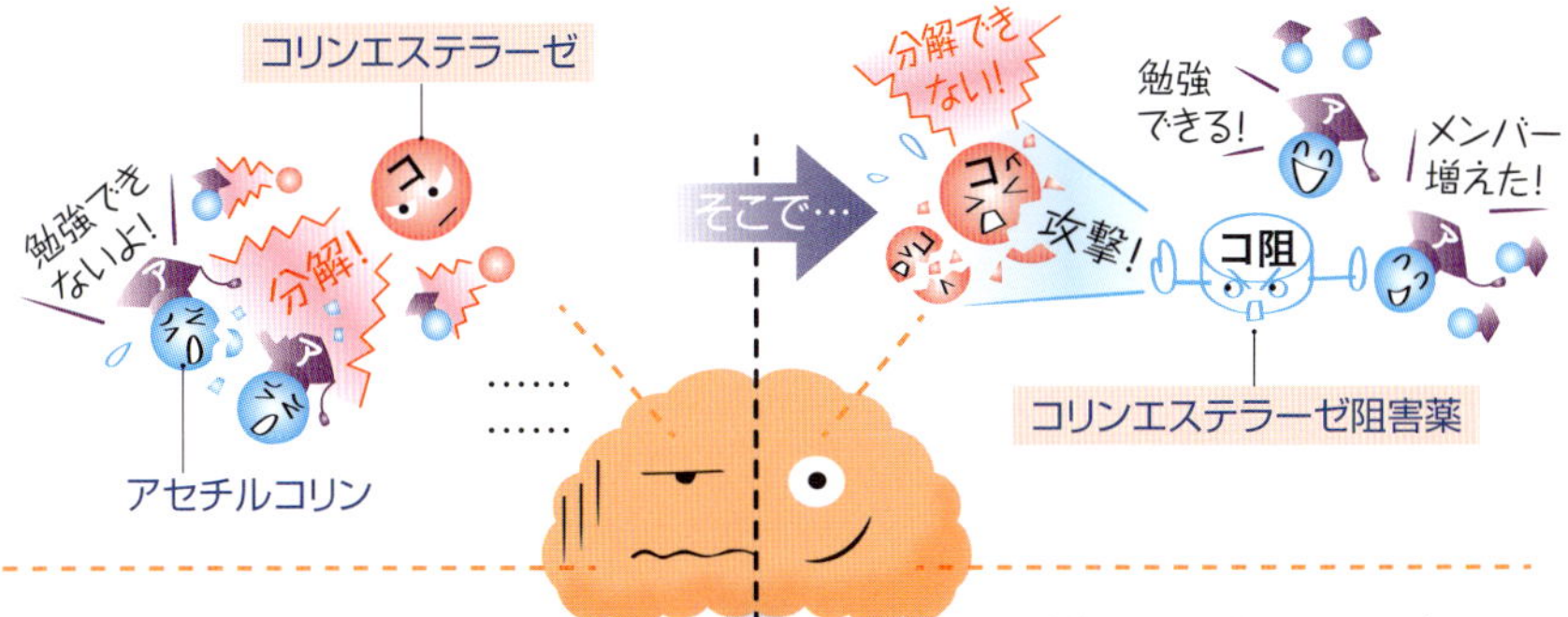

脳内でアセチルコリンを分解するのが「コリンエステラーゼ」

その働きを阻害するのが「コリンエステラーゼ阻害薬」

コリンエステラーゼ阻害薬で、アセチルコリンの濃度を適正に保つことにより、記憶障害など認知症の進行を遅らせる効果が認められている

■ コリンエステラーゼ阻害薬の種類 ■

一般名(商品名)	作用・特徴	適 応	錠 型
ドネペジル(アリセプト)	・コリンエステラーゼをブロックする ・レビー小体型認知症にも有効	・軽度〜高度のアルツハイマー型認知症 ・レビー小体型認知症	錠剤、口腔内崩壊錠、細粒、内用ゼリー
ガランタミン(レミニール)	・コリンエステラーゼをブロックする ・アセチルコリンの放出量を増やす	・軽度〜中等度のアルツハイマー型認知症	錠剤、口腔内崩壊錠、内用液
リバスチグミン(リバスタッチ、イクセロン)	・コリンエステラーゼをブロックする ・アセチルコリンを分解するブチルコリンエステラーゼをブロックする ・貼り薬なので、薬で胃腸障害が出やすい人に向いている	・軽度〜中等度のアルツハイマー型認知症	貼り薬

※口腔内崩壊錠=口のなかですぐ溶ける錠剤。「OD錠」ともいう

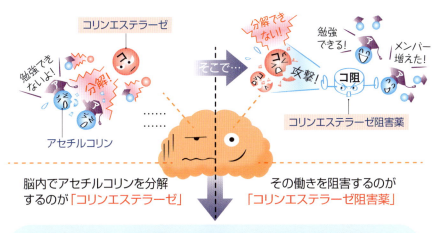

神経細胞の破壊を防ぐ、NMDA受容体拮抗薬

アルツハイマー型認知症にはもう1つ、有効とされる治療薬があります。2011年に承認された「メマンチン」という薬です。

先に紹介したコリンエステラーゼ阻害薬は、アルツハイマー病では「アセチルコリンが不足」しているという点に着目した薬でした。一方、メマンチンはコリンエステラーゼ阻害薬とは異なり、アルツハイマー病では「グルタミン酸が過剰」になっているという点に着目した薬になります。

グルタミン酸は興奮性の神経伝達物質の1つで、アセチルコリンと同様、記憶や学習に重要な役割を果たしています。アルツハイマー病の患者さんの脳内では、このグルタミン酸が過剰に放出されていることがわかっています。ここまでを聞くと、「記憶や学習に関わるグルタミン酸が過剰にあるのならば、記憶力がよくなるはずでは?」と思われることでしょう。しかし、グルタミン酸は記憶や学習に不可欠な物質ですが、過剰にあると脳の神経細胞をどんどん破壊してしまうのです。これがアルツハイマー病の大きな要因の1つであるというのが、「グルタミン酸仮説」です。

神経細胞から放出されたグルタミン酸は、もう一方の神経細胞の「NMDA受容体*」にキャッチされて、その神経細胞のなかに入り込みます。メマンチンは、NMDA受容体と結合し、過剰に放出されたグルタミン酸が入り込むのをブロックすることで神経細胞を保護します。ただし、記憶や学習にかかわる情報が届いたとき、つまり頭を使っているときは、受容体から離れて記憶や学習の情報を伝わりやすくします（次頁参照）。このようにNMDA受容体に作用する薬を「NMDA受容体拮抗薬」といいます。

メマンチンには、アルツハイマー型認知症の進行を遅らせる作用や興奮を鎮める作用が認められています。

用語解説　NMDA受容体　NMDA＝N-メチル-D-アスパラギン酸。グルタミン酸をキャッチする受容体の1つで、正式には「NMDA型グルタミン酸受容体」という。

神経細胞を破壊する過剰なグルタミン酸の放出を抑える

グルタミン酸はアセチルコリンと同様、記憶や学習に重要な役割を果たす神経伝達物質

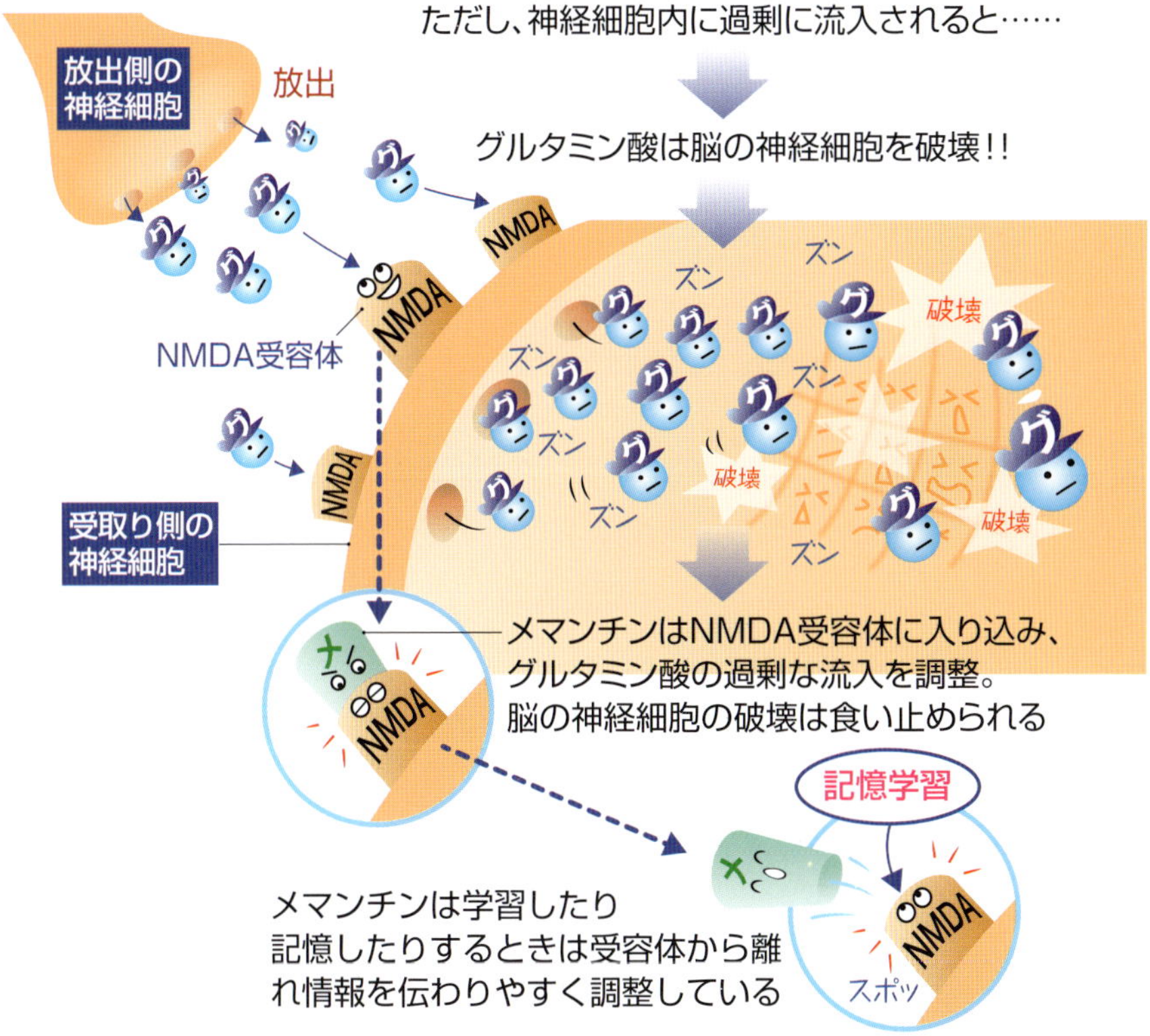

■ コリンエステラーゼ阻害薬の種類 ■

一般名（商品名）	作用・特徴	適応	錠型
メマンチン（メマリー）	• NMDA受容体をブロックし、過剰なグルタミン酸を抑制する • 神経細胞の破壊を防ぐ • 興奮を鎮める作用もある	• 中等度〜高度のアルツハイマー型認知症	錠剤、口腔内崩壊錠

※口腔内崩壊錠＝口のなかですぐ溶ける錠剤。「ＯＤ錠」ともいう

アルツハイマー病治療薬の使用で注意すること

アルツハイマー病の治療薬を使用するにあたっては、注意したいことがいくつかあります。

まず1つは、副作用についてです。コリンエステラーゼ阻害薬の服用後は、吐き気や嘔吐、食欲減退、下痢などの消化器症状が起こることがあります。また、ドネペジルとガランタミンには、わずかですが、イライラや興奮、不穏*などといった症状がみられることがあります。副作用が強く出る場合は、別の薬に替えてみるなどの措置がとられます。

その点、リバスチグミンは貼り薬なので、成分が皮膚から血管へ直接吸収されるため、消化器症状の副作用は少ないとされています。ただ、リバスチグミンは、薬を貼った部分がかぶれることがあるので注意が必要です。かぶれは、薬を貼る場所を毎日変えることで、ある程度防ぐことができます。

メマンチンの副作用としては、めまいや頭痛、便秘、眠気などがみられることがあります。これらの副作用がみられる場合は、主治医に相談しましょう。

次に、薬の併用についてです。同じ種類の薬、つまりコリンエステラーゼ阻害薬を複数併用することはできません。ただし、NMDA受容体拮抗薬は薬理作用が異なるので、コリンエステラーゼ阻害薬と併用することができます。コリンエステラーゼ阻害薬を服用していて、中等度まで進行してしまったら、NMDA受容体拮抗薬を追加してみる、といった使い方ができるということです。

もう1つ、注意しておきたいのは、いずれのアルツハイマー病治療薬も、病気の進行を完全に食い止めることはできないということです。病気が進行してくると、薬の効果は薄れてきます。ただ、薬を使っていない人にくらべると、進行のスピードはぐんと緩やかになります。薬への過剰な期待は禁物ですが、あきらめず、処方された薬は正しく服用するようにしましょう。

用語解説
不穏　周囲への警戒心が強く、行動が過剰になり、落ち着かない状態のことをいう。大声で叫んだり、暴れたり、暴力をふるったりといった行動をとる。

アルツハイマー病治療薬を使うときの注意

■ おもな副作用 ■

一般名（商品名）	作用・特徴	対処例
ドネペジル（アリセプト）	吐き気、嘔吐、食欲減退、下痢、まれにイライラ感、不穏、興奮など 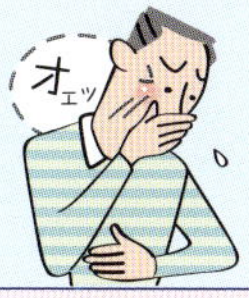	別のアルツハイマー病治療薬に変更するなど
ガランタミン（レミニール）	吐き気、嘔吐、食欲減退、下痢、めまい、頭痛、まれにイライラ感、不穏、興奮など 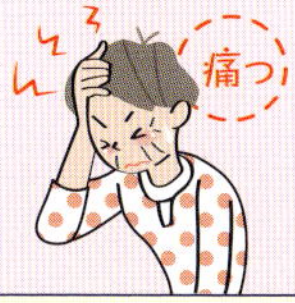	別のアルツハイマー病治療薬に変更するなど
リバスチグミン（リバスタッチ、イクセロン）	薬を貼った部分のかゆみ、赤み、まれに吐き気など 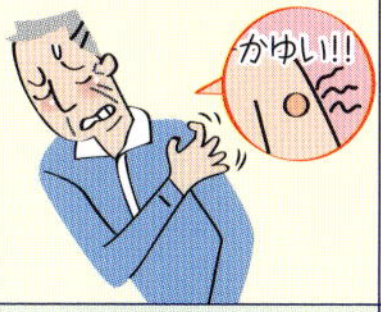	薬を貼る場所を毎日変えるなど
メマンチン（メマリー）	めまい、頭痛、便秘、眠気など 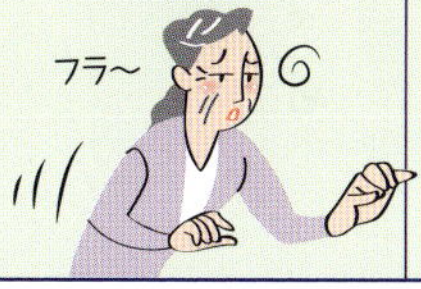	コリンエステラーゼ阻害薬に変更するなど

■ 薬の併用 ■

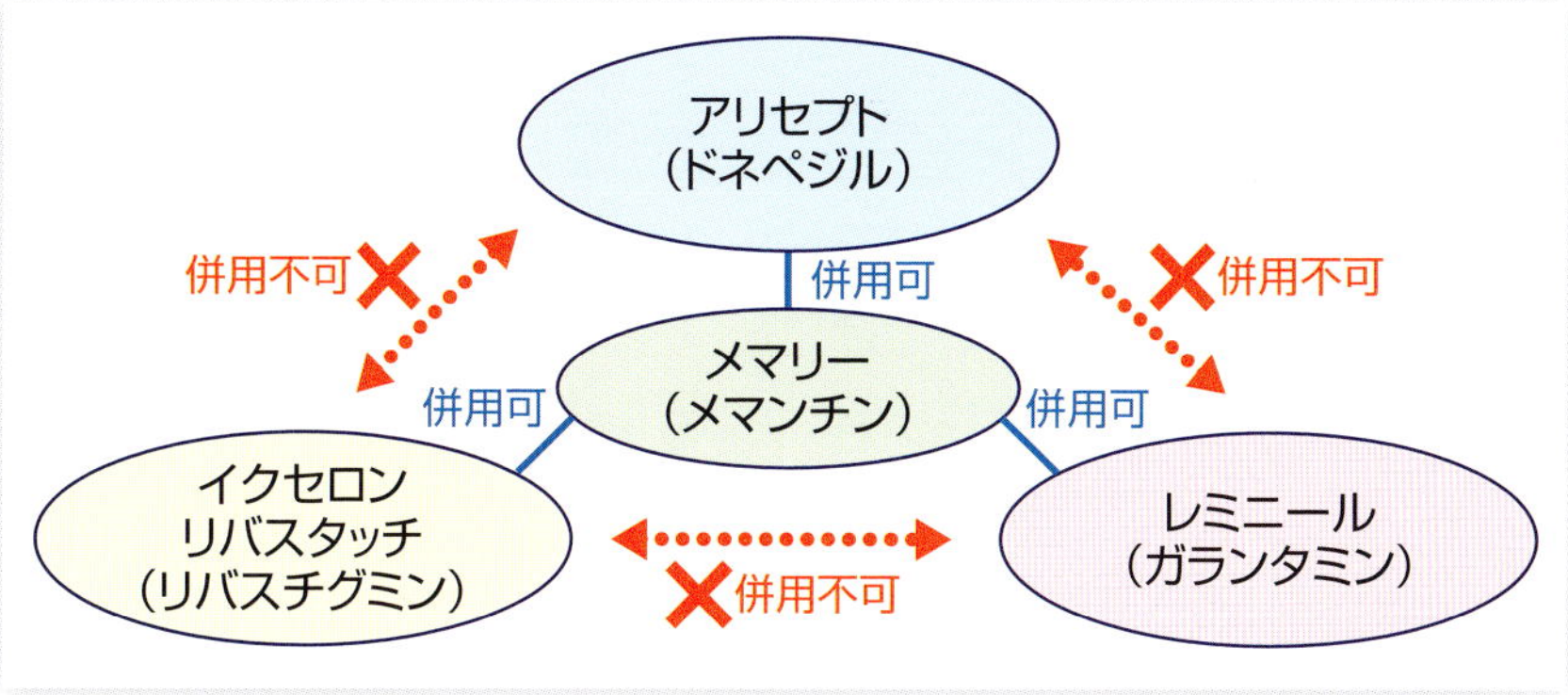

周辺症状を軽減する薬

幻覚・妄想・攻撃性・焦燥性興奮を抑える薬

ここからは、問題行動やうつ症状など、中核症状にともなってあらわれる周辺症状を軽くするための薬を紹介します。

認知症を発症すると、様々な周辺症状が問題になってくることがあります。周辺症状のあらわれ方には個人差があり、本人の体調や生活環境、家族や周囲の人の対応などが誘因になっている場合も多いものです。そのため、まずは介護方法や生活環境の見直しや改善、このあとに紹介する非薬物療法での対応が重要になります。

しかし、それでも症状が改善されない場合は、薬を処方されることがあります。幻覚や妄想、暴言や暴力、焦燥性興奮などといった周辺症状によく用いられるのは、「抗精神病薬」や「抗けいれん薬」です。

周辺症状が起きているときは、脳内が異常に興奮していると考えられます。抗精神病薬や抗けいれん薬には、脳内の異常な興奮を一時的に落ち着かせる作用があります。

抗精神病薬には様々な種類がありますが、現在、認知症の周辺症状によく用いられているのは、「リスペリドン」「オランザピン」「クエチアピン」「アリピプラゾール」などです。また、抗けいれん薬には、「バルプロ酸」や「カルバマゼピン」などがあります。

ただし、これらの薬には、震えやふらつき、歩行障害や身体の動きの不安定などといったパーキンソン症状、薬が効き過ぎて、精神活動が低下してしまう過鎮静などがみられることがあります。これらの副作用は、患者さんのＱＯＬ（生活の質）の低下につながるので注意が必要です。

おもな「抗精神病薬」と「抗けいれん薬」

症状	薬品名	薬の種類	推奨グレード
幻覚、妄想	リスペリドン	抗精神病薬	B
	オランザピン	抗精神病薬	B
	クエチアピン	抗精神病薬	C1
攻撃性	リスペリドン	抗精神病薬	C1
焦燥性興奮	リスペリドン	抗精神病薬	B
	クエチアピン	抗精神病薬	B
	オランザピン	抗精神病薬	B
	アリピプラゾール	抗精神病薬	B
	バルプロ酸	抗けいれん薬	C1
	カルバマゼピン	抗けいれん薬	C1

※『認知症疾患治療ガイドライン 2010』(日本神経学会)より

推奨グレード
A：科学的根拠があり、強く推奨される
B：科学的根拠があり、推奨される
C1：科学的根拠はないが、推奨される

「悪性症候群」に注意！

抗精神病薬は、「悪性症候群」という重大な副作用をもたらすことがある。悪性症候群とは、発熱や筋肉のこわばり、自律神経失調の症状（低血圧、立ちくらみ、発汗、口の渇き、尿が出にくいなど）などをともなう意識障害。非常にまれな副作用だが、発症すると命にかかわることがある。抗精神病薬の服用中に、原因不明の高熱、手足の震え、身体のこわばり、頻脈などの初期症状がみられる場合は、直ちに主治医または薬剤師に相談しよう

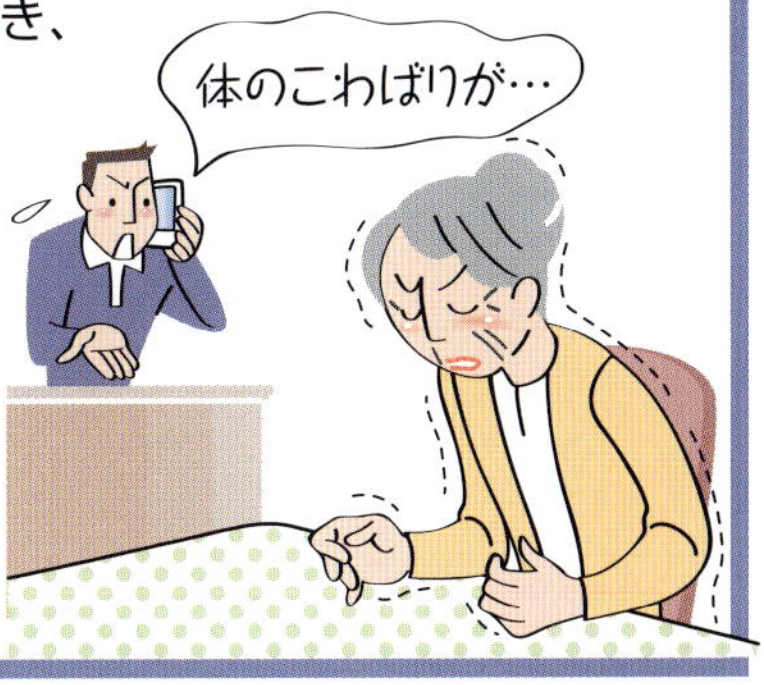

うつ症状を抑える薬

認知症の初期には、もの忘れや失敗を強く指摘されたり、非難されたりすることでうつ症状を招きやすいものです。気分の落ち込みや意欲の低下、不安や睡眠障害などをともないがちなうつ症状は、本人がつらいのはもちろん、リハビリテーションなどの治療に取り組む意欲を奪い、結果、その他の周辺症状の悪化や病気の進行につながることもあります。

うつ症状に対する基本的な姿勢は、「本人を不安にさせない」ことです。叱ったり、非難したりするのはもちろんのこと、激励や無理強いも認知症の患者さんにとってはつらいものです。患者さんへの接し方を改善することで、うつ症状も改善されることがあります。

しかし、それでも症状が改善されない場合や、症状が強く出ている場合は、「抗うつ薬」を処方されることがあります。中でも、認知症のうつ症状によく用いられるのは、「SNRI（選択的セロトニン・ノルアドレナリン再取り込み阻害薬）」や「SSRI（選択的セロトニン再取り込み阻害薬）」など、神経伝達物質の1つである「セロトニン」や「ノルアドレナリン」の濃度を高める作用を持つ薬です。

セロトニンやノルアドレナリンは、気分や意欲、集中力などに関係する神経伝達物質で、うつ状態に陥っている人の脳内では、これらの濃度が極端に低下していることがわかっています。SSRIはセロトニンのみ、SNRIはセロトニンとノルアドレナリンの両方の濃度を高めることで、うつ症状を改善します。

これらの薬は比較的安全性が高いとされていますが、吐き気や嘔吐、下痢や腹痛などの副作用があらわれることがあります。また、急に服用を止めると、不安や焦燥感などが、かえってひどくなることもあります。医師の指示に従い、用法・用量を守って服用するようにしてください。

認知症による「うつ症状」を改善する薬

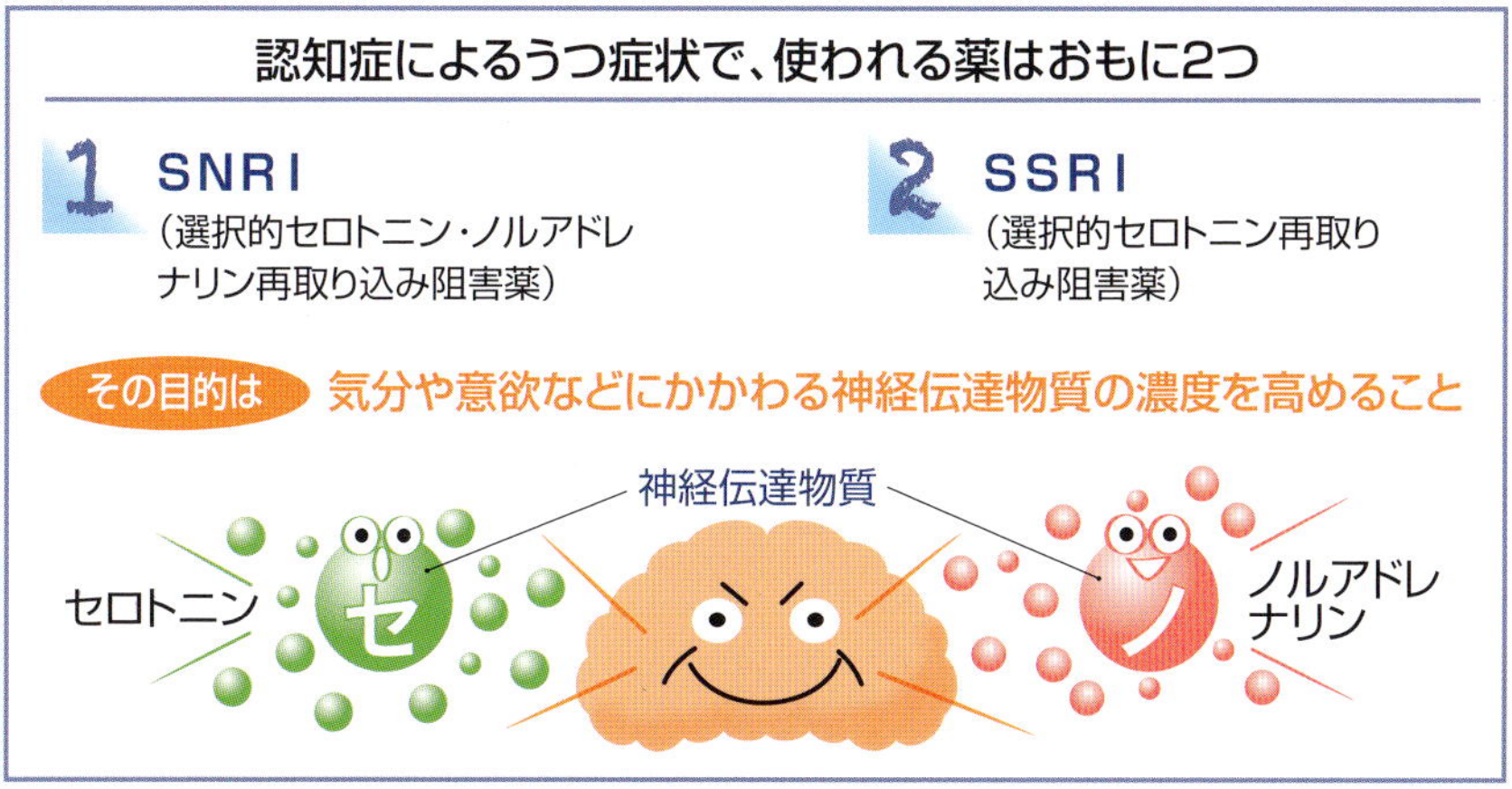

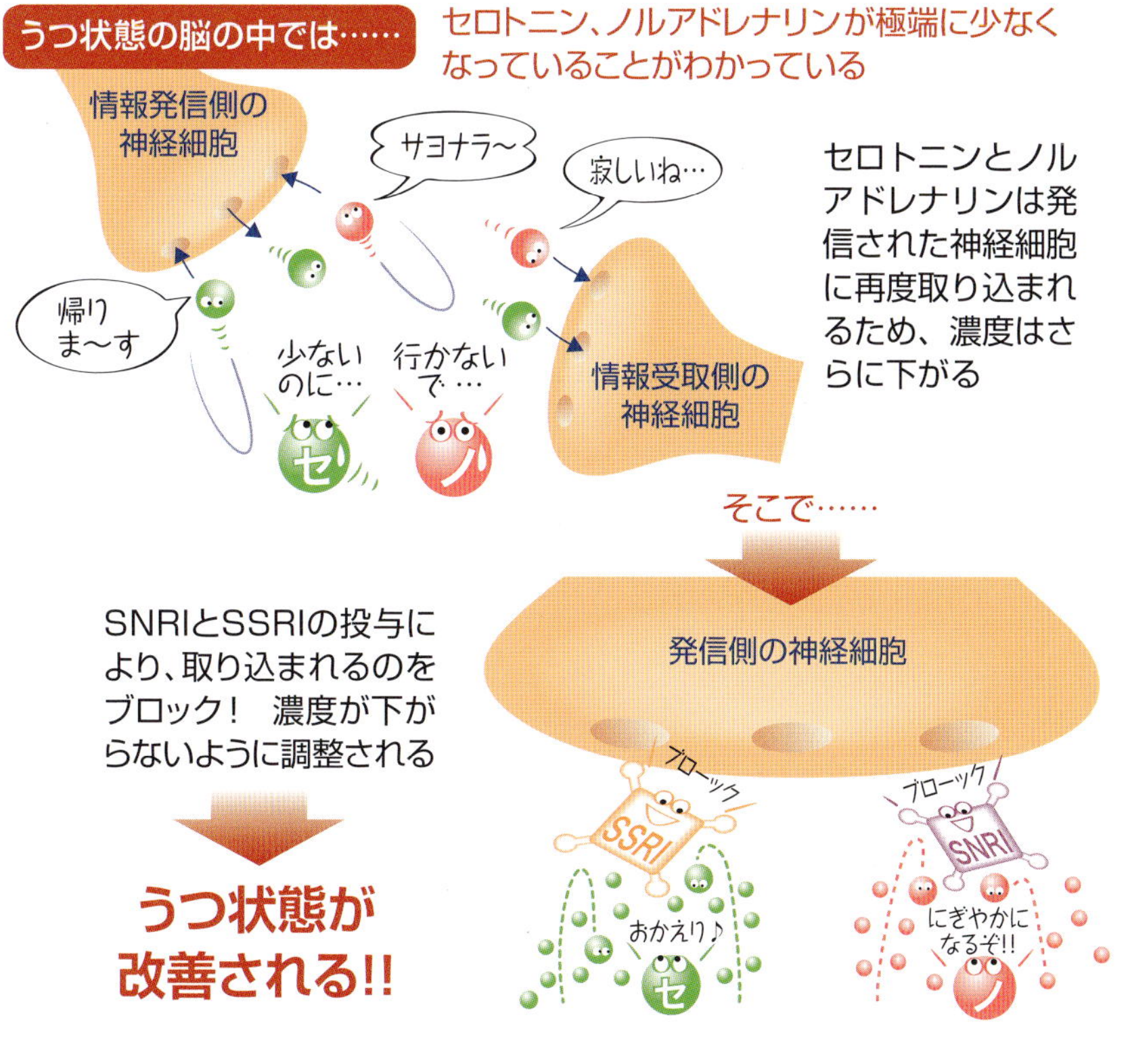

脳血管のトラブル再発を防ぐ薬

血栓を防ぐための薬

脳血管性認知症は、脳梗塞や脳出血など、脳血管のトラブルによって引き起こされます。脳血管トラブルは再発しやすく、再発予防を怠ると再び発作を起こすこととなり、発作をくり返すごとに認知症も進行します。逆にいえば、再発を予防できれば、病気の進行を抑えることも可能だということです。

そこで、脳血管性認知症の薬物療法では、脳血管トラブルの再発を防ぐことが主な目的となります。

認知症の原因が脳梗塞の場合は、脳の血管を詰まらせる血栓を防ぐための薬が用いられます。血栓を防ぐための薬には、「抗血小板薬」と「抗凝固薬」があり、抗血小板薬は血液中の血小板という成分の働きを抑える薬です。血小板は血液を固まりやすくする成分で、本来は出血を止める役割をしているのですが、血管を詰まらせる血栓の多くは血小板が集まってつくられるのです。抗血小板薬は、脳梗塞のなかでも、脳の血管に血栓ができる「脳血栓」によく用いられます。

一方、抗凝固薬は、血小板以外の血液を固まらせる成分を抑える薬で、こちらは心臓の冠動脈にできた血栓が脳の血管を詰まらせる「心原性*脳塞栓」によく用いられます。

また、脳梗塞には高血圧や糖尿病、脂質異常症などが危険因子として知られています。脳梗塞では、これらの病気を改善するための薬も用いられます。

もう1つの脳血管トラブルは、脳の血管が破れて出血する「脳出血」です。脳出血は、高血圧が最大の危険因子とされています。認知症の原因が脳出血の場合は、血圧を下げるための薬を服用するなどして、血圧の管理に努めます。

用語解説　心原性　おおもとの原因が心臓にあるということ。「心原性脳塞栓」では、心臓の冠動脈にできた血栓が血流にのって脳へ運ばれ、脳の血管を詰まらせる。

血栓ができるのを防ぐための薬「抗血小板薬」と「抗凝固薬」

1 抗血小板薬　アスピリン、塩酸チクロピジンなど

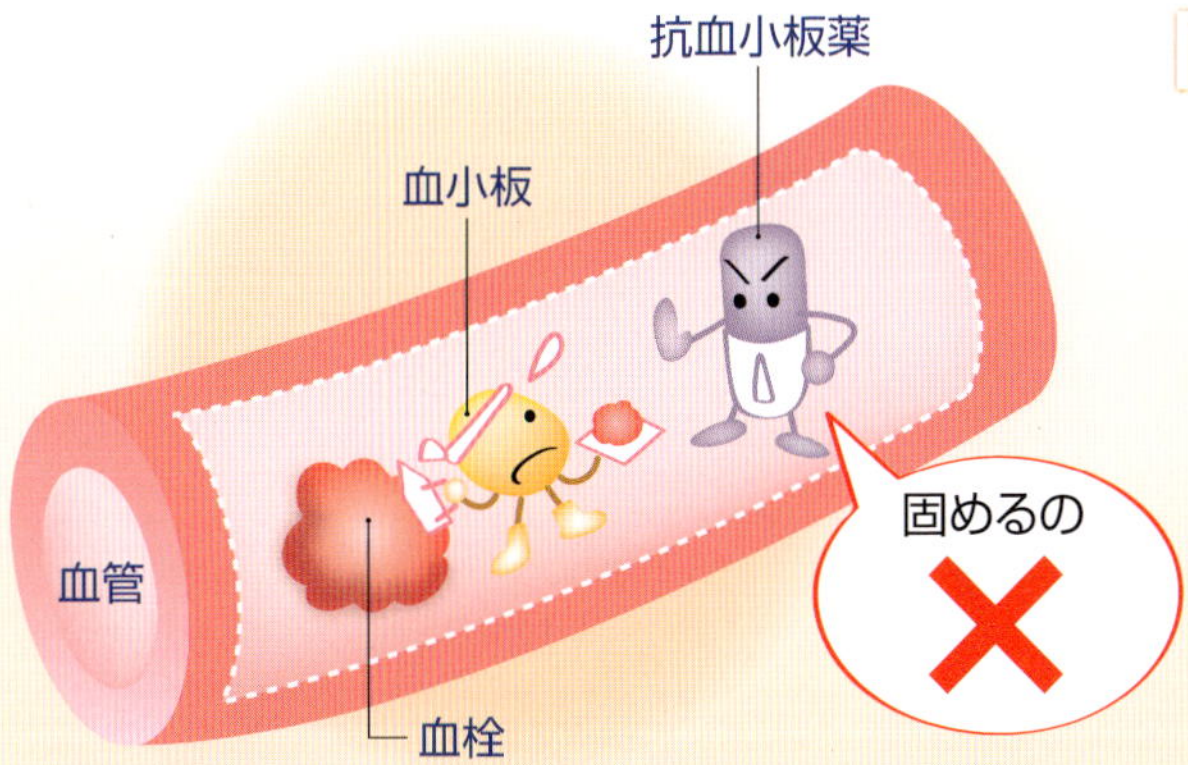

「アスピリン」は、血液を固まりにくくする作用があり、抗血小板薬としても用いられている。日本では、「塩酸チクロピジン」の方がよく用いられる。効き過ぎて出血しやすくなったり、肝機能障害などの副作用が起こることもある」

2 抗凝固薬　ワルファリンなど

「ビタミンKの働きを阻害することで、血液を固まらせる成分がつくられるのを抑制する。効き過ぎると抗血小板薬と同様に出血しやすくなる。納豆などビタミンKを多く含む食品をとると、薬の効果が減退するので要注意!!」

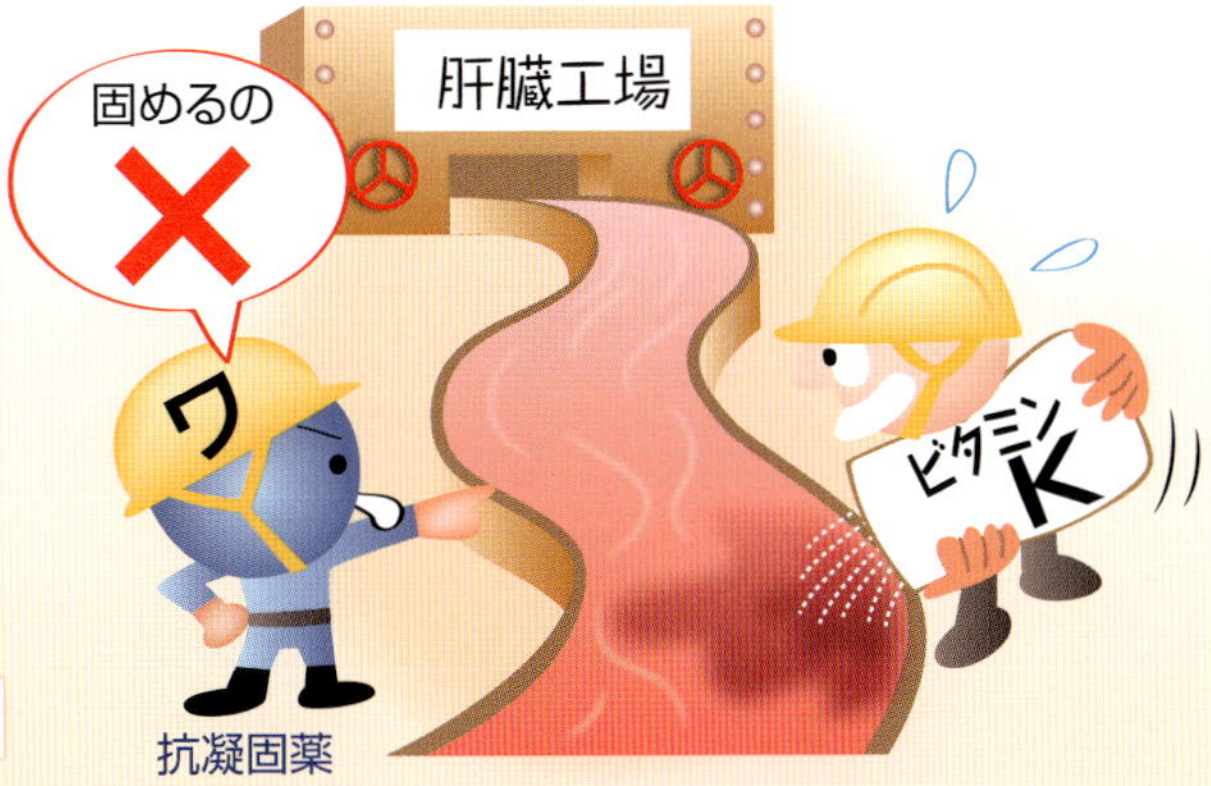

定期的に受診して、効果や副作用をチェックすることが大事！

非薬物療法とは

薬以外の治療も重要になる

ここまで紹介してきた認知症の薬物療法の効果には個人差があり、とくに周辺症状に対しては限界があります。そこで、重要になってくるのが非薬物療法です。

非薬物療法では、患者さんに対して心理的・社会的なケアを行うことで、幻覚や妄想、攻撃性や焦燥性興奮、徘徊、うつ症状などといった周辺症状を軽くすることをめざします。また、周辺症状だけでなく、認知機能や患者さん自身のQOLの維持・向上も期待でき、結果、介護する人の負担を軽くすることにもつながります。

認知症の周辺症状は、脳の機能全般が低下することによって起こるものと考えられていましたが、近年は、周辺症状には患者さんの心理状況や生活環境が大きく影響していることがわかってきました。とくに病気の初期は、不安でいっぱいです。これまでできていたことができなくなったことで自信を喪失し、人付き合いにも消極的になります。社会的なつながりが減り、家庭でも居場所がなくなり、孤独感に苛《さいな》まれることもあるでしょう。こうした心理状況は、脳の病変以上に影響することがあるのです。

非薬物療法では、様々なリハビリテーションを通じて心身や脳にほどよい刺激を与えます。ただ、いわゆる一般的なリハビリとは異なり、できないことをできるようにするというよりは、自信を取り戻し、生きている喜びを実感することが大きな目標となります。これによって脳の働きが活発になり、症状の改善につながると考えられています。

それでは次に、代表的な非薬物療法をいくつか紹介しましょう。

心理的・社会的なケアで自信を取り戻す「非薬物療法」

認知症患者さんの初期は不安でいっぱい。その心理状況は……

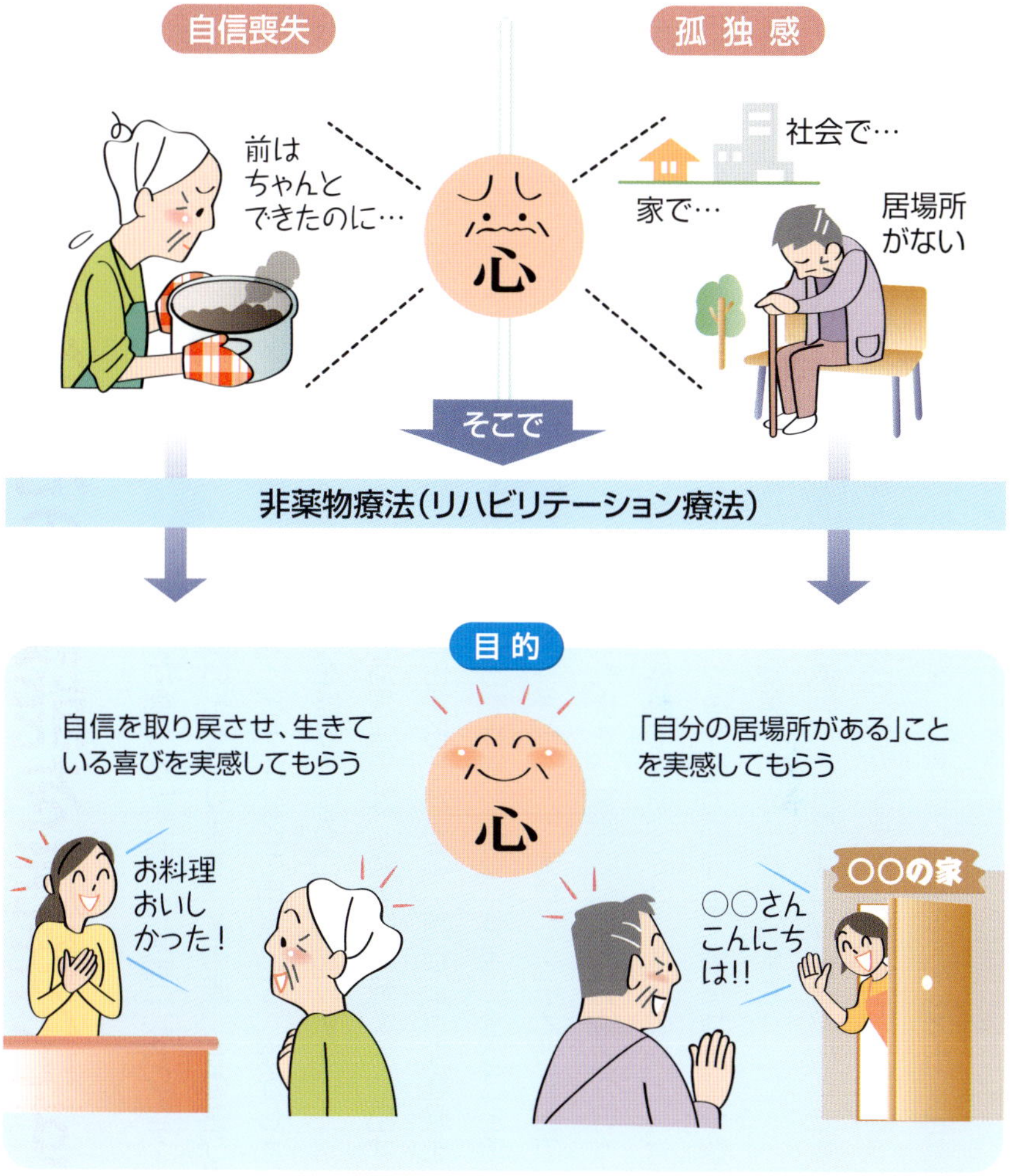

適切な非薬物療法（リハビリテーション）は脳の働きが活発になり、症状の改善につながると考えられている

残された日常生活の機能を活性化する

思い出を語らせて、脳の活性化をはかる「回想法」

「回想法」とは、1960年代にアメリカの精神科医ロバート・バトラーが提唱した心理療法です。懐かしい思い出を語り合うことで脳を活性化し、心の安定をはかります。最近は、認知症のケアをしている施設やデイサービスなどで広まりつつあります。

お年寄りに昔のことを訊ねると、生き生きと語ってくれるものです。楽しかった思い出も、つらかった思い出も、すべて自分の人生。語ることで、自分の存在や生きてきた証を再確認できるからです。また、遠い昔の記憶を引き出すことで、「まだまだ忘れていない」と、自信の回復にもつながります。

回想法の具体的な方法は、精神科医や心理療法士*などの指導のもと、認知症の人が6～8人くらいのグループになり、「子どものころの遊び」「昔好きだった食べ物」「昭和の映画」などのテーマを設けて、思い出を語ります。その際、昔の遊び道具や昔の写真、ビデオなどを用意して、懐かしさに浸りながら話を盛り上げることもあります。

回想法では、過去の記憶を思い出すことで脳が活性化するとともに、同じような経験を持つ仲間と思い出を共有したり、共感し合うことで不安がやわらぎ、さらに人に気持ちを伝えることで、感情も刺激されます。実際に、厚生労働省が行った調査や様々な施設での研究では、意欲の向上、対人コミュニケーション能力の向上、感情や表情が豊かになるなどの効果が認められています。

また、回想法はグループでなくても、1対1で行うこともできます。家庭でも簡単にできるので、食事をしながら、散歩をしながら、日常生活のなかで思い出を語ってもらいましょう。

用語解説 心理療法士　対話や訓練を通して、認知や情緒、行動に変容をもたらす療法を心理療法といい、心理療法を施す人を心理療法士という。

日常生活で思い出を語ってもらう「回想法」

「回想法」とは、懐かしい思い出を語り合うことで、脳を活性化し、心の安定をはかる心理療法

例 テーマを設けて思い出を語り合う。(6～8人のチームで)
テーマ例→「子どものころの遊び」

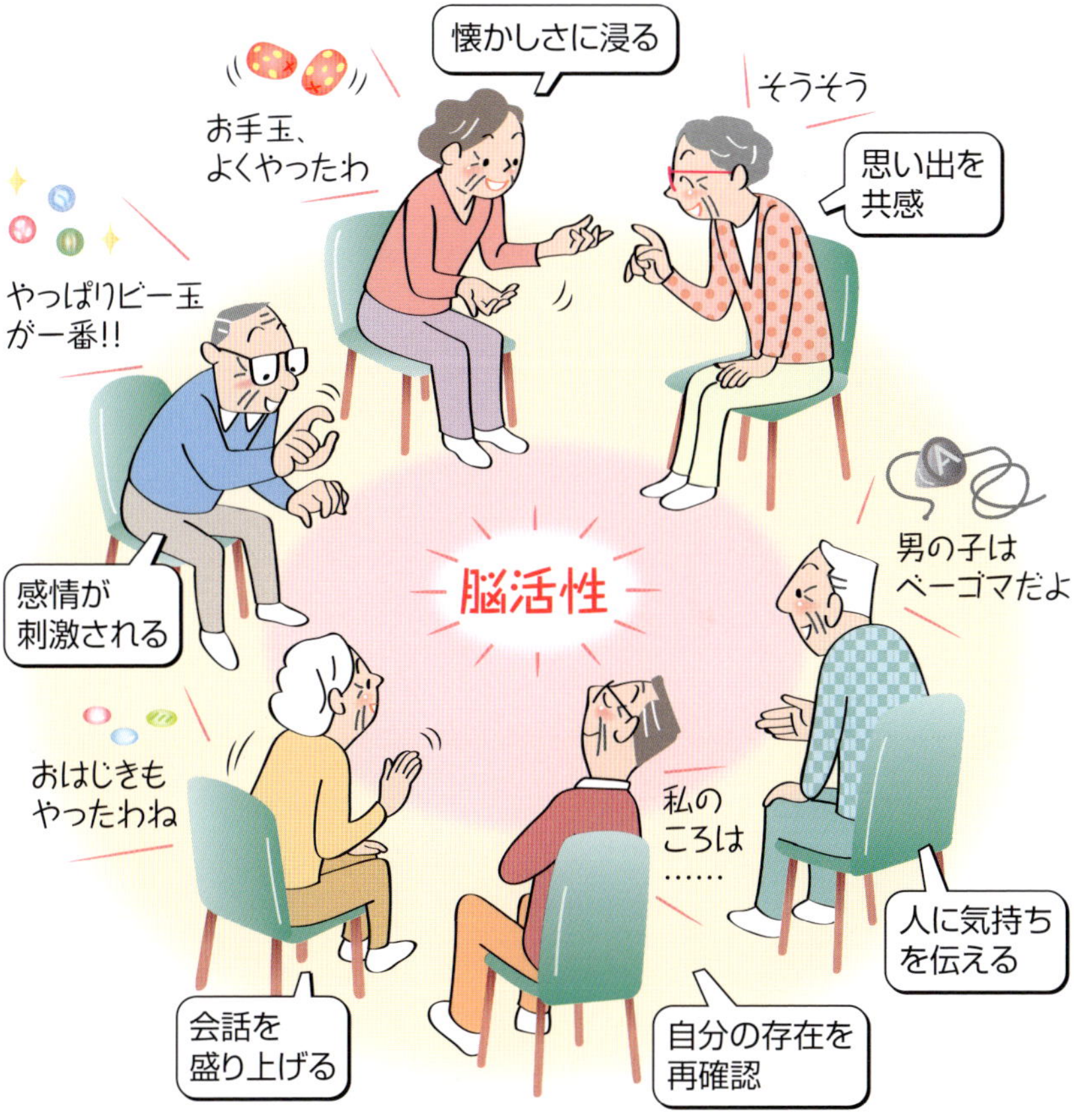

回想法はグループでなくても、1対1で行うこともできる。家庭でも簡単にできるので、食事をしながら、散歩をしながら、思い出を語ってもらおう

見当識障害を改善するリハビリテーション

認知症の中核症状の1つに、日時や場所、自分と相手との関係性などがわからなくなる見当識障害があります。この見当識障害の改善をめざすリハビリテーションが「リアリティ・オリエンテーション」です。

リアリティ・オリエンテーションでは、日時や場所、人物、周囲の出来事や個人的な出来事について聞いたり、話しかけたりすることで認知機能を使う機会を提供します。そして、社会に関心を向けさせることで残された脳の機能を活性化し、現実認識を高めます。

リアリティ・オリエンテーションには、2つの方法があり、1つは「クラスルームリアリティ・オリエンテーション」です。認知症の人が数人集まり、専門家が進行役となり、日時、場所、出来事などについて話し合ってもらいます。「今日は何月何日ですか?」「今日はどこから来ましたか?」などと質問したり、「今日は子どもの日です」などその日を特徴づける話題を話したりと、現在の基本的な情報を会話のなかで提供し、現実に意識を向けさせます。

もう1つは、「24時間リアリティ・オリエンテーション」といい、こちらは周囲の人が日常生活での声かけのなかで、日時や場所、季節、人物、出来事などを話題にして、注意や関心を向けてもらいます。たとえば、「もうすぐ12時だから、お昼の用意をしましょうね」「春ですね、庭に桜が咲きましたね」「今日は病院に行ったから、疲れたでしょう」など、日時や季節、場所などを意識させる機会をくり返し提供します。壁に貼ったカレンダー、親族の写真、室内に飾った季節の花、登校中の子どもの声などを活用して、見当識を補う手がかりとするのも有効です。

このように、意図的に周囲に関心を持たせ、認知機能を使うよう促すことで、残された脳の機能の維持・向上をめざします。

残された脳の機能を活性化する「リアリティ・オリエンテーション」

見当識障害とは日時、場所、人との関係性がわからなくなること。それを改善するリハビリテーションが「リアリティ・オリエンテーション」。リアリティ・オリエンテーションの方法は2つ

1 クラスルームリアリティ・オリエンテーション

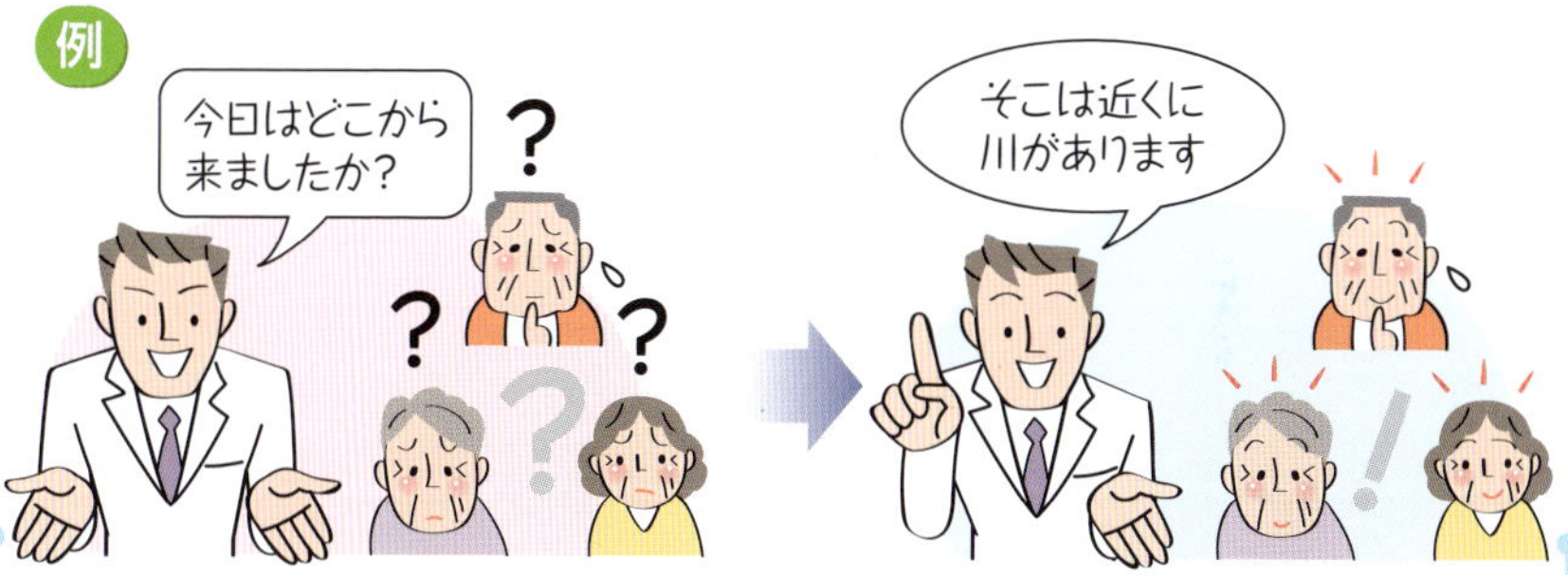
例
今日はどこから来ましたか?
そこは近くに川があります

その場所の特徴を会話の中で提供し、意識を向けさせる方法

2 24時間リアリティ・オリエンテーション

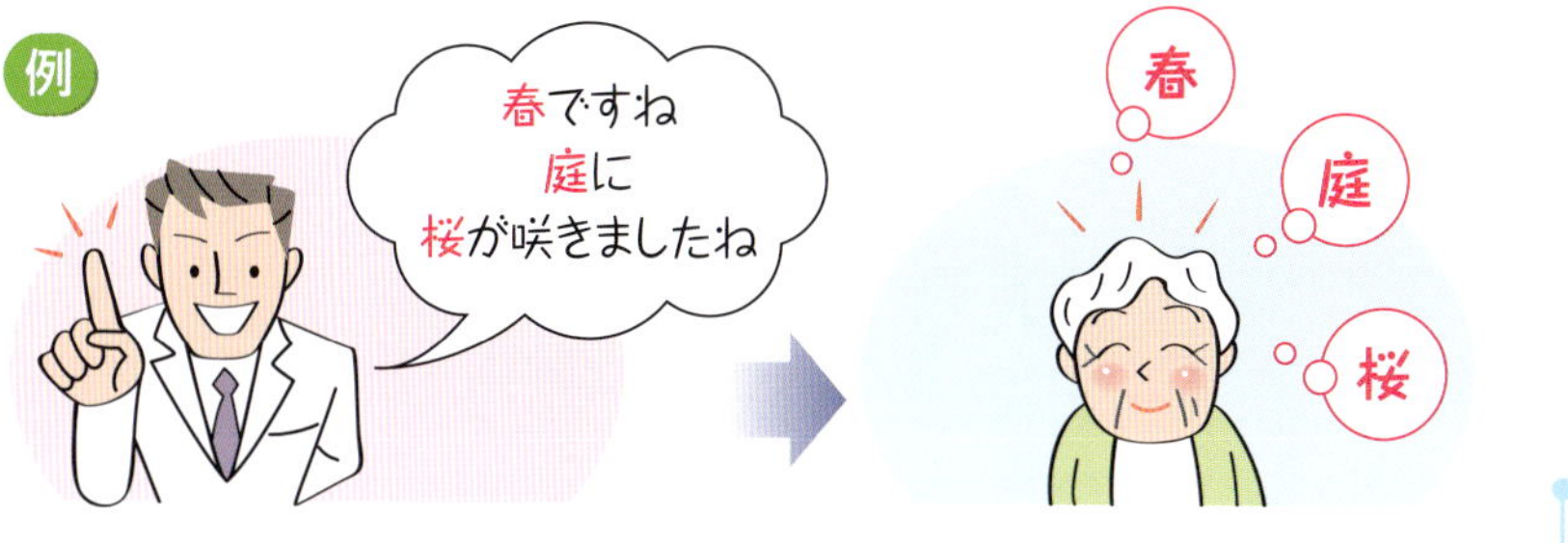
例
春ですね
庭に
桜が咲きましたね
春
庭
桜

季節や場所、物などを意識させ見当識を補う手がかりとする方法

これらのリハビリは、意図的に周囲に関心を持たせ、認知機能を使うよう促し、残された脳の機能の維持・向上をめざす

生活動作や運動機能を向上させる

　転倒による骨折などで寝たきりになると、認知症が急に進行することがあります。できるだけ自立した生活を長く続けることが、認知症の進行を遅らせることにつながるのです。

　そこで、認知症の人には、安定した日常生活の維持・回復のために、生活動作機能や運動機能など、心身の機能向上をめざすリハビリテーションも行われます。その内容は認知症の程度や施設などによって異なりますが、ここでは主なリハビリテーションを紹介します。

「身体能力訓練」では、立ち上がり、起き上がり、歩行、姿勢を保つなど、基本的な運動機能を向上させるための訓練や体操を行います。これらの運動機能は、日常的な生活動作に欠かせない能力（日常生活動作能力）であり、自立した生活を支える第一歩といえます。

「ＡＤＬ訓練・指導」は、食事、排泄、入浴、洗顔、着替え、ベッドから車椅子への移動などの日常生活動作（ＡＤＬ）*を訓練したり、指導を受けたりするものです。認知症のなかでも、とくにアルツハイマー病のＡＤＬ障害には特有のものがあり、簡単な動作のやり方がわからなくなったり（失行）、歯ブラシやスプーンなどが何であるかわからなくなったり（失認）することがあります。患者さんと家族のＱＯＬを保つためにも、できるだけ日常生活動作の維持・向上に努めることが大切です。

「創作活動」では、手芸や工芸、園芸などの中から、認知症の人が残された機能を発揮できるものを選び、実践します。「できる」ことの喜びを実感し、充実感を味わうことで、生活にハリを持たせます。

「集団作業療法」では、グループで運動や音楽、ゲーム、創作活動などを行ったり、誕生会などの催しものに参加したりすることで、心身の機能向上や対人コミュニケーション能力の向上をめざします。

用語解説　ＡＤＬ　Activities of Daily Living ＝日常生活動作。食事、排泄、着替え、入浴、移動など、日常生活を営むうえで何気なく行っている行為・行動のこと。

生活動作や運動機能を維持・向上させるためのリハビリテーション

身体能力訓練

立ち上がり、起き上がり、歩行、姿勢など、基本的な運動機能を向上させるための訓練や体操を行う

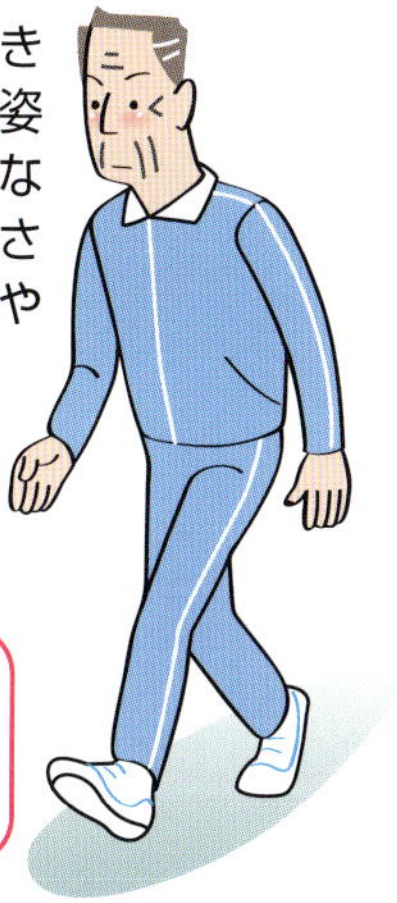

自立した生活を支える体力の維持をめざす

ADL訓練・指導

食事、排泄、入浴、洗顔、着替え、ベッドから車椅子への移動などの日常生活動作（ADL）を訓練したり、指導を受けたりするもの

日常動作の維持向上をめざす

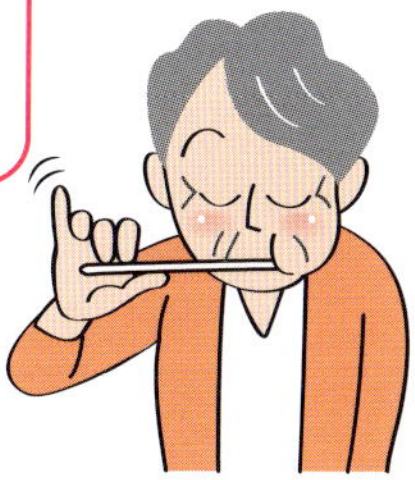

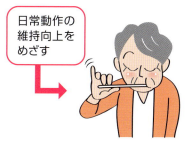

創作活動

手芸や工芸、園芸など残された機能を発揮できるものを選び、実践する

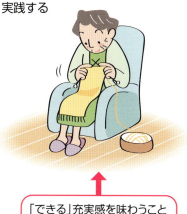

「できる」充実感を味わうことで生活のハリを持たせる

集団作業療法

グループで運動や音楽、ゲーム、創作活動など催しものに参加したりする

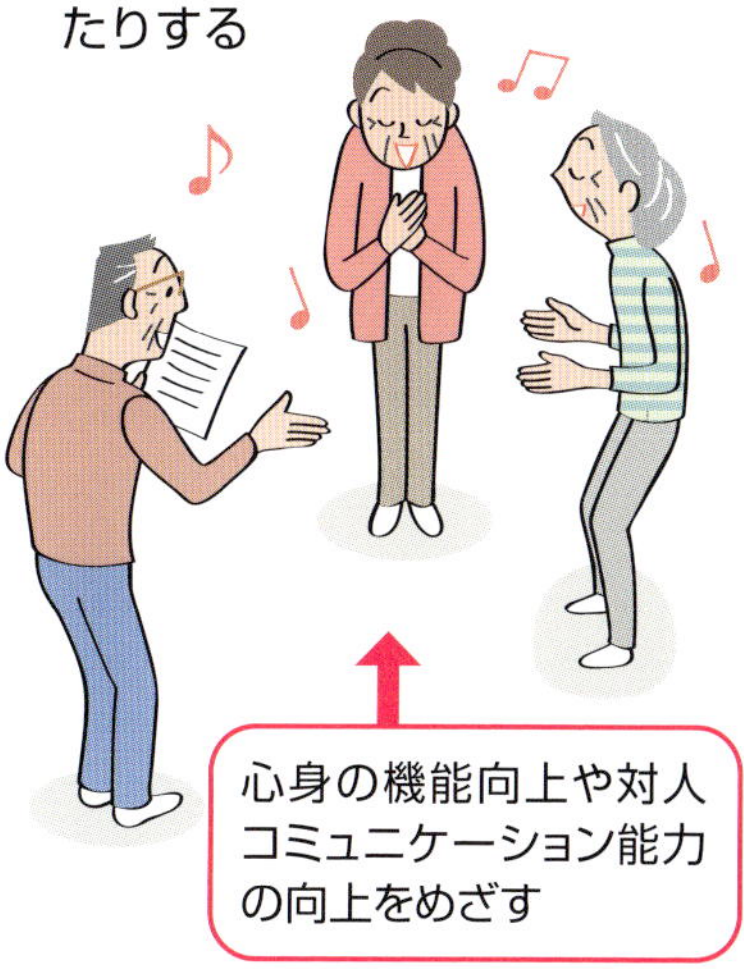

心身の機能向上や対人コミュニケーション能力の向上をめざす

趣味・嗜好を利用したリハビリテーション

最後に音楽や芸術、動物など、趣味・嗜好を利用したリハビリテーションをいくつか紹介します。

「音楽療法」は、様々な形で音楽に触れることによって、認知症の症状改善をめざすものです。音楽は脳に対して、心理的・生理的・社会的な刺激を与えます。音楽療法には、認知症の人の気持ちを安定させて、不安や攻撃性、焦燥性興奮*などを軽くする効果が期待できます。

具体的には音楽を聴いたり、簡単な楽器を演奏したり、唱歌を合唱したり、カラオケを歌ったり、曲に合わせて手拍子をとるなど、様々な形式で行われます。音楽療法士によるプログラムには、認知症の人の思い出の曲が盛り込まれるため、記憶を辿《たど》りながら自分の人生を振り返ることができ、自信の回復にもつながります。

「アニマルセラピー」は、犬や猫など身近な動物と触れ合うことで、心の安定をはかる療法です。普段はお世話をされる立場の患者さんにとって、犬や猫は自分よりも小さく、か弱い存在です。そんな動物を愛でることで、何かしてあげたいという気持ちが呼び起こされ、表情や感情が豊かになり、安心や自信を取り戻します。とくに重度の人に対して効果があるといわれています。

「臨床美術」は、認知症の予防や改善のために日本で開発された芸術療法の1つです。臨床美術士の指導のもと、与えられたテーマで絵を描いたり、紙細工を創ったりします。楽しみながら創作することが大事なので、うまく創る必要はありません。創作に集中することによって、脳が活性化したり、気持ちに落ち着きがみられるようになります。

「学習療法」は、その名の通り一桁の計算や簡単な読み書きを学習することで脳を活性化させる療法です。簡単な学習を続けることで、意欲や気力が向上します。

用語解説 焦燥性興奮　うまくいかないことへの焦りから、大声をあげる、不平・不満をぶちまける、徘徊する、暴言を吐く、暴力をふるうなどといった言動をとること。

その他のリハビリテーション

音楽療法

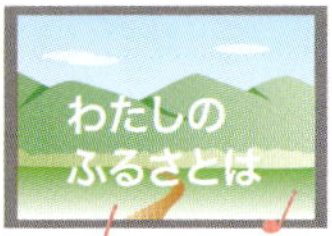

音楽を聴いたり、簡単な楽器の演奏や、唱歌を合唱、カラオケを歌ったり、曲に合わせて手拍子をとるなど

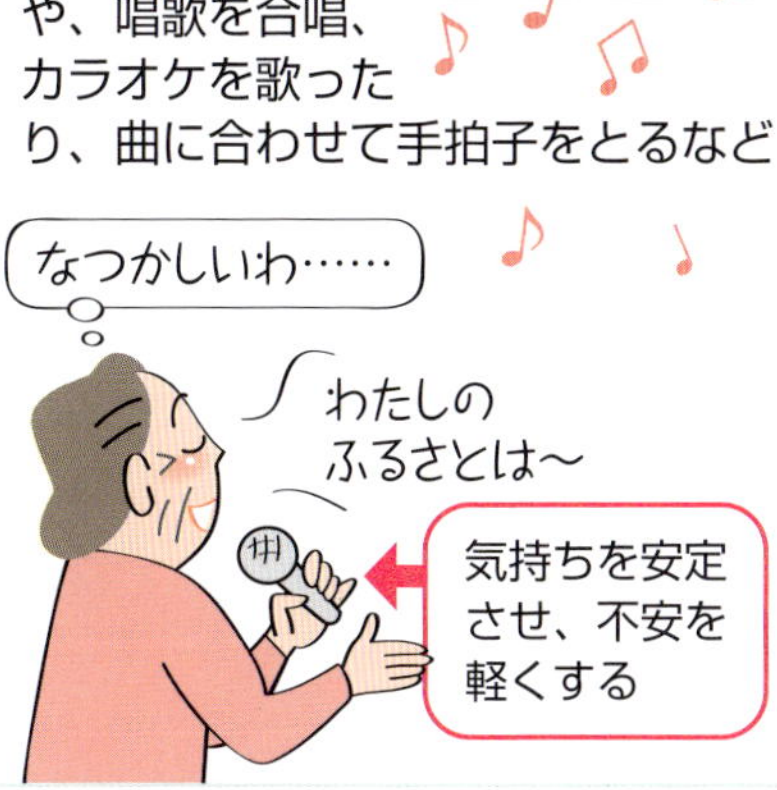

アニマルセラピー

アニマルセラピーは、犬や猫など身近な動物と触れ合うことで、心の安定をはかる療法

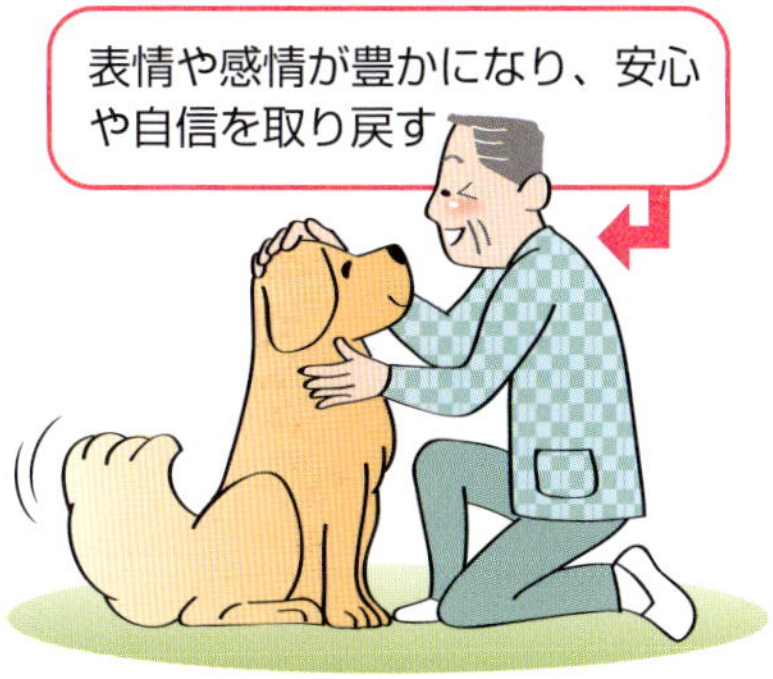

臨床美術

与えられたテーマで絵を描いたり、紙細工を創ったり、楽しみながら創作する

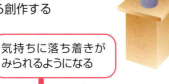

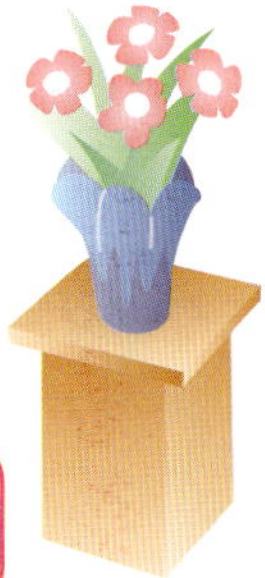

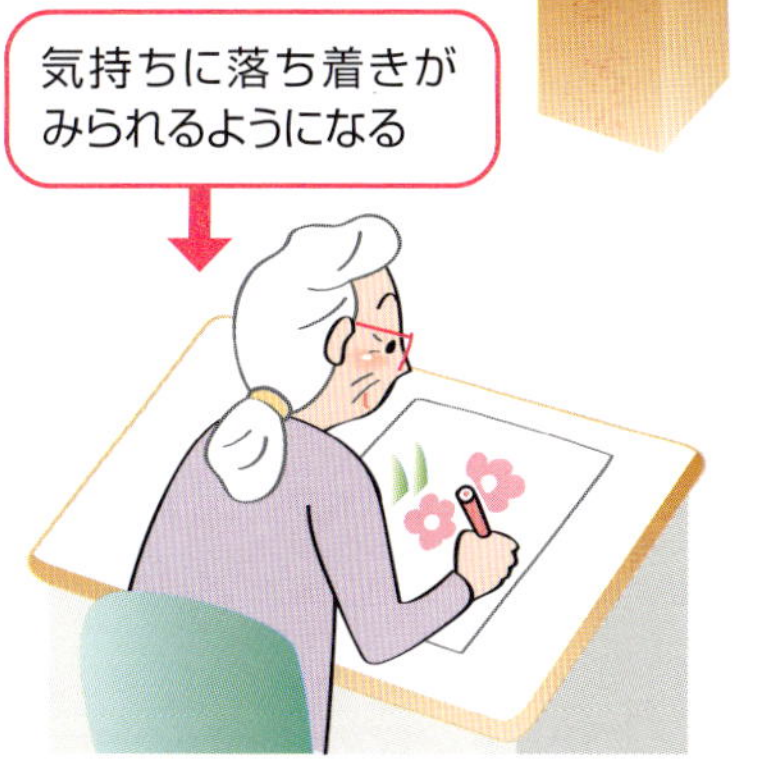

学習療法

学習療法は、一桁の計算や簡単な読み書きを学習すること

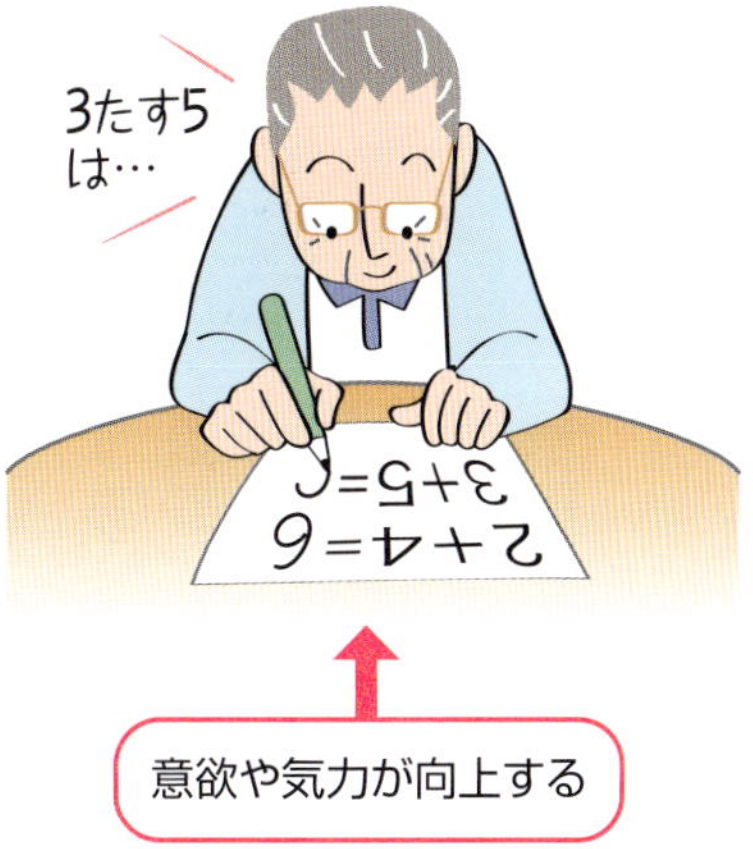

治せる認知症の治療法

正常圧水頭症の治療

本章の冒頭でも述べたように、認知症のなかには、早期に適切な治療を施せば「治せる認知症」があります。適切な治療とはどんなものなのか。代表的な治せる認知症の治療法を紹介しましょう。

1つ目は、「正常圧水頭症《せいじょうあつすいとうしょう》」です。通常、髄液は脳や脊髄を循環したあと、脳の血管から吸収され、外部に流れ出るようになっています。こうして脳室の髄液は一定量を保っているのですが、正常圧水頭症では循環障害*により、髄液が血管から吸収されません。そのため、髄液が脳室にたまり、過剰にたまった髄液が脳を圧迫し、認知症を引き起こすのです。

正常圧水頭症の治療では、髄液の流れを脳室の外へ逃がすバイパスをつくる手術が行われます。これを「髄液シャント術」といいます。髄液シャント術には、脳室から心臓の心房へ流す方法、脳室から腹部へ流す方法、腰髄から腹部へ流す方法の3つの方法があります。なかでも、もっともよく行われるのが2つ目の脳室から腹部へ流す方法です。

脳室から腹部へのバイパスをつくるときは、まず頭蓋骨に小さな孔を開け、そこから脳室へ管を通します。その管のもう一端を頭から首、腹部の皮膚の下へと通し、お腹のなかへ誘導します。これがバイパスになります。そして、このバイパスを通じて一定量の髄液が排出されるよう圧力を調整したり、髄液が脳室へ逆流するのを防ぐためのバルブを頭皮の下に埋め込みます。

この治療によって圧迫が解消されるため、症状も改善されます。ただし、認知症が進行している場合は、治療が困難になり、回復が難しくなります。早期発見・早期治療が大切です。

用語解説　循環障害　血液やリンパ液、髄液などの流れ（循環）が阻害されることで、臓器や組織に障害が生じること。

髄液を逃がすバイパスをつくる「髄液シャント術」

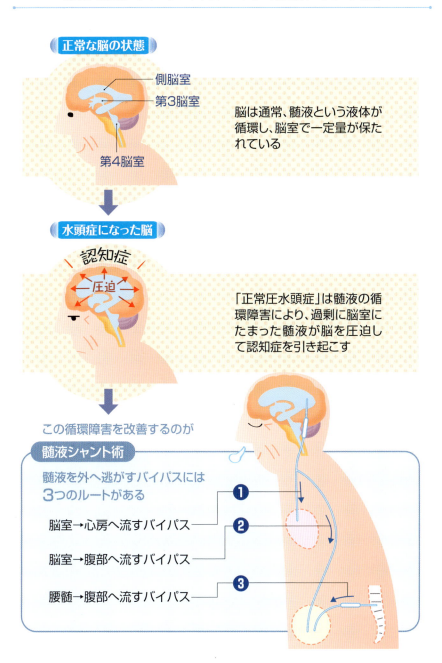

正常な脳の状態

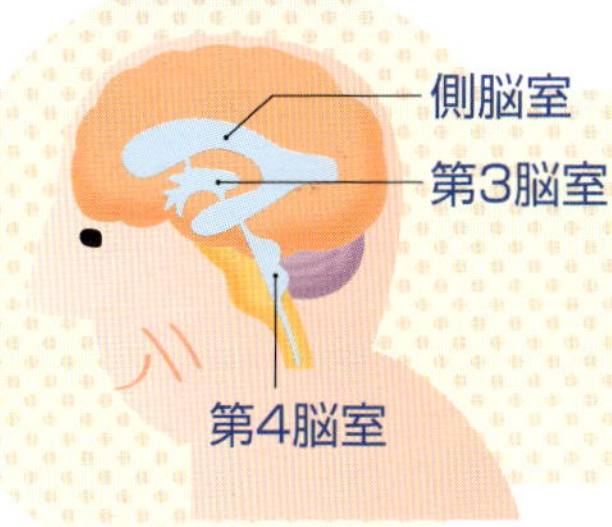

脳は通常、髄液という液体が循環し、脳室で一定量が保たれている

水頭症になった脳

「正常圧水頭症」は髄液の循環障害により、過剰に脳室にたまった髄液が脳を圧迫して認知症を引き起こす

この循環障害を改善するのが

髄液シャント術

髄液を外へ逃がすバイパスには3つのルートがある

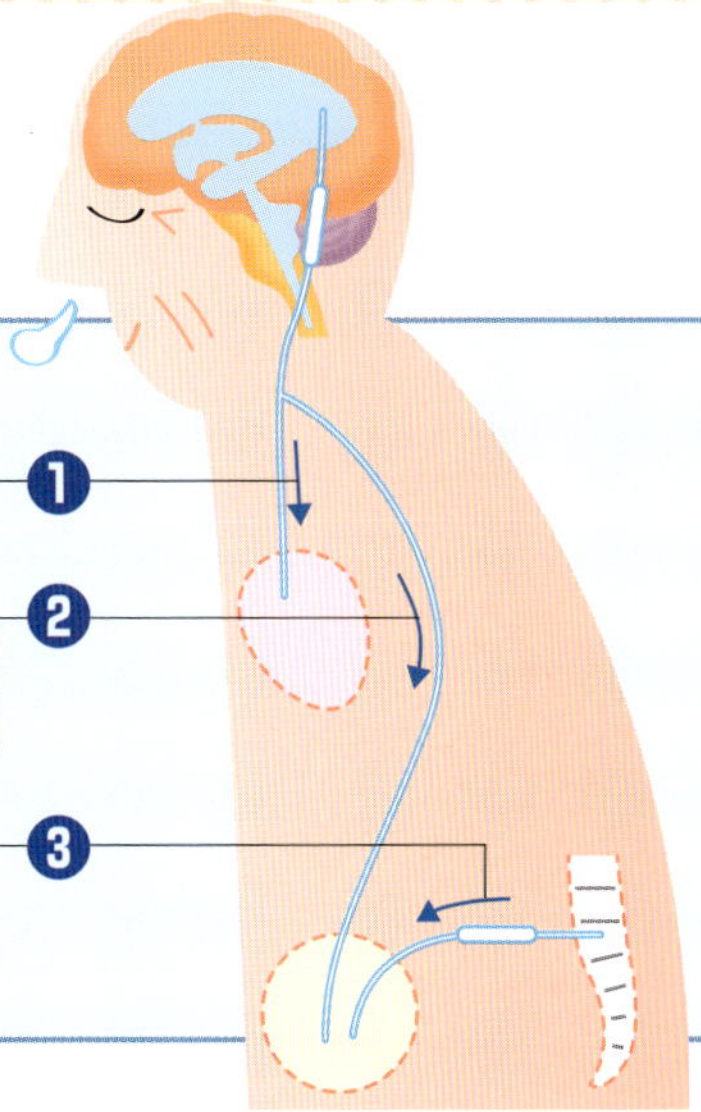

❶ 脳室→心房へ流すバイパス

❷ 脳室→腹部へ流すバイパス

❸ 腰髄→腹部へ流すバイパス

慢性硬膜下血腫の治療

正常圧水頭症と同じく、手術で治せるのが「慢性《まんせい》硬膜下血腫《こうまくかけっしゅ》」です。

慢性硬膜下血腫は、頭蓋骨《ずがいこつ》の内側で脳を保護している硬膜とくも膜の間に出血が起こる病気です。出血した血液がかたまり（血腫）をつくり、その血腫によって周囲の組織が圧迫されることで認知症の症状が起こります。

慢性硬膜下血腫の多くは、頭を打つなどの外傷が原因となります。机の角に頭をぶつける程度で起こることもあり、急に認知症の症状があらわれても、「歳だから仕方がない」と放置されることがあります。しかし、放っておくと、血腫に圧迫された神経細胞がどんどん破壊され、症状の回復が困難になります。やはり早期発見、早期治療が鍵を握るといえます。

慢性硬膜下血腫の治療では、血腫を取り除く手術が行われます。その方法は2つあり、1つは「開頭《かいとう》血腫除去術《けっしゅじょきょじゅつ》」といいます。頭を切り開いて血腫を取り除く方法です。開頭血腫除去術は、全身麻酔が必要で、頭部の傷も大きくなり、大がかりな手術となります。

もう1つは、「穿頭血腫洗浄除去術《せんとうけっしゅせんじょうじょきょじゅつ》」です。穿頭血腫洗浄除去術は、頭蓋骨に小さな穴を1個または複数個開けて、その穴から管を通して血腫を吸引し、最後に生理食塩水で洗浄するという方法です。こちらは全身麻酔を必要とせず、局所麻酔のみで行われることが多く、患者さんの体への負担は大きく軽減されます。また、体にメスを入れないので、傷が小さくてすみ、脳外科の手術としては比較的簡単な手術とされています。

このように術式は2通りありますが、通常は負担の少ない穿頭血腫洗浄除去術ですむケースがほとんどです。ただし、再発をくり返す場合などは、開頭血腫除去術が必要になることがあります。

脳を圧迫する血腫を取り除く２種類の手術

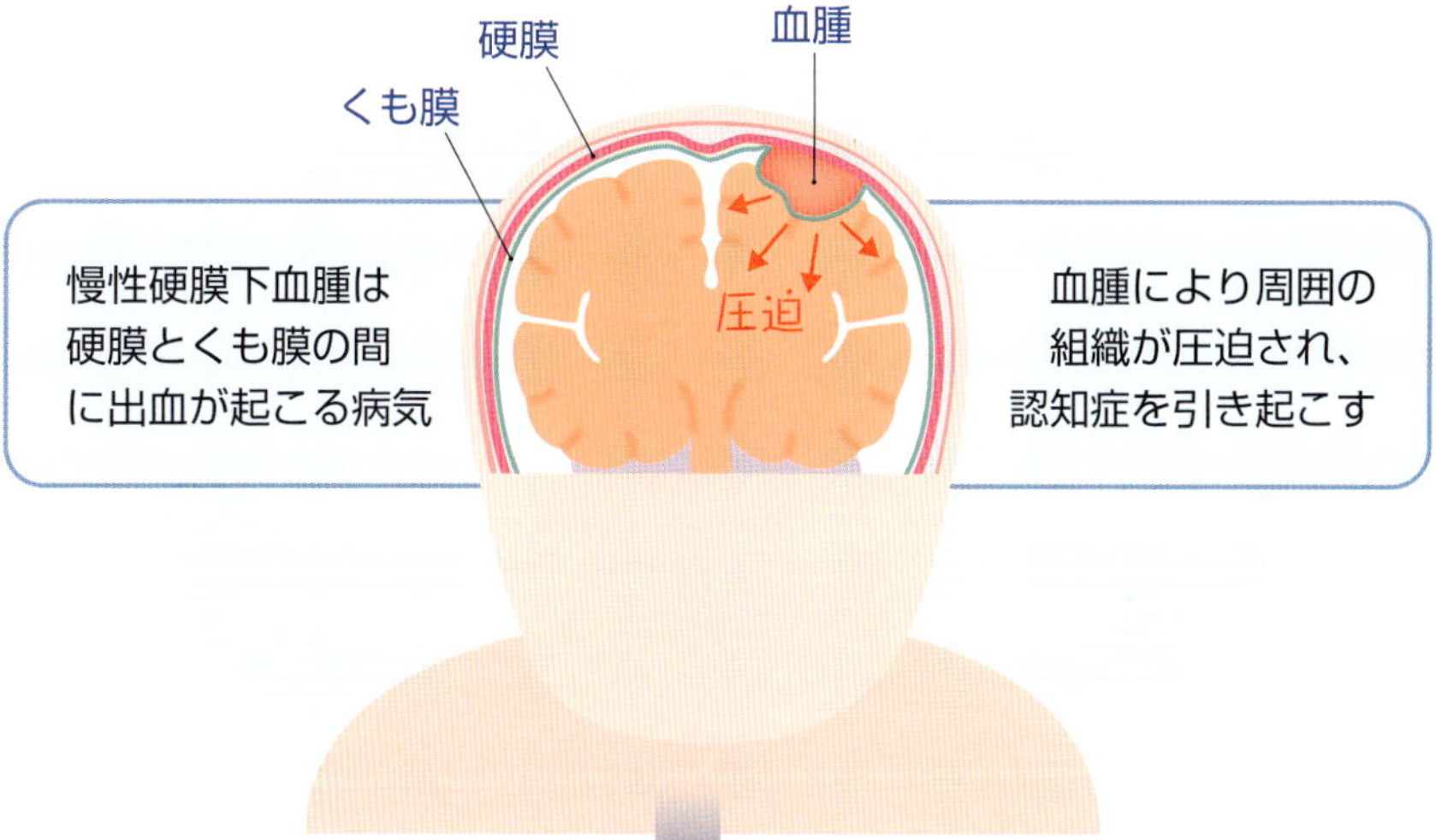
硬膜
血腫
くも膜
圧迫
慢性硬膜下血腫は
硬膜とくも膜の間
に出血が起こる病気
血腫により周囲の
組織が圧迫され、
認知症を引き起こす

手術法は2つ

1 開頭血腫除去術

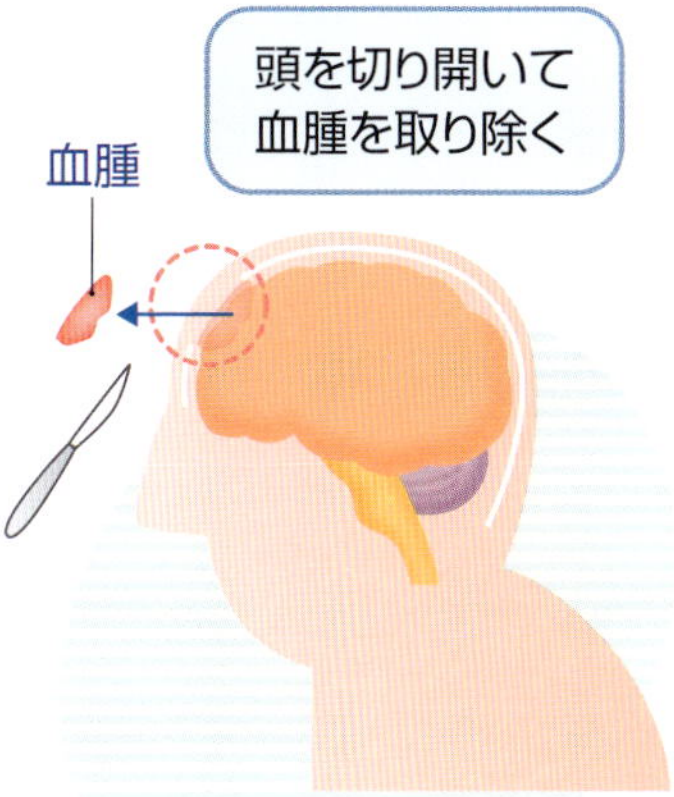
頭を切り開いて
血腫を取り除く
血腫

2 穿頭血腫洗浄除去術

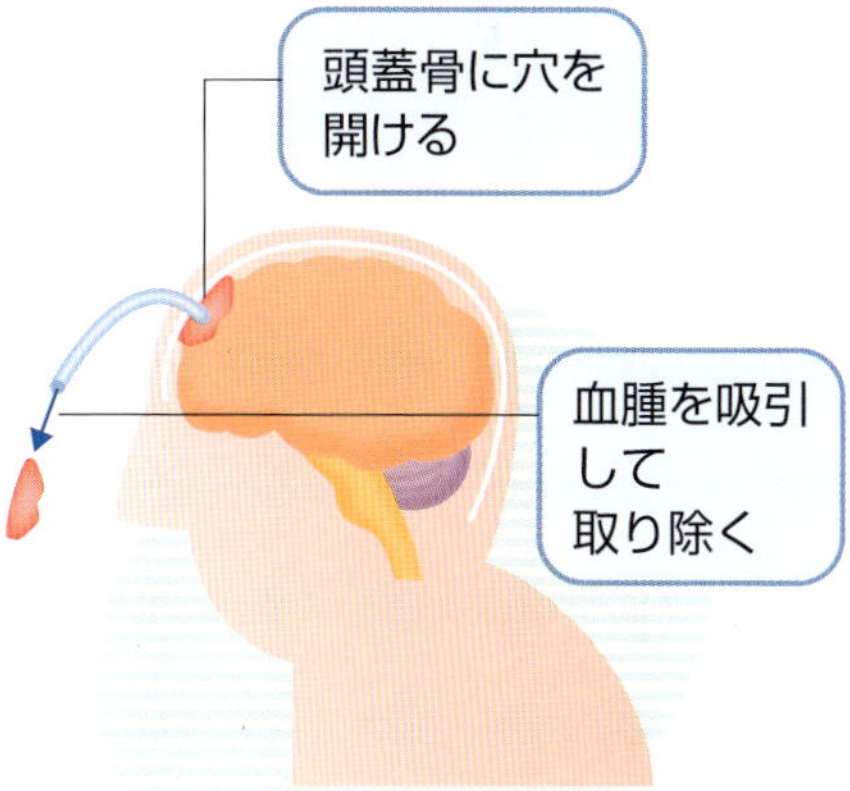
頭蓋骨に穴を
開ける
血腫を吸引
して
取り除く

※ほとんどがこの手術法で行われる

その他、甲状腺機能低下症と脳腫瘍の治療

「甲状腺機能低下症」は、薬物療法で治せる認知症です。認知症の症状をきたす病気としては、もっとも簡単な方法で治すことができ、また心配の少ない病気といえます。

甲状腺機能低下症は、甲状腺*から分泌される甲状腺ホルモンが低下することによって起こります。新陳代謝が低下し、集中力や思考力が弱くなったり、意欲や気力が薄れたり、もの忘れがひどくなるなど、認知症のような症状があらわれます。

しかし、この病気は「甲状腺ホルモン薬」とよばれる薬を用いて、甲状腺ホルモンを補充すれば、認知症の症状も改善されます。また、慢性的な疲労感や倦怠感、汗が出にくいなどの症状も治まります。多くの場合、薬は生涯にわたって服用する必要がありますが、甲状腺ホルモンはもともと体のなかにあるものなので、副作用はほとんどなく、長く飲み続けても心配はいりません。

最後に紹介するのは「脳腫瘍」です。脳腫瘍は、脳にできた腫瘍が周囲の組織を圧迫し、認知症の症状を引き起こします。そのため、脳腫瘍の治療は、腫瘍を取り除く手術が基本となります。ただし、完治するには、腫瘍が良性であること、腫瘍が摘出できる場所にあることなどが条件となります。

手術が難しい場合や、腫瘍が悪性の場合は、患者さんの状態や病態に応じて、病巣部に放射線を照射する放射線療法や、抗がん剤を用いて腫瘍を小さくする化学療法などが行われます。また、手術のあとに、放射線療法や化学療法を組み合わせて行う場合もあります。

治せる認知症は、いずれも早期に治療するに越したことはありません。「認知症かも?」と思われる症状がみられたときは、まずは受診し、認知症かどうか、認知症ならば原因は何かを突き止めることが大切です。

用語解説 甲状腺　のどぼとけのすぐ下にある“蝶”のような形をした臓器。代謝を正常に保つための甲状腺ホルモンを分泌している。

治せる認知症「甲状腺機能低下症」「脳腫瘍」の治療

甲状腺機能低下症の治療

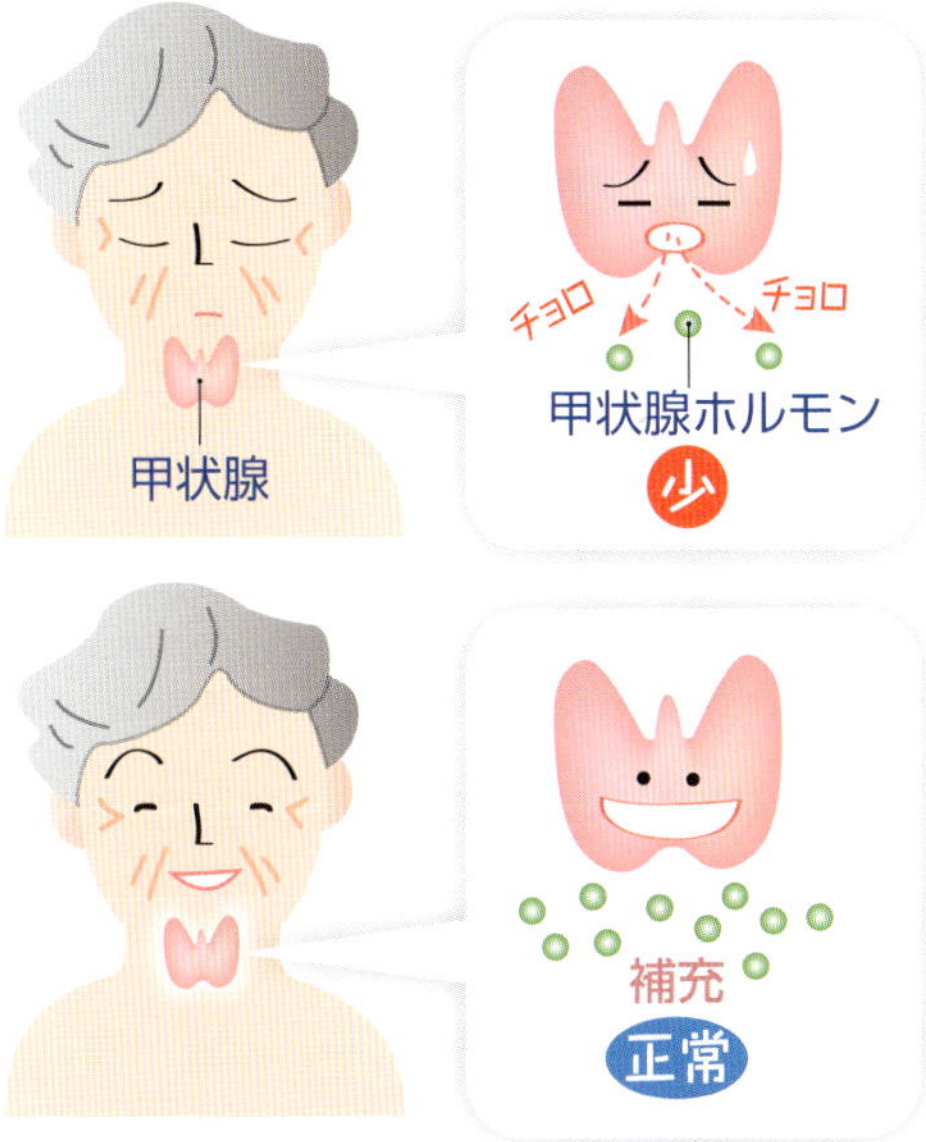
チョロ
チョロ
甲状腺ホルモン
少
甲状腺
補充
正常

甲状腺ホルモンの分泌が低下すると意欲や気力が薄れ、認知症の症状があらわれる

↓

甲状腺ホルモン薬の服用
（甲状腺ホルモンの補充）

↓

ホルモン量が正常に戻り、認知症の症状が改善される

脳腫瘍の治療

腫瘍を取り除く方法はおもに3つ

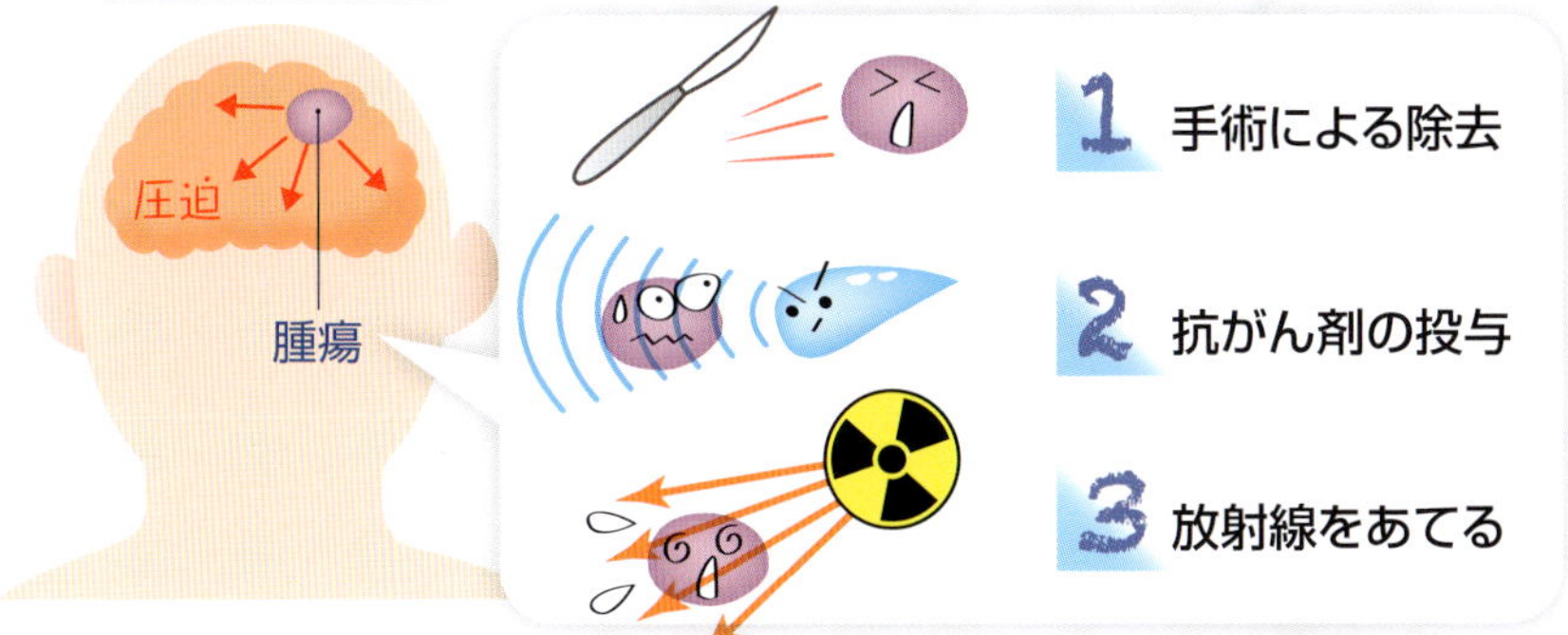
圧迫
腫瘍
1 手術による除去
2 抗がん剤の投与
3 放射線をあてる

まずは受診し、認知症かどうか、認知症ならば原因は何かを突き止めることが大切

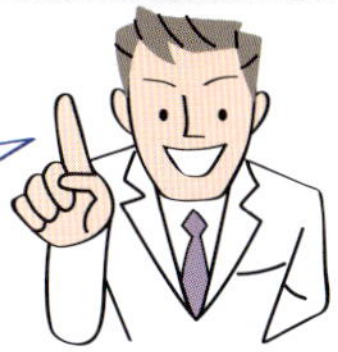

column

幻覚・妄想制御に用いられる漢方薬「抑肝散」

認知症を発症すると、認知機能の低下という中核症状のほかに、幻覚や妄想、興奮などといった周辺症状が強く出ることがあります。しかし、認知症の周辺症状に用いられる抗精神病薬は、効果に個人差があり、よく効く人もいれば、副作用ばかりが目立って思うような効果を得られない人もいます。また、幻覚や妄想などといった特有の周辺症状をともなうレビー小体型認知症は、薬に対して過敏に反応し、とくに抗精神病薬に対しては作用も副作用も強く出やすいため、周辺症状に対する薬物療法は慎重に行う必要があります。

そこで、認知症の周辺症状には、副作用の少ない漢方薬も用いられています。なかでも幻視や妄想、興奮、刺激への過剰反応などに一定の効果が望めるとされているのが「抑肝散《よくかんさん》」です。東洋医学における「肝」は、西洋医学でいうところの肝臓とはやや概念が異なり、神経や感情をコントロールする役割があると考えられています。抑肝散は、その「肝」を抑えるということで、イライラや興奮を鎮め、気持ちを落ち着かせる作用があるとして、昔から子どもの夜泣きや疳《かん》の虫にも使われてきました。

抑肝散には、とくに幻視に対する効果が高いといわれ、一方で抗精神病薬にみられるような副作用はほとんどみられません。そのため、レビー小体型認知症の薬物療法として使われることが多く、またアルツハイマー型認知症などでも、抗精神病薬が副作用のため使えないという場合に用いられることがあります。

ただ、抑肝散には、血液中のカリウムが少なくなる「低カリウム血症」という副作用があります。抑肝散はインターネットなどで通信販売も行われているようですが、必ず医師の処方のもとで服用するようにしてください。

第4章

家族を守る介助と介護

認知症治療において、介護のあり方は大きなウエイトを占めるといわれます。最終章となる本章では、認知症の人の安心・安全を守る介護のコツと、介護する家族の負担を軽くするヒントを紹介します。

認知症の家族を支える接し方

本人の気持ちの揺れと病気を理解する

認知症ケアにおいて、介護の在り方は重要な意味を持ちます。なぜなら、本人の気持ちに寄り添う介護は、薬物療法と同等、あるいはそれ以上の効果を示すことがあるからです。そのためにはまず、認知症の人はどんな気持ちでいるのか、困った言動や行動はなぜ起こるのかを理解していることが大切になります。

認知症になると、認知機能の低下にともない失敗することや対処できないことが増えてきますが、初期には本人もそのことを自覚しているものです。忘れてしまうことへの不安、失敗してしまうことへの苛立ち、そして自分が自分でなくなってしまうような恐怖を感じているのです。そんな気持ちに気づかず、叱ったり、強い口調でたしなめたり、逆に赤ちゃん扱いしたりすると、本人は自尊心が傷つけられ、気分が落ち込み、意欲を失い、引きこもりや不眠、妄想や暴力につながることがあります。

認知症の人は、認知機能障害によって理解ができなくても、うまく表現ができなくても、何とかしようという気持ちを持っています。何とか適応しようと行動するのですが、それがうまくいかないと間違った行動や問題行動となり、周囲を戸惑わせてしまうのです。

認知症の人の不安や恐怖心を取り除き、心穏やかになれるような接し方や、認知症の人の自尊心を高めてあげられるようなサポートができれば、問題行動は改善し、結果、介護する人の負担も軽くすることができます。

次からは、認知症の在宅介護について、具体的な対処の仕方をみていきましょう。

本人の気持ちに寄り添うサポートをしよう

認知症の人は失敗したこと、うまくできなかったことに対して「苛立ちや不安」、「何とかしようという気持ち」を持っている

そこで大切な2つのサポート

1 不安を取り除き、心穏やかになれるようなサポート

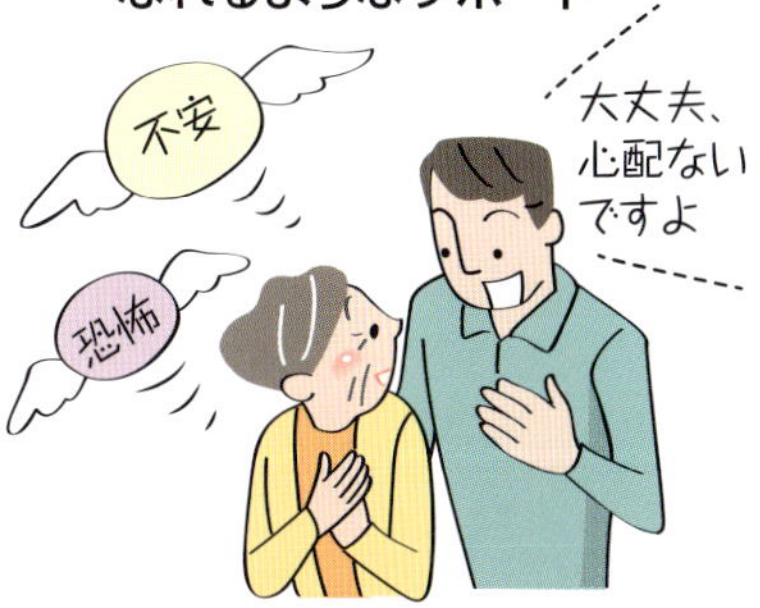
不安
恐怖
大丈夫、
心配ない
ですよ

2 自尊心を高めてあげられるようなサポート

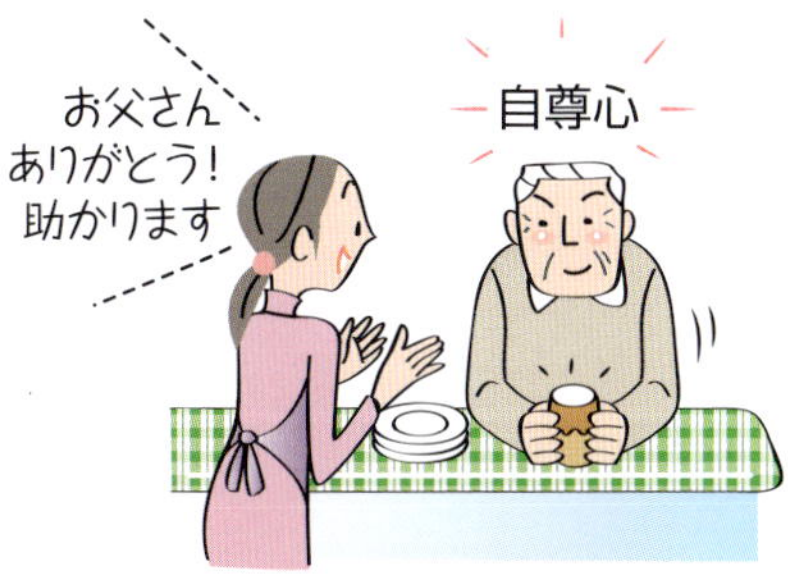
お父さん
ありがとう！
助かります
自尊心

気持ちに寄り添い、理解してあげることが大切

column

火の取扱注意

認知症の介護でもっとも注意しなければならないことの1つが、「火の不始末」です。認知症になると、つい先ほどのことを忘れてしまうため、タバコに火を点けたことを忘れたり、鍋を火にかけたことを忘れたりすることがあるからです。判断力や注意力が衰えてくると、火の点いたタバコをそのままゴミ箱に捨ててしまったり、ストーブの上に燃えるものを置いたりすることもあります。

安全対策としては、まずは自宅に火災報知器やガス警報機を設置すること。そのうえで、ライターやマッチなどは手の届くところに置かないようにして、認知症の人が火を使うときは家族が見守るようにします。

とくに一家の主婦が認知症になったときは、台所の火の不始末に注意が必要ですが、主婦だった人から料理という仕事を奪ってしまうと、気力や意欲、役割までも奪うことになり、病気の進行につながることがあります。ガスコンロをIH（電子調理器）に変えたり、家族やヘルパーが一緒に台所に立つなどして、安全に料理を続けられるよう工夫しましょう。

同じことを何度も言う場合

認知症の人は、同じ質問を何度でもくり返します。食事をとったばかりなのに、くり返し食事を要求することもあります。これらは、つい先ほどのことを忘れてしまう近時記憶障害によるものです。

また、何度も同じ質問するということは、そのことが気になっているということです。返答を聞いてもすぐに忘れてしまうので、その人にとっては気になってしょうがない状態が続いているのと同じなのです。不安が募り、確認したくなるので質問し、返答があると安心します。

家族はうんざりするかもしれませんが、認知症の人は返答を聞くことで安心して、気持ちが落ち着くのです。質問されたら、何度でも答えるようにしましょう。無視をしたり、邪険に扱ったりすると、不安を煽り、怒りを招くことになりかねません。たとえ10回目の質問でも、まるで初めて質問されたかのように答えればよいのです。認知症とはそういう病気だと割り切れば、難しいことではありません。

ただし、食事を何度も要求してくる場合は、その度に食事をさせるわけにはいきません。かといって、「さっき食べたばかりじゃないですか」などと説明しても、認知症の人は納得しません。何度も食事を要求するのは、食べたことを忘れてしまうからです。また、見当識障害によって食事の時間がわからなくなっている場合もありますし、脳の満腹感を感じる機能が障害されている場合もあります。

何度も食事をしたがるときは、時計の針を指差して、「この針がここまできたら、ご飯にしましょう」と話すなどして、これから食事を食べられるという安心感を与えてあげるとよいでしょう。また、外へ連れ出すなどして、食事を連想する場所から遠ざけるのも1つの方法です。それでも「お腹が空いた」と訴える場合は、お茶と一緒に少量のお菓子や果物を食べてもらいます。

何度も同じことを質問されたら……

良い対応

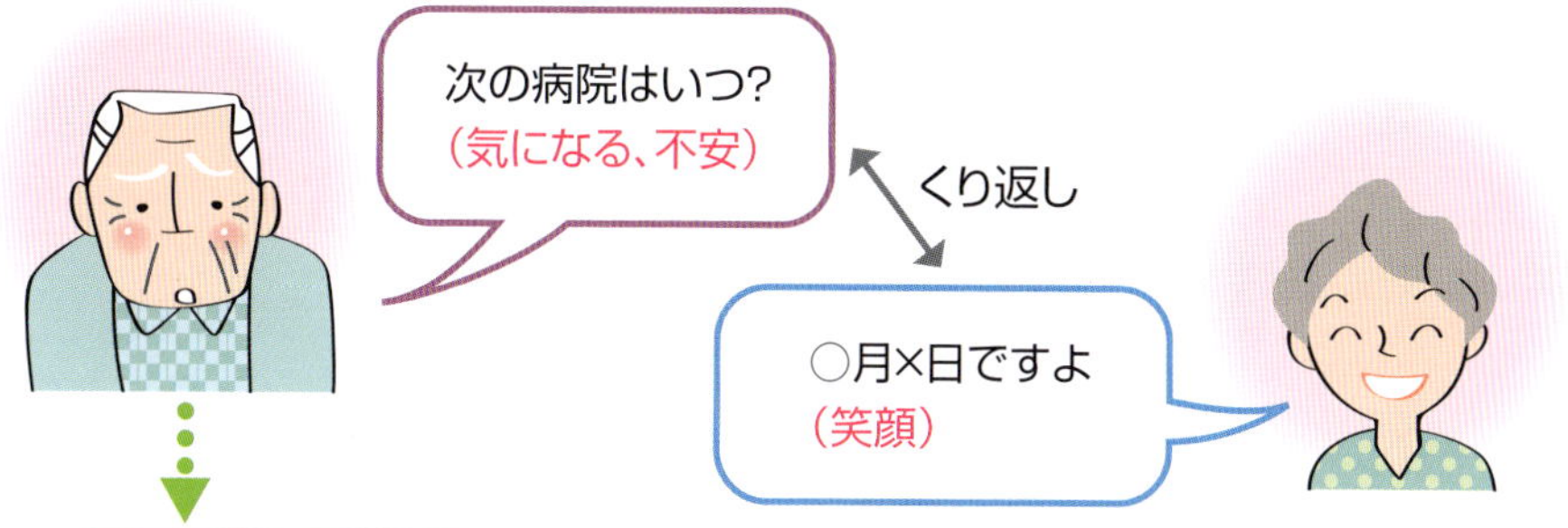
次の病院はいつ?
(気になる、不安)
くり返し
○月×日ですよ
(笑顔)

そんなことをくり返しているうちに、本人の興味は他へ移っていく。翌日には同じことがまた始まるかもしれないが、認知症とはそういう病気だと割り切ろう!

悪い対応

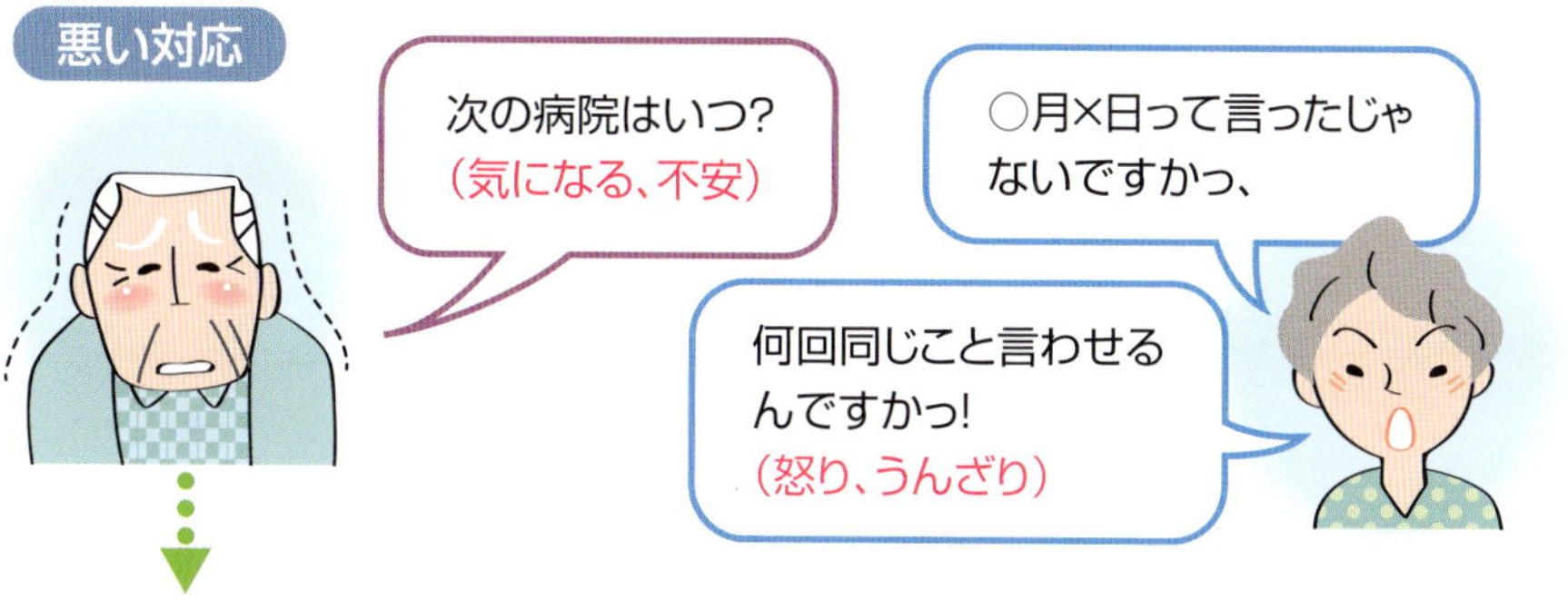
次の病院はいつ?
(気になる、不安)
○月×日って言ったじゃないですかっ、
何回同じこと言わせるんですかっ!
(怒り、うんざり)

不安に拍車をかけ、恐怖や怒りを招き、認知症の人の心理状態はますます不安定に…

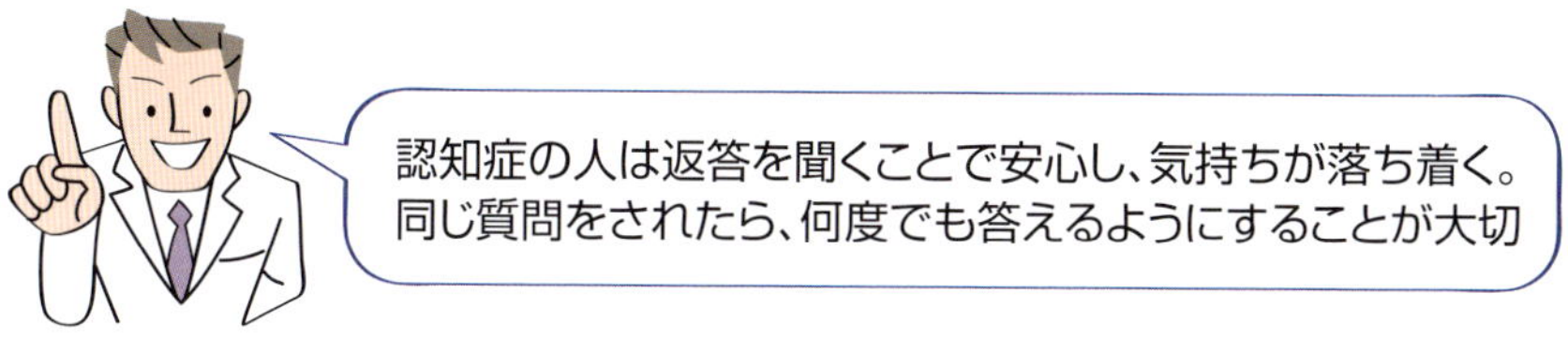
認知症の人は返答を聞くことで安心し、気持ちが落ち着く。
同じ質問をされたら、何度でも答えるようにすることが大切

妄想や幻覚がある場合

妄想とは、現実にはありえないことを確信してしまうことで、認知症の人にもっともよくみられるのは「もの盗られ妄想」です。財布や現金、指輪やブローチなどの貴重品が見当たらないと、「盗まれた」と思い込むのです。

もの盗られ妄想の背景には、「自分はまだまだしっかりしている」「貴重品は自分でしっかり管理せねば」という強い思いがあります。そのため、実際は自分でどこかにしまっているのですが、本人はそのことを覚えていません。しかも、認知症の人には忘れたという自覚がありませんから、貴重品などが見当たらないと、「盗まれた」となるわけです。

このような場合に、「誰も盗んでいませんよ」「どこかに置き忘れたんでしょ」などといっても、認知症の人は納得しません。見当たらないことからくる不安が妄想を生み出しているので、その妄想を否定するのではなく、「それは大変ですね」と、まずは共感してあげることが大切です。そして、こちらも大変なフリをして、一緒に探します。みつかったら「よかったですね」と、一緒に喜んであげましょう。

また、認知症の人には、実際にはないものがみえたり（幻視）、聞こえたり（幻聴）することがあり、「部屋に知らない人がいる」「壁に虫が這っている」などと訴えます。これらの幻覚は、認知症のなかでもレビー小体型認知症でよくみられます。

幻覚に対しても妄想と同様、頭から否定してはいけません。本人の不安や興奮を高めてしまうからです。まずは、本人の訴えに耳を傾けてあげましょう。一緒になって見えるフリをする必要はありませんが、「どこにいるのかしら？」と、やんわり否定しながら、部屋の中をひと通り探します。幻視は自分から近づいたり、触ろうとしたりすると消えることが多いので、本人と一緒に試してみて、「誰もいないようですね」と言って安心させてあげましょう。

妄想や幻覚を訴えられたら……

妄想の場合　妄想でよくみられるのが「もの盗られ妄想」

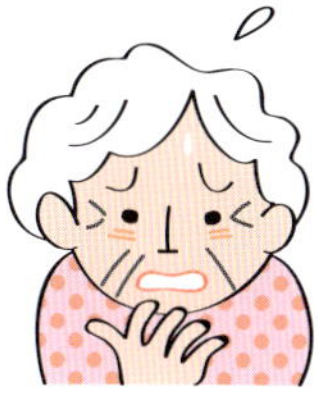

真珠のネックレス
盗まれた!!

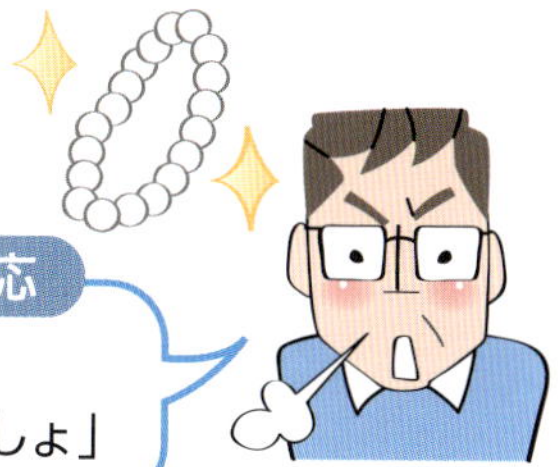

悪い対応
「誰も盗んでませんよ」
「どこかに置き忘れたんでしょ」

良い対応

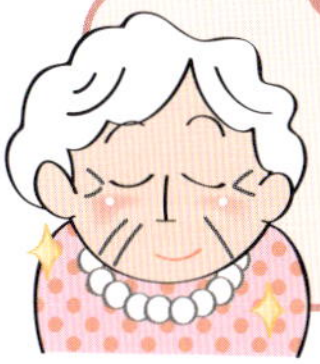

「それは大変ですね」と、まずは共感してあげる。そして一緒に探し、みつかったら「よかったですね」と、一緒に喜んであげることが大切

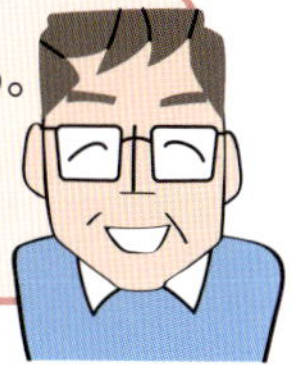

幻覚の場合

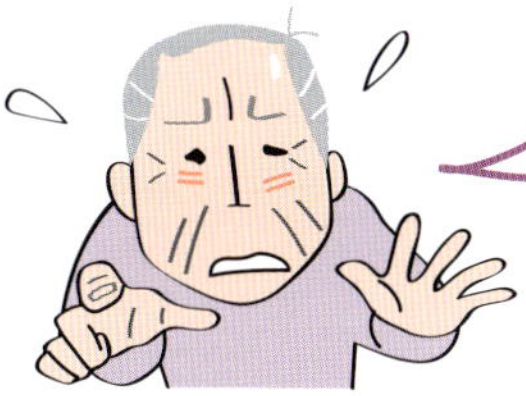

部屋に知らない
人がいる……

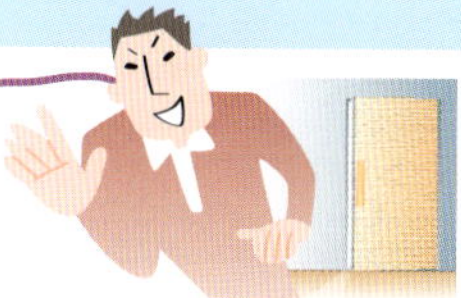

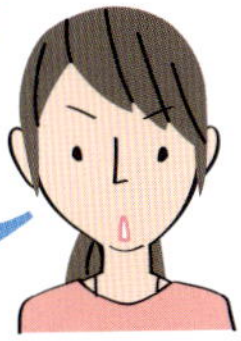

悪い対応　「誰もいませんよ」

良い対応

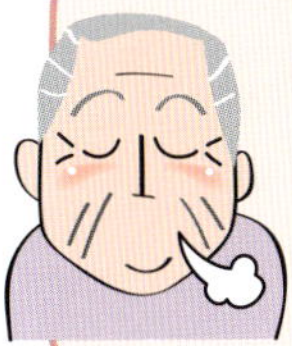

幻覚も頭から否定してはいけない。
まずは、耳を傾けてあげよう。
「どこにいるのかしら？」と、部屋の中をひと通り探してあげよう

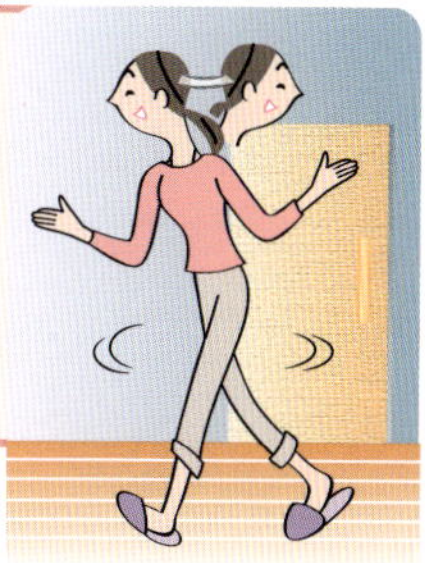

不要な買い物や収集をする場合

認知症の人は、同じものを何個も買ってきたり、とても食べ切れない量の食材を買い込んだりすることがあります。認知症になると数分～数日前の近記憶が障害されるため、前日に買ったことや冷蔵庫の中の在庫を忘れてしまうのです。

このような場合、「こんなに買い込んでどうするの？」と問い詰めても、認知症の人を不安にさせ、自尊心を傷つけるだけです。買い物にはできるだけ付き添うようにする、あるいは認知症の人に持たせるお金を最小限にするなどして、不要な買い物を事前に食い止めるような対策を考えましょう。

ただ、常軌を逸した買い物も、洗剤や食材など安価な日用品ならばまだよいのですが、認知症の人が財産を自分で管理していると、高価なものを次から次へと購入してしまうことがあります。認知症の人の財産を守るためには、家族が財産を管理するのが望ましいのですが、認知症の人を納得させるのは難しいかもしれません。そのような場合は、家族などが成年後見人*となり、本人に代わって財産を管理したり、売買契約を解約したりできる「成年後見制度」を利用してもよいでしょう。

一方で、認知症になると、空き箱や包装紙、食べ残したお菓子、ゴミ捨て場から拾ってきた衣類や古雑誌などを集める人もいます。はたからみれば価値もないものばかりですが、認知症の人にとっては「まだ使えるもの」であり、「捨てるのはもったいない」と思っているのかもしれません。

認知症の人が集めたものを処分するときは、本人の目の前で捨てるのではなく、本人が外出しているときなどに気づかれないように処分します。また、このような収集癖は一時的なもので、そのうち集めたことすら忘れてしまうものです。不衛生なものや危険なものでない限り、気の済むようにさせてあげるのも得策といえます。

用語解説　成年後見人　成年後見制度において、精神上の障害によって判断能力が不十分になった人に代わって、法律行為の代理・取消や財産の管理などを行う人。

不要なものを買ったり、集めたりしてしまうときは……

買い物に行くときは、
できるだけ付き添う
不衛生なものや
危険なものでない限り、
好きにさせてあげる
本人に代わって家族が
財産を管理する
（「成年後見制度」を利用する）
必要最小限の
お金しか持たせない
ようにする
不要なものを
処分するときは、
本人に気づかれない
ように処分する
冷蔵庫に
在庫リストを
貼っておく
責めたり、
問い詰めたり、
叱ったりしない

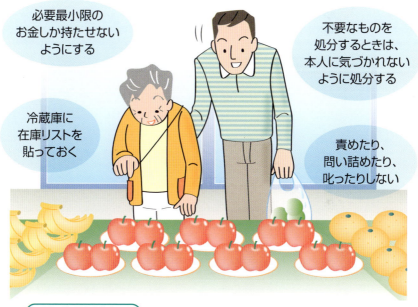

成年後見制度とは

認知症などで判断能力が不十分な人を保護・支援するための制度。この制度を利用すると、家庭裁判所が選任した成年後見人が本人に代わって、本人の利益を考えながら、必要に応じて財産を管理したり、種々の契約を代行したりすることが可能になる。高額な商品の売買契約や保証人の契約などを、後見人が後に解約・解消することもできる。

感情の高ぶりや気分の落ち込みがある場合

認知症の人は、判断力の低下などにより、自らの感情をコントロールするのが難しくなっています。そのため、突然、大声でわめいたり、興奮して怒り出したり、暴言を吐いたりすることもあります。端からみると、「理由もなく突然」のように思えるかもしれませんが、多くの場合、引き金となる出来事があるものです。

着替えやおむつ交換、入浴などの介助をしているときは、「何をされるかわからない」といった不安や恐怖から暴れたり、攻撃的になることがあります。服を脱がせるときなどは、必ず声かけをして、安心させてから行うようにするとよいでしょう。

介護をする人は、忙しさなどから早くケアを終わらせたいと思うかもしれません。しかし、そんな焦りや切迫感が認知症の人にも伝わり、不安感を助長することがあります。「早くしてちょうだい」「ぐずぐずしないで」などといった何気ないひと言が、興奮の引き金になることがあるので注意が必要です。

認知症の人が興奮して騒いだり、暴れたりするときは、その人の話に耳を傾け、思いを受け止めてあげましょう。また、認知症の人の肩を抱いてあげたり、手を握ってあげるなどのスキンシップにより、落ち着きを取り戻すこともあります。

また、認知症ではうつ状態に陥る人も多くみられます。認知症の人の気分を落ち込ませるもっとも大きな要因は、自信のなさや孤独感です。「必要とされている」という思いを持たせるためには、できないことを無理にやらせようとするのではなく、できることをやってもらうようにします。そして、「ありがとう」と感謝の気持ちを伝えることが大切です。

認知症の人の興奮やうつ状態には、痛みやかゆみ、眠気、便秘、空腹など、体調が影響していることもあるので、普段から体調管理に気を配ることも重要になります。

気持ちが不安定になったら……

認知症の人は突然感情が不安定になることがある。多くの場合、引き金となる出来事がある

着替え、おむつ交換、入浴時のときの不安・恐怖心などから

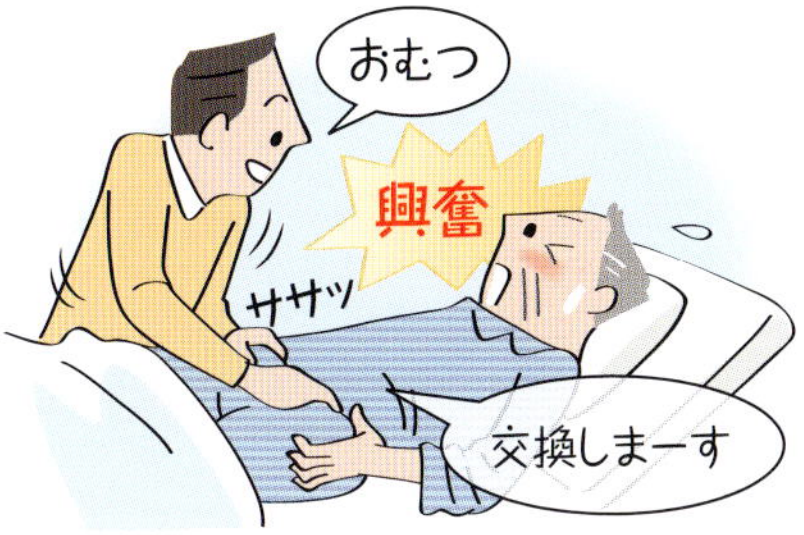

介護する人の焦りや切迫感などから

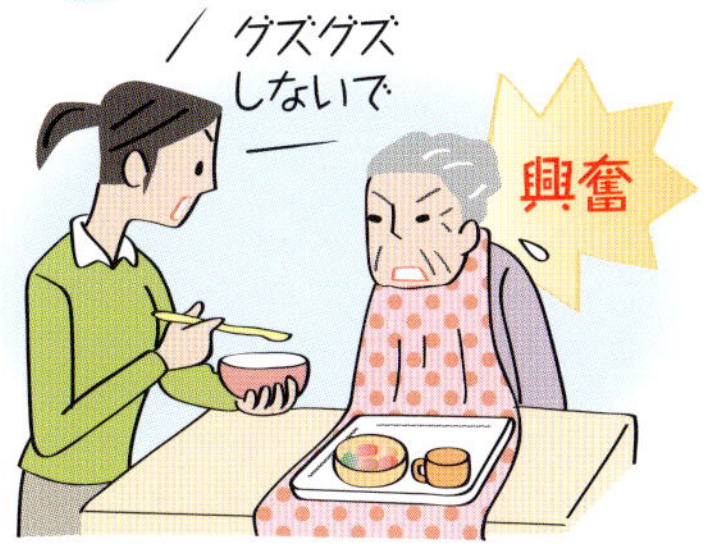

対処法

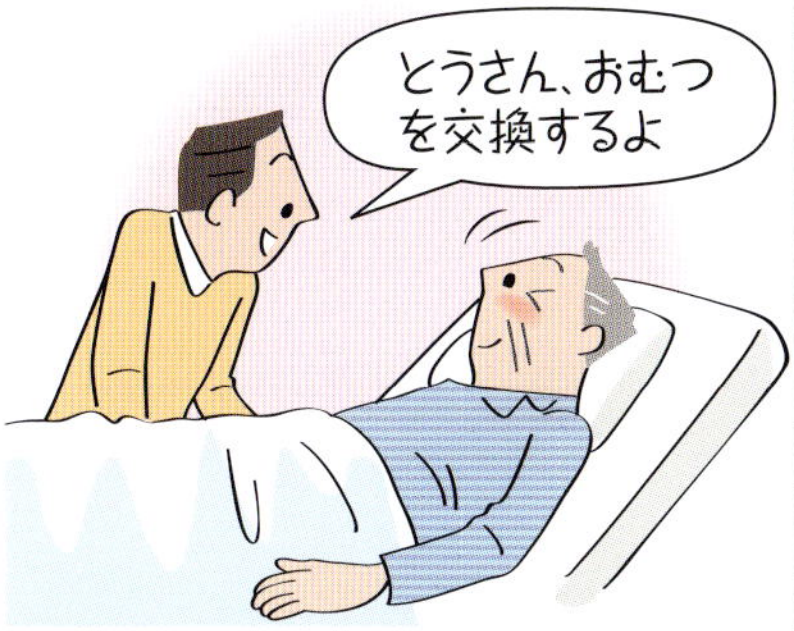

服を脱がせるときなどは、必ず声かけをして、何をどのようにするかをしっかり伝える

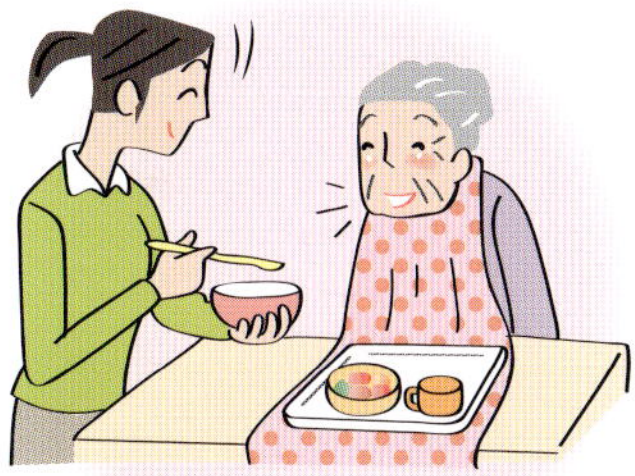

話に耳を傾け、手を握ってスキンシップするなど、思いを受けとめる

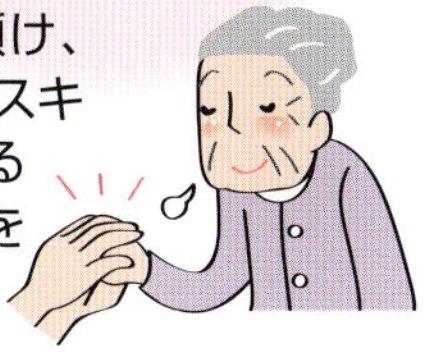

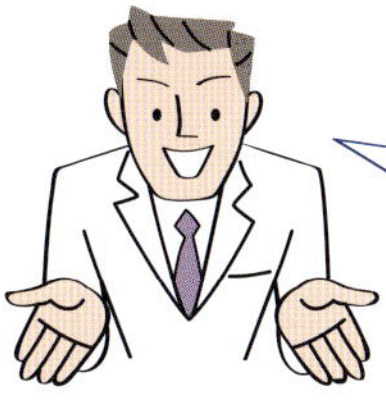

興奮の〝引き金〟が判明したら、それに応じた対策を講じることが大切

徘徊する場合

　認知症の人があてもなく歩き回る「徘徊《はいかい》」も、家族を困らせる症状の1つです。徘徊には、夕方になると「そろそろうちに帰ります」と家を出て行ってしまう「夕暮れ症候群」をはじめ、落ち着きなく同じ場所をうろうろ歩き回るもの、遠くまで歩いて行って家に戻れなくなるものなど、いくつかのパターンがあります。

　これらの徘徊は、多くが時間や場所などがわからなくなる見当識障害によって引き起こされます。自分の家にいるのに、そのことがわからず、家を探しに出て行ってしまう。散歩や買い物の途中で、自分のいる場所や帰り道がわからなくなり、迷いながらどんどん遠くへ歩いて行ってしまう。いずれも、認知症の人は不安で仕方がないのです。

　また、冒頭で「あてもなく」といいましたが、認知症の徘徊には、その人なりの理由や目的がある場合も少なくありません。

　その人が歩んできた人生やこれまでの生活習慣から、徘徊の理由がみえてくることがあります。例えば、台所を預かる主婦だった人は「家に帰って食事の支度をします」、サラリーマンだった男性ならば「会社に行く」と言って、家を出て行こうとします。自分がもっとも生き生きとしていた時代に戻りたいという思いがあるのかもしれません。

　徘徊への対処法としては、無理に連れ戻そうとしたり、家に閉じ込めてしまうのではなく、徘徊が始まったら家族が一緒に歩いて見守る、連絡先を書いたものやGPS*機能付きの携帯電話を持たせるなど、まずは認知症の人の安全を確保することを考えます。また、「家に帰る」という人には、「そう言わず、ぜひ泊まっていってください」などとお願いすると、出て行くのをやめることがあります。その人の目的や理由に応じて、納得しやすい言葉をかけてあげましょう。

用語解説　GPS機能　GPS衛星から発信される電波を利用して、現在地を探るシステムのこと。GPSは「Global Positioning System(全地球測位システム)」の略。

徘徊がみられたら……

外出を踏みとどまらせる工夫

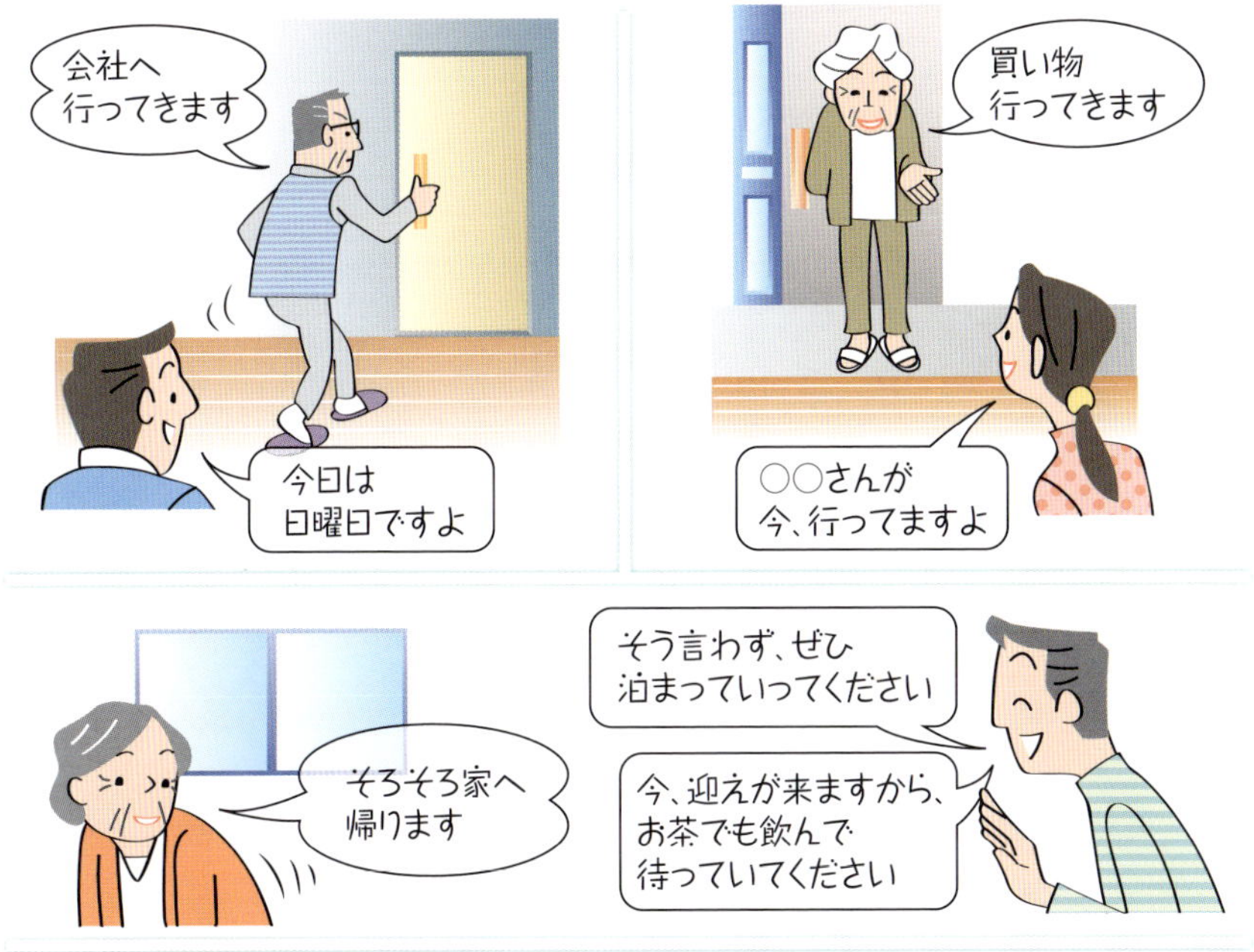
会社へ
行ってきます
今日は
日曜日ですよ
買い物
行ってきます
○○さんが
今、行ってますよ
そろそろ家へ
帰ります
そう言わず、ぜひ
泊まっていってください
今、迎えが来ますから、
お茶でも飲んで
待っていてください

徘徊する人の安全を守る

それでも知らない間に出て行ってしまった場合を想定し、
予めの対策を講じておくことが大切

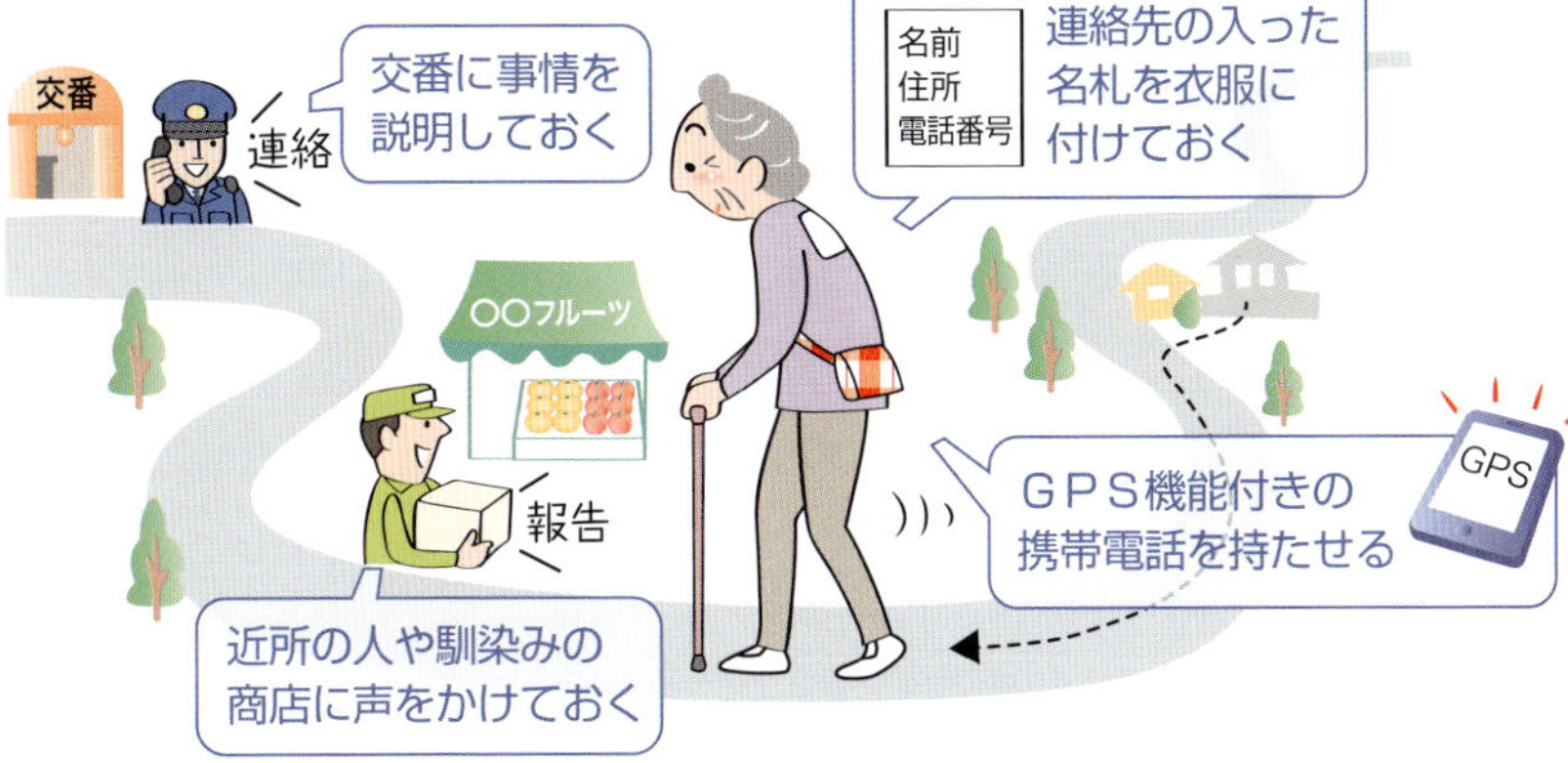
交番
連絡
交番に事情を
説明しておく
名前
住所
電話番号
連絡先の入った
名札を衣服に
付けておく
○○フルーツ
報告
近所の人や馴染みの
商店に声をかけておく
GPS
GPS機能付きの
携帯電話を持たせる

薬の管理をする

薬を正しく服用してもらうために

認知症の介護では、薬の管理も重要なケアの1つになります。高齢になると、認知症以外にも高血圧や糖尿病、心疾患などを併せ持っていることが多く、その分、管理も複雑になります。認知症でなくても、これらの薬を忘れずに服用するのは面倒なものです。認知症を発症しているとなおのこと、自分で薬を管理し、正しく服用するのは困難になります。

薬の飲み忘れや飲み過ぎを防ぐための工夫としては、どの薬をいつ服用するのかがひと目で確認できる「お薬カレンダー*」（左頁参照）の利用がおすすめです。曜日別、時間帯別に薬を収納できるので、見当識がある程度保たれている人ならば、かなりの確率で飲み忘れや飲み過ぎを防ぐことができます。

1回に服用する薬の種類が多い場合は、1回分の薬を1つの袋にまとめる「一包化」を医師や薬剤師にお願いするとよいでしょう。薬を服用するときは、家族が見守り、確認できればよいのですが、それができない場合は、「お薬飲んでね」などと書いたメモを食卓に置いたり、電話で正しく服用したかどうかを確認するようにします。

認知症の人の中には、薬の必要性が理解できない、薬の味がまずいなどの理由で、薬の服用を拒否する人がいます。また、嚥下《えんげ》障害などで薬の飲み込みが困難になっている人もいます。このような場合は、医師に相談して、薬の形状を変えてみるのも1つの方法です。薬の形状には、錠剤、カプセル、粉薬、シロップ剤、貼り薬などがあります。錠剤やカプセルが飲み込みにくい場合は粉薬やシロップ剤に、逆に粉薬の苦味が気になる場合は錠剤やカプセルにと、処方を変えることを検討してもらいましょう。

用語解説　お薬カレンダー　曜日別・時間帯別に薬を収納できるカレンダー型の薬収納袋。薬局や病院の売店などで販売されている。

薬を正しく服用してもらうための工夫

飲み忘れ、飲み過ぎを防ぐための工夫

工夫 「お薬カレンダー」や「薬ケース」を活用する

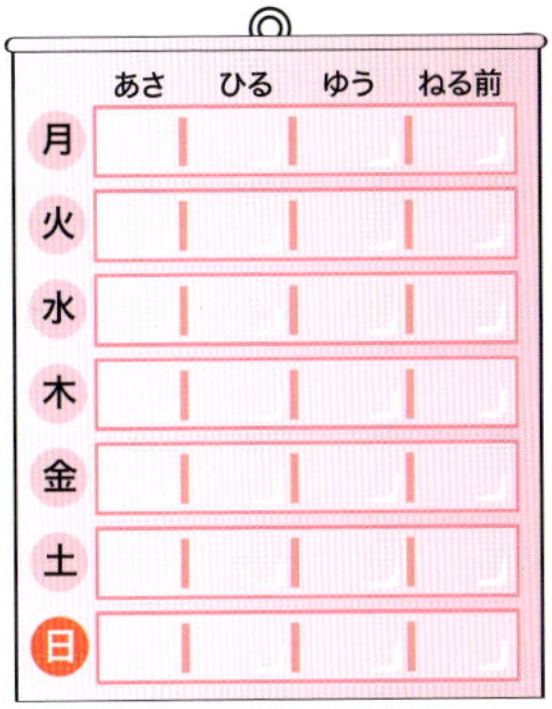
あさ ひる ゆう ねる前
月
火
水
木
金
土
日

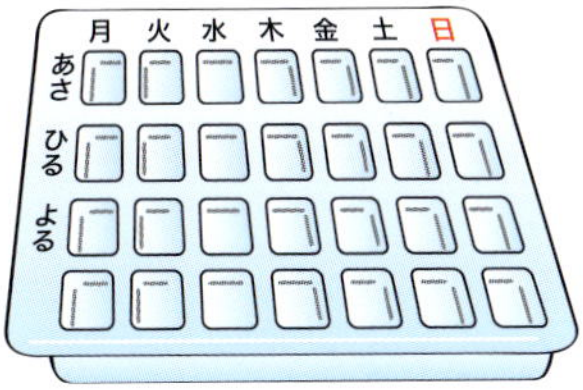
月 火 水 木 金 土 日
あさ
ひる
よる

工夫 目につく場所にメモを貼る

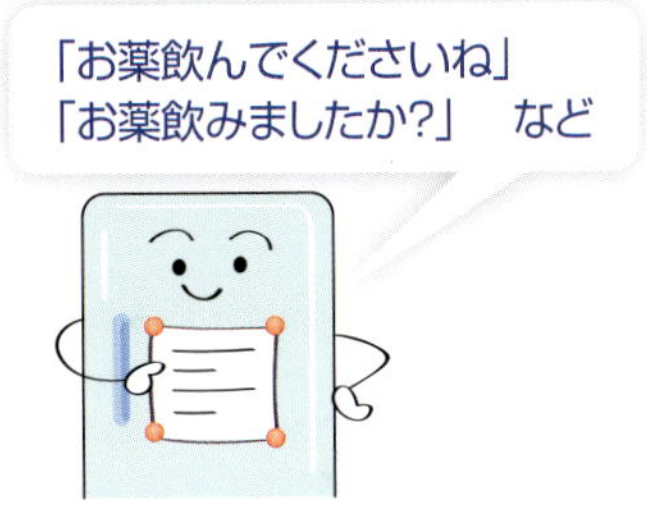
「お薬飲んでくださいね」
「お薬飲みましたか?」 など

工夫 1回分の薬を「一包化」してもらう

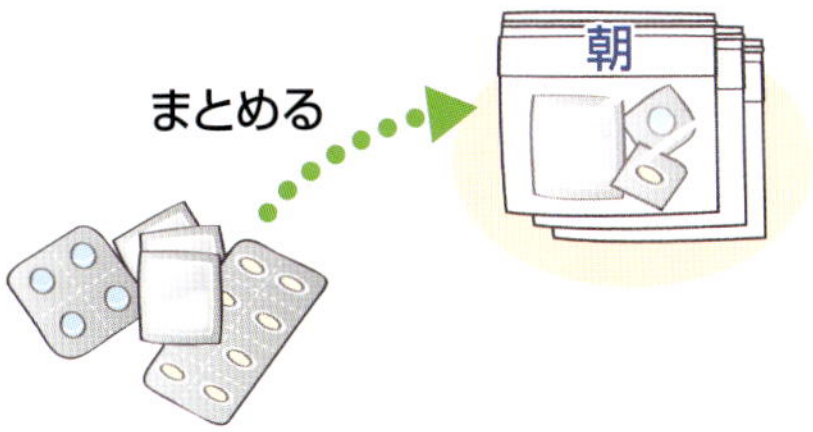
まとめる
朝

工夫 タイミングを見て電話で確認する

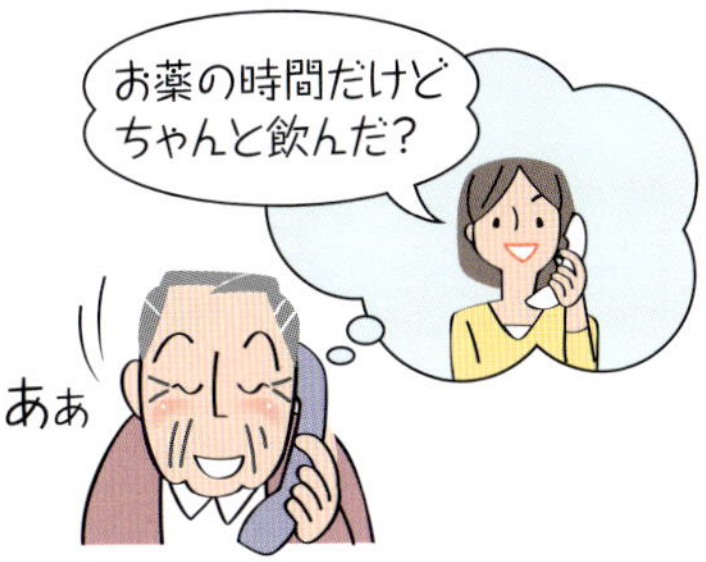
お薬の時間だけど
ちゃんと飲んだ?
あぁ

薬を飲みやすくする工夫

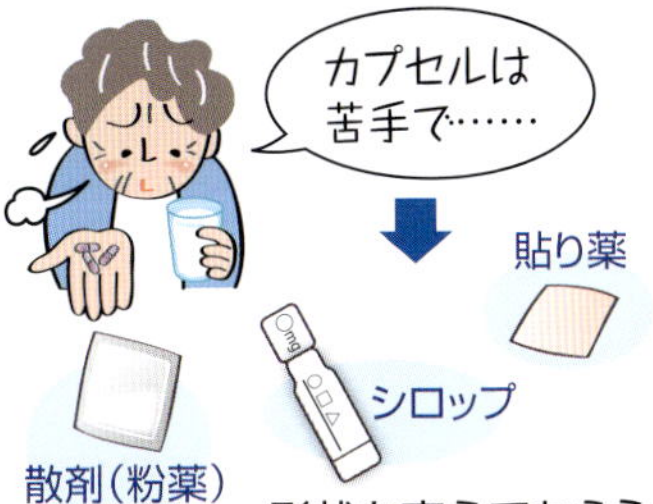
カプセルは
苦手で……
貼り薬
シロップ
散剤(粉薬)

形状を変えてもらう

その逆の場合など、処方を変えることを検討してもらうことも大切

介護は本人への思いやりから

家の中の環境を整備する

認知症の人が安心して暮らせるよう住まいの環境を整備することも大切です。環境整備にあたっては、「安全の確保」「快適さ・居心地のよさ」「動きやすさ・わかりやすさ」の3つを重視します。

安全面では、まず転倒防止対策として、床やマット、敷物などの滑り止め、手すりの設置、段差の解消や電気コードによるつまずき防止などの対策を万全にします。家具の配置が動線を邪魔していないか、電話はすぐに出られるところに配置されているかなども気を配るポイントになります。電話は子機をいくつか配置しておくと安心です。

さらに、認知症では判断力や理解力などが低下してしまうため、家の中にある様々なものが〝危険物〟になります。マッチやライター、タバコ、灰皿、殺虫剤、薬、化粧品、塩、刃物、針などは、認知症の人の手の届かないところに置くようにしましょう。

次に、快適に過ごせるよう室内を適切な温度、湿度、明るさに保ちます。室内のインテリアなどは、すっかり模様替えをしてしまうと、認知症の人は混乱して落ち着くことができません。危険なものは取り除く必要がありますが、慣れ親しんだ雰囲気を大切にします。思い出の品や写真を飾るのもよいでしょう。ただし、写真や肖像画、鏡などで幻覚を起こすような場合は、これらを片付けます。

認知症が進んでくると、場所やものの意味がわからなくなってきます。認知症の人ができるだけスムーズに行動できるよう、例えばトイレや浴室の扉には、「トイレ」「風呂」などと大きな文字で書いて貼っておきます。タンスの引き出しには、何が入っているか絵に書いて貼っておくとよいでしょう。

安心して暮らせる環境を整える

住まいの環境整備　3つのポイント

ポイント❶ 安全の確保

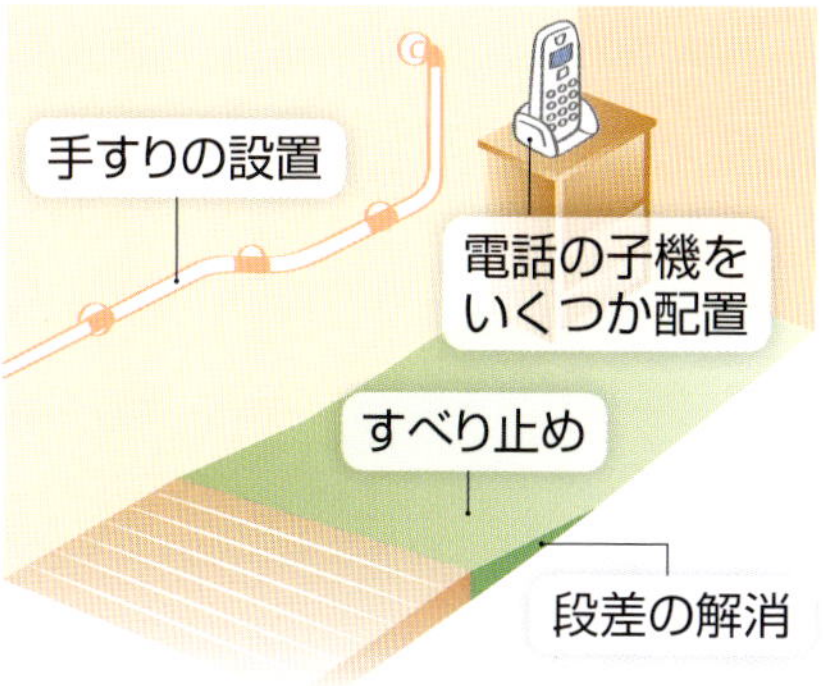

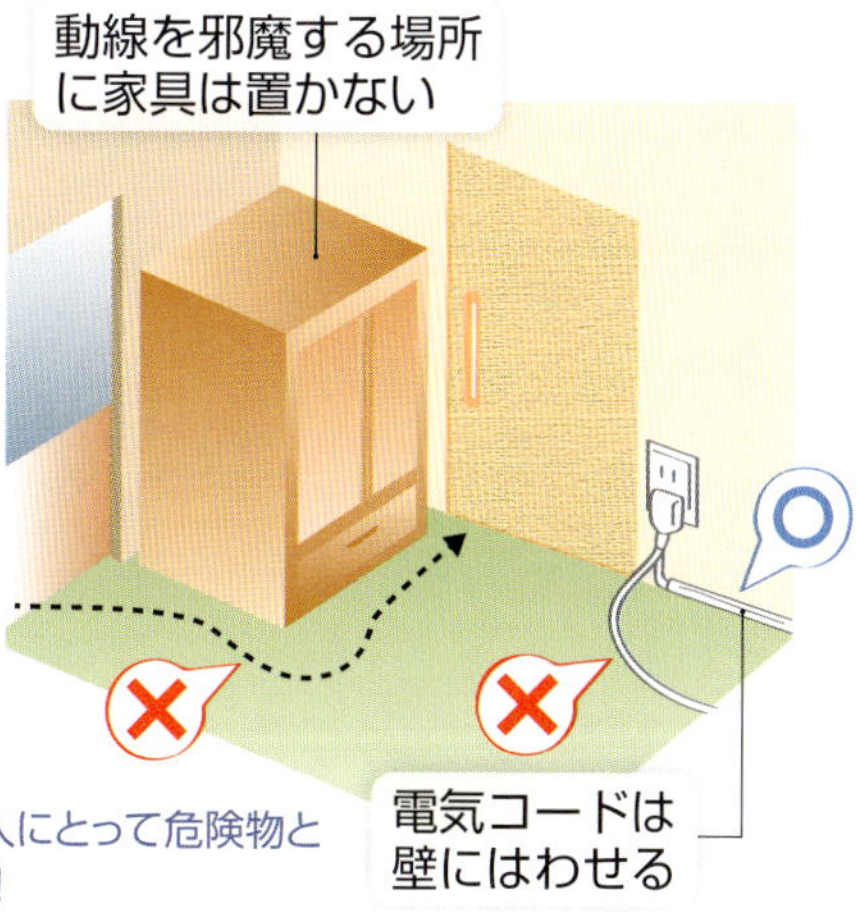

ライター、タバコ、刃物など認知症の人にとって危険物となりそうなものは、目につかない所に!!

ポイント❷ 快適さ・居心地のよさ

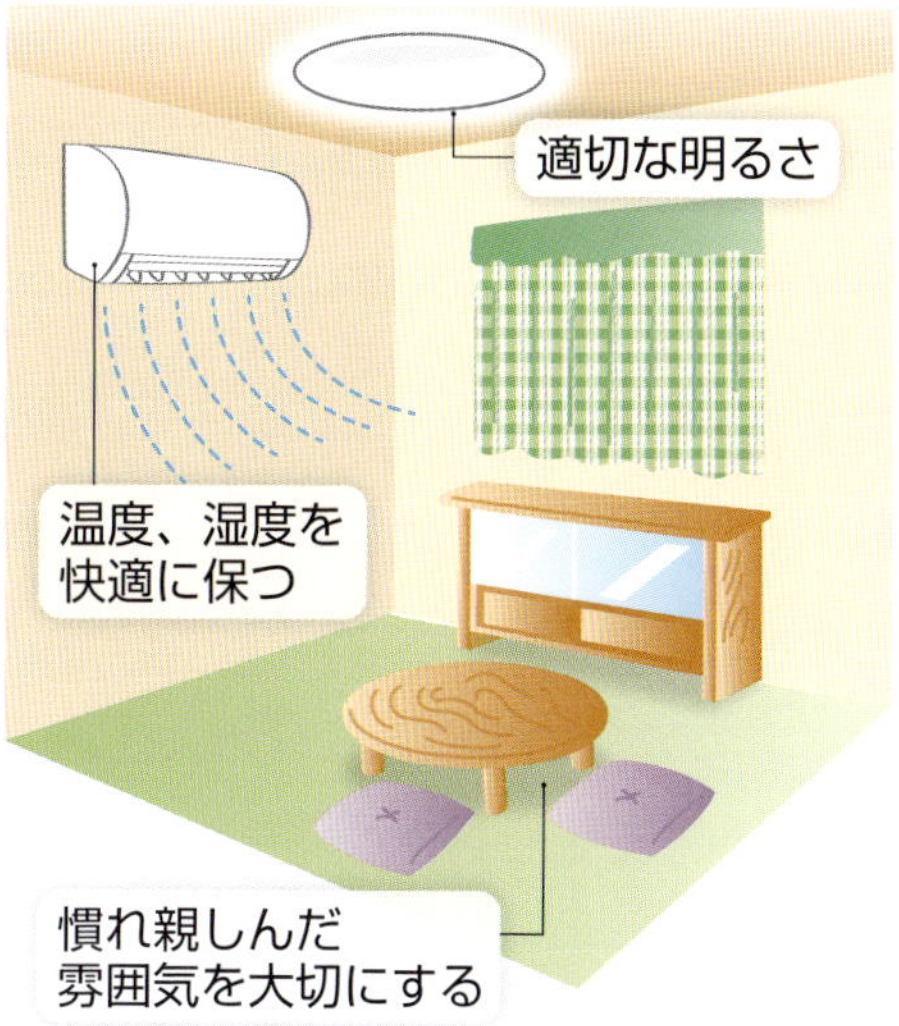

ポイント❸ わかりやすさ

「トイレ」「風呂」など大きな文字で貼っておく

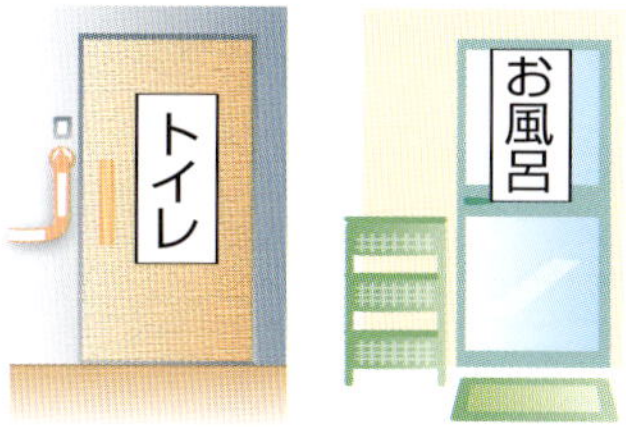

タンスの引き出しに何が入っているかを絵にして貼っておく

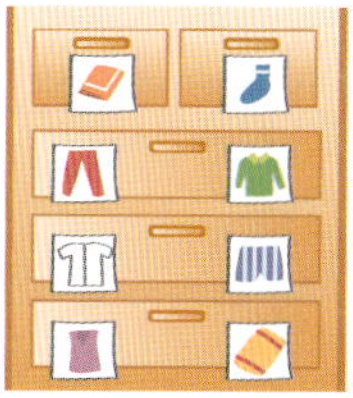

おしゃれな服装選びと快適な寝具を

認知症の人は、身だしなみや身の回りのことに無頓着になりがちです。そのため、布団は年中敷きっ放し。一日中同じ服装で、髪をとかすこともなく、ひげも伸びたままで過ごすといったことが少なくありません。しかし、1日の生活リズムをつくり出し、気持ちに張りを持たせるためにも、着替えや身だしなみを整えることは大切です。本人が自ら身支度をしたがらないときは、援助してあげましょう。

洗顔・歯磨きは、家族が「さあ、顔を洗いましょう」などと声をかけて行うと、認知症の人も一緒になって始めることがあります。それでも自分でやろうとしない場合は、お湯で絞ったタオルで顔を拭いて、歯磨きをしてあげます。髪をとかして、男性の場合はヒゲを剃り、女性の場合はお化粧をしてあげてもよいでしょう。

着替えについては、「そろそろ寝る時間ですから、寝間着に着替えましょう」「朝ですよ、着替えましょう」などと声をかけて、「朝だから」「夜だから」着替えるという意識を持ってもらい、着替えの習慣を維持するようにします。自ら着替えをしたがらない場合は、衣服の着脱が困難になっているのかもしれません。ボタンを大きなものに替える、ファスナーやホックのないゴムのズボンやスカートにするなどして、着脱しやすいよう工夫してあげましょう。

本人の好みの洋服を用意して、「これに着替えて、散歩に出かけましょう」「この洋服、素敵ですね」などと声をかけると、喜んで着替えることもあります。社会とのつながりを維持するためにも、清潔でおしゃれな服装を心がけ、きちんと身だしなみを整えたら、「いつも素敵ですね」と褒めてあげましょう。

一方で、快適な睡眠のためには、寝具を快適に保つことも大切です。シーツや枕カバーはこまめに洗濯をし、天気のいい日は布団を干して、気持ちよく眠れるよう気を配りましょう。

清潔感のある1日のリズムを♪

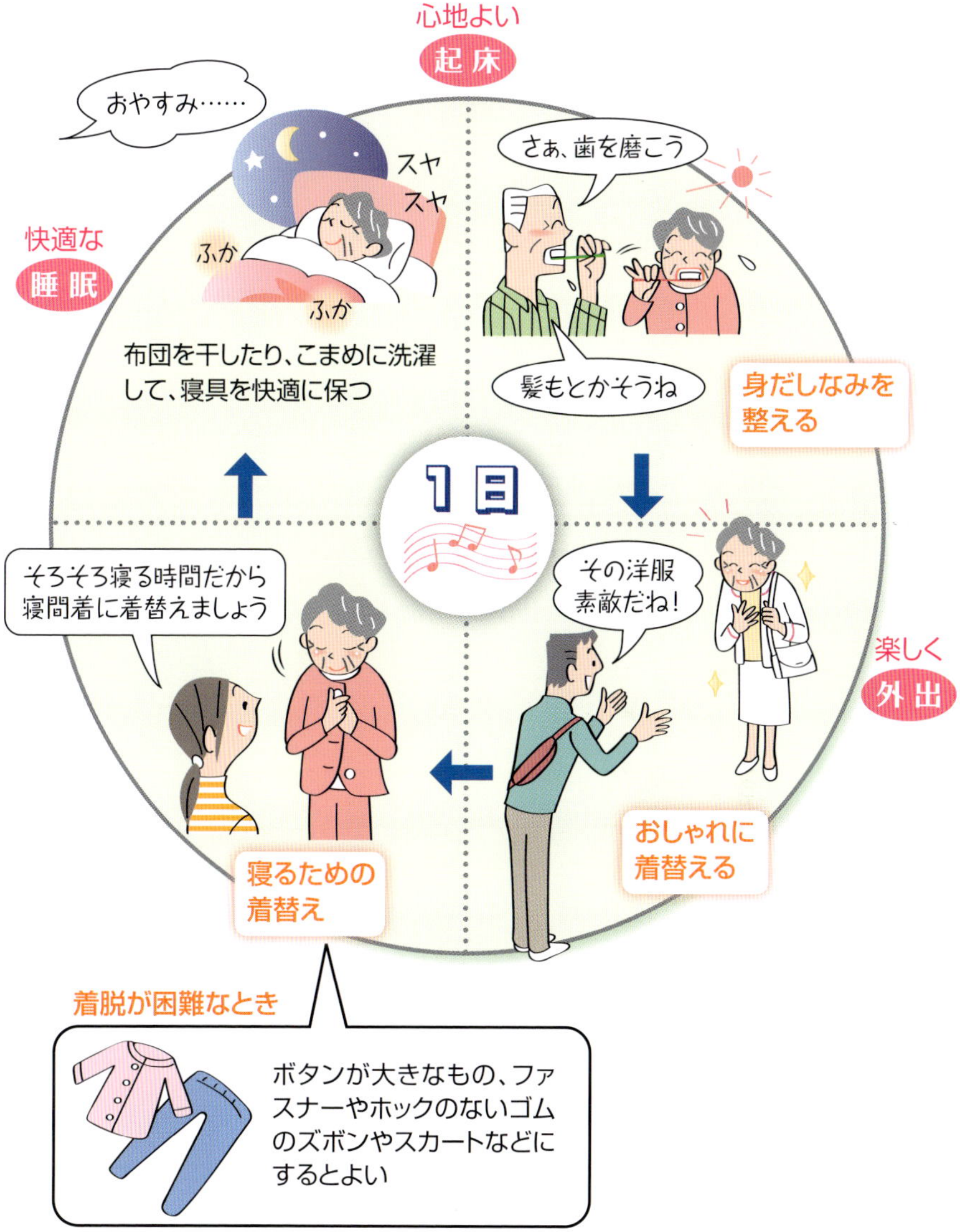

安全に食事を楽しむために

自分で食べられる能力が残っている場合

認知症の初期には、自分で食べられる能力が十分に残されていますから、基本的には特別な介助は必要ありません。ただ、人によっては好きなものばかり食べたがったり、食べ残しが増えたりすることがあります。栄養の過不足がないよう注意するとともに、できるだけ家族みんなで食卓を囲むなど、おいしく楽しく食べられるよう気を配りましょう。

認知症になると、目の前に複数の料理が並んでいても、手元のものにしか注意が向かなくなることがあります。バランスよく食べてもらうためには、手をつけていないお皿をさり気なく手元に移動させて、視線が届くようにしてあげます。あるいは、お茶碗やお皿をいくつも並べるのではなく、大きな器にごはんもおかずも一緒に盛りつけると完食しやすくなります。また、判断力や理解力が低下してくると、目につくものを何でも口にしてしまうことがあります。おしぼりや箸置き、つまようじなど、食べ物以外のものは食卓から片付けておきましょう。

自分で食べる能力があるのに、食事をとりたがらないときは、歯に問題があるのかもしれません。虫歯が痛んでいないか、入れ歯が合わなくなっていないかなどをチェックし、必要に応じて歯科を受診するようにします。

加齢とともに唾液の分泌が少なくなると、食べ物を噛み砕いたり、飲み込むことが困難になることもあります。このような場合、食欲が減退しがちになるだけでなく、食べ物をのどに詰まらせたり、誤嚥《ごえん》*から肺炎を起こす危険があります。調理の際は、材料をひと口大に切り、ごはんや煮物はやわらかめに煮炊きするなど工夫が必要です。

用語解説　誤嚥　食べ物や飲み物、唾液などが、誤って気管に入ってしまうこと。

自分で食べる力をサポートする

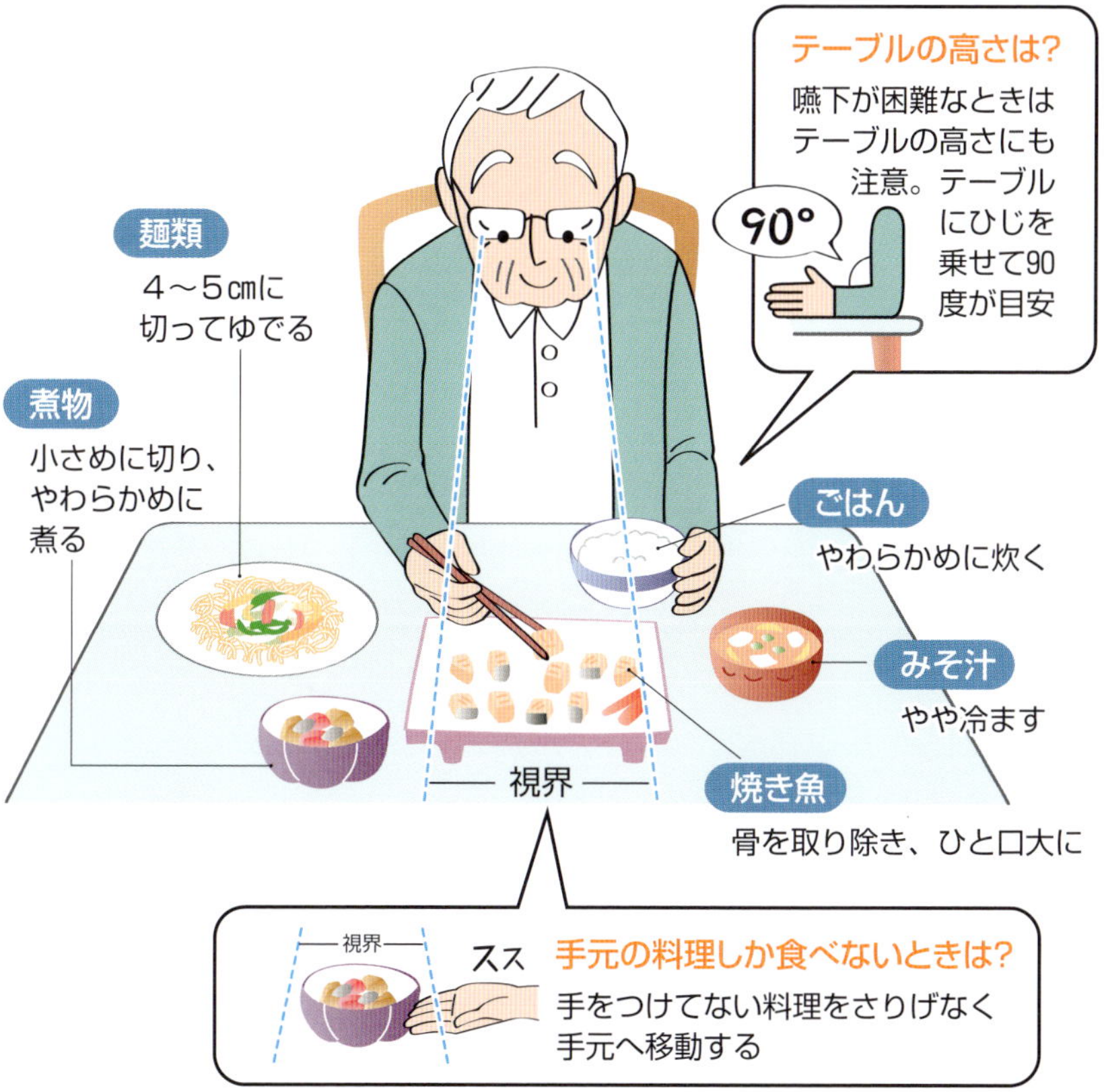
テーブルの高さは?
嚥下が困難なときはテーブルの高さにも注意。テーブルにひじを乗せて90度が目安
90°
麺類
4～5㎝に切ってゆでる
煮物
小さめに切り、やわらかめに煮る
ごはん
やわらかめに炊く
みそ汁
やや冷ます
焼き魚
骨を取り除き、ひと口大に
視界
スス
手元の料理しか食べないときは?
手をつけてない料理をさりげなく手元へ移動する

手づかみで食べてしまう場合

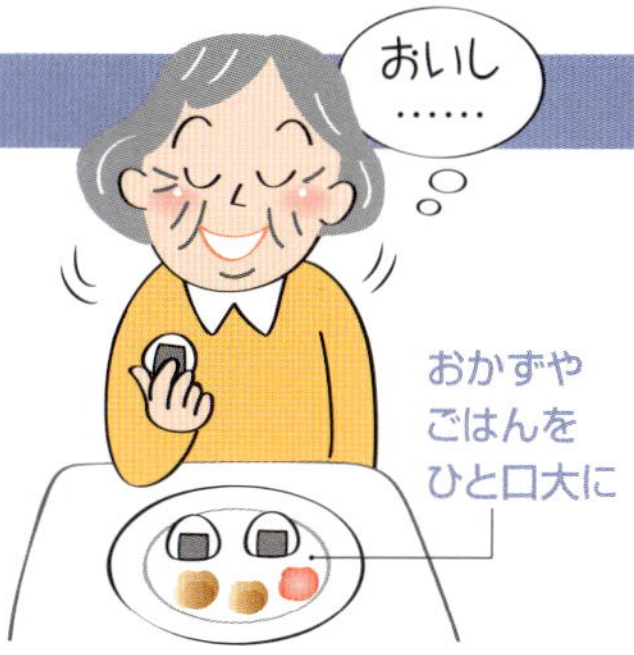
おいし……
おかずやごはんをひと口大に

箸やスプーンの使い方を忘れてしまうと、手づかみで食べるようになることがある。「手づかみ…」と思っても、自分で食べる力、食べたいという気持ちが残されているうちは、それを尊重してあげることが大切。認知症の人は子どもへ、赤ちゃんへと逆戻りしていることを理解してあげよう

自分で食べられない場合

認知症が進行すると、「食べる」という行為そのものが理解できなくなる人もいます。また、脳卒中の後遺症などで手指に麻痺があると、自分で食べることはできません。いずれの場合も、食事をするときは全面的な介助が必要になります。

食事を全面的に介助するときは、いくつか注意したいことがあります。ここでは基本的なポイントを紹介しておきましょう。

食事をはじめるときは、口の中が乾いていると、食べ物を噛みにくく、うまく飲み込むことができません。食事の前に、まずお茶や水などで口の中やのどを湿らせてあげます。

食べさせるときは、一度にたくさんの量を口に入れてもうまく噛めず、飲み込めません。口に入れる量はティースプーン1杯程度を目安にします。また、お粥や料理の温度にも注意が必要です。熱すぎるものをいきなり口に入れると、認知症の人はびっくりして、それっきり口を開けてくれなくなります。お粥などは40～50度くらいに冷ましてから食べさせるようにします。

スプーンを使って食べさせるときは、こぼさないよう舌の奥にスプーンを入れがちですが、これでは舌の動きが妨げられ、うまく食べられません。スプーンは舌の先から真ん中あたりにのせて、口を閉じてもらい、斜め上に引き抜くようにします。

高齢者は噛む力が低下しており、唾液の分泌も少なくなっているので、食べるスピードがどうしても遅くなります。無理に急《せ》かすとのどに詰まらせたり、むせたりしてしまうので、本人のペースに合わせて介助するようにしましょう。また、食事中は、「おいしいでしょう」「次はお味噌汁ですよ」などと声をかけ、なかなか飲み込んでくれないときは、「もぐもぐ、ごっくん」などといって、飲み込む動作を教えてあげるとよいでしょう。

食事を全面的に介助する

知っておきたい全面介助のポイント

1 まずは口の中を湿らせてから

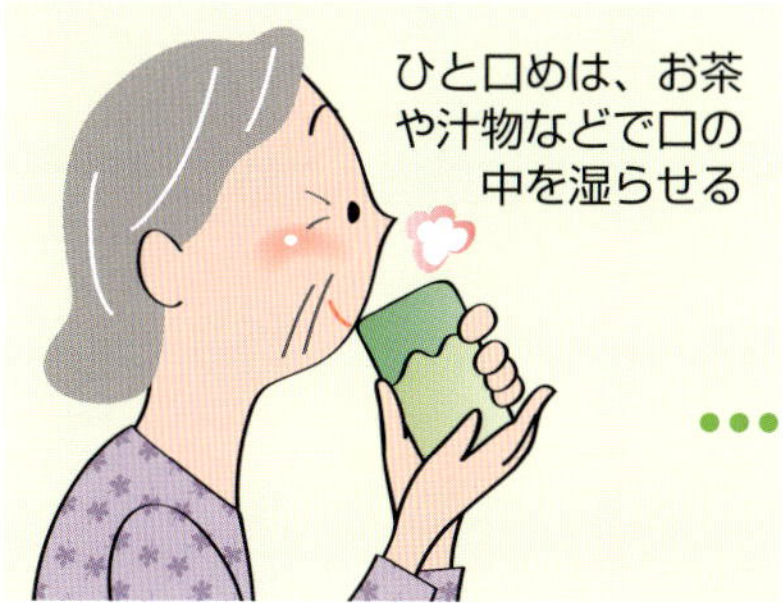
ひと口めは、お茶
や汁物などで口の
中を湿らせる

2 少しずつ適量で

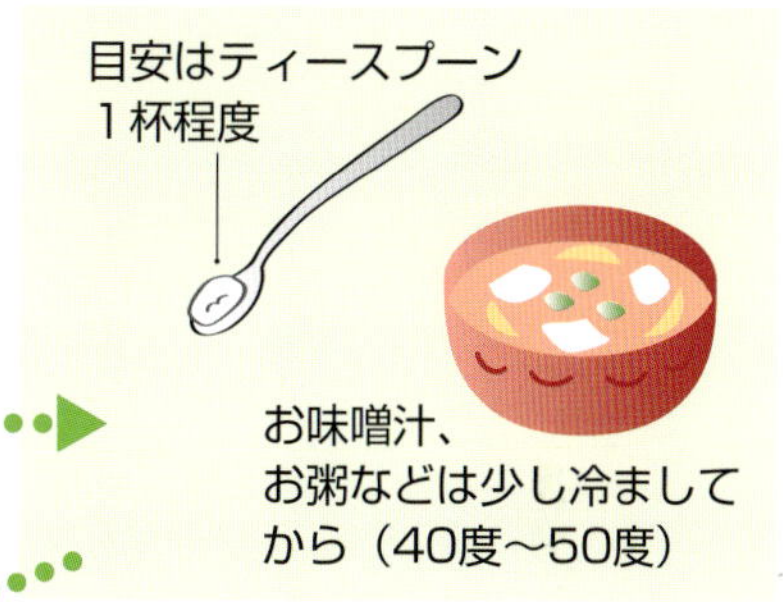
目安はティースプーン
1杯程度
お味噌汁、
お粥などは少し冷ましてから（40度〜50度）

3 舌の先から真ん中あたりに、食べ物をのせてあげる

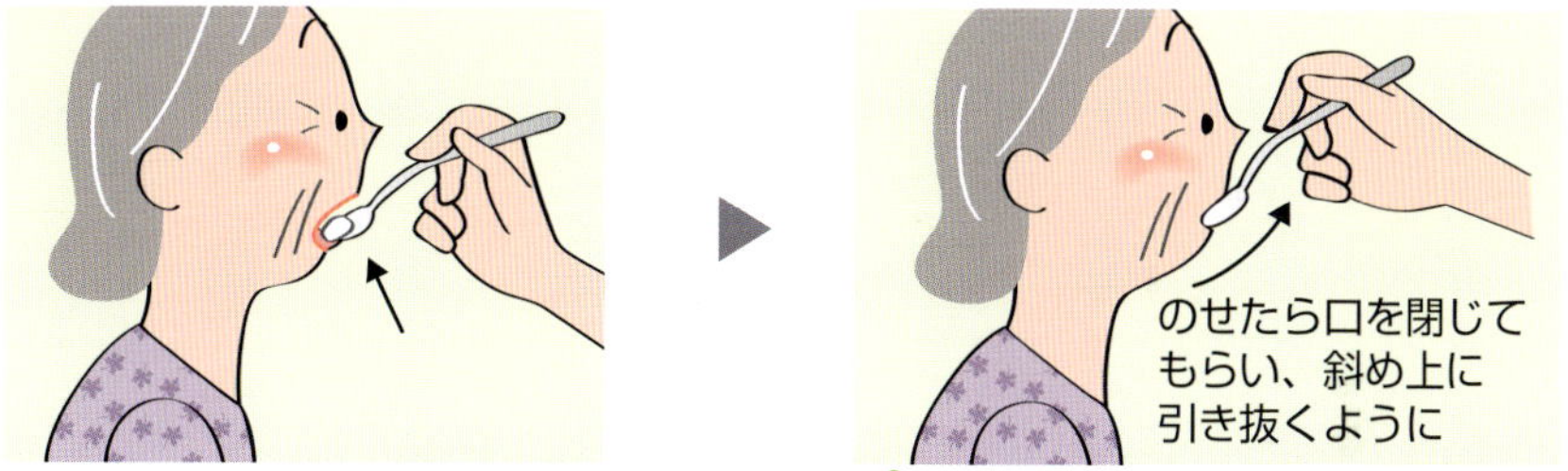
のせたら口を閉じて
もらい、斜め上に
引き抜くように

4 食事はゆっくり、相手のペースで

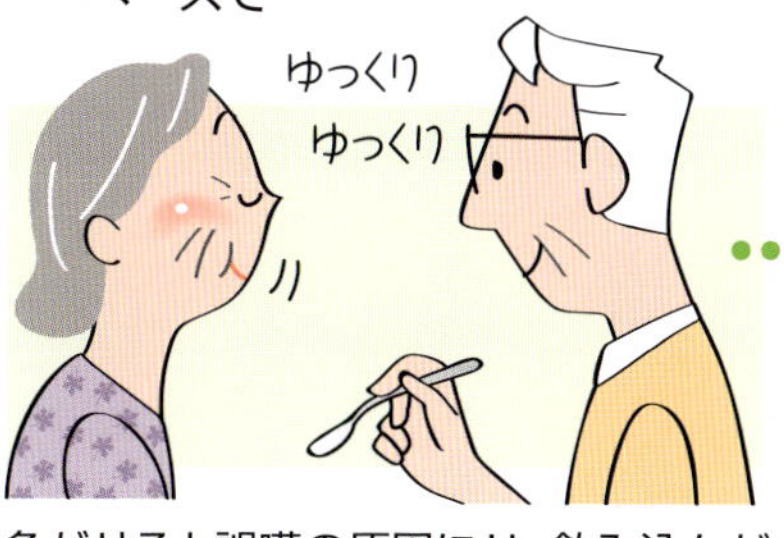
ゆっくり
ゆっくり

急がせると誤嚥の原因に!! 飲み込んだことを確認しながら、1さじずつゆっくり食べさせる

5 食事は「声かけ」「動作」を交えながら楽しく♪

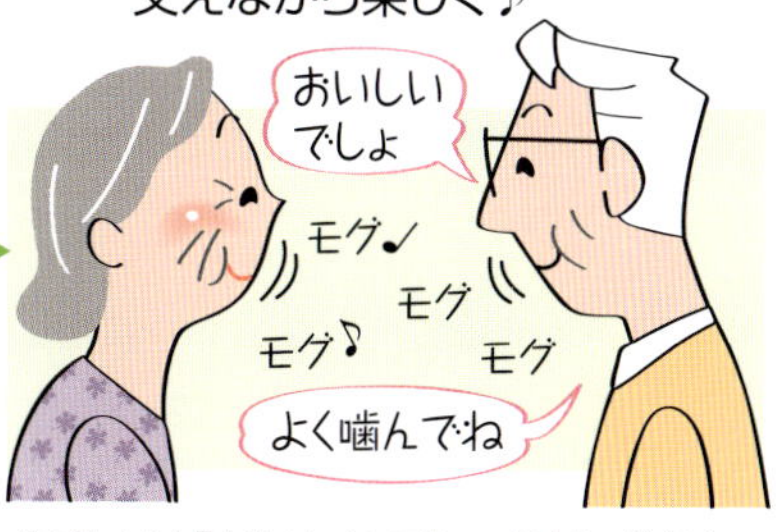
おいしい
でしょ
モグ
モグ
モグ
モグ
よく噛んでね

食事中は「おいしいでしょう」など声をかけてあげる。さらに、介護者が口をモグモグさせるジェスチャーで、噛む動作を教えてあげるとよい

体を清潔に保つために

入浴・清拭の介助

認知症でも、自分で入浴したいという意思があり、身体機能が維持されていれば、1人で入浴することができます。比較的しっかりしているうちは、できるだけ自分で入浴してもらいましょう。

ただし、認知症が進んでくると、洗い方が不十分であったり、シャンプーとリンスの区別がつかなかったり、お湯の温度に鈍感になったりすることがあります。予めお湯の温度は適温に設定し、タイミングを見計らって、「お湯加減はいかがですか?」「背中でも流しましょうか?」などと声をかけ、安全や洗い残しを確認します。シャンプーとリンスは、リンス入りシャンプーにするなどして、入浴の手順を簡単にしてあげます。お風呂用洗剤などは紛らわしいので、片付けておきましょう。

また、認知症の人の中には、入浴を嫌がる人もいます。湯船につかるのが怖い、裸になるのが恥ずかしい、または身につけているものをとられるという不安や恐怖等々。その人なりの理由があり、入浴を拒否しているのです。このような場合に、叱ったり、強制したりするのは逆効果です。お湯につかるのが怖いようならばシャワーだけにする、裸になるのを嫌がる場合は、下着をつけたまま入浴してもらうなど、本人の気持ちに配慮した援助を行いましょう。

どうしても入浴を嫌がる場合は無理強いせず、清《せい》拭《しき》*で清潔を保つようにします。清拭を行うときは、室温を22～24度くらいに保ち、冬場はとくに室温管理に注意します。タオルを浸すお湯の温度は、50~55度くらいが適温ですが、必ず自分の腕の内側にタオルを当てて、熱すぎないかどうか確認してから、本人の体を拭いてあげます。

用語解説　清拭　病人など頻繁に入浴できない人の体をタオルなどで拭いて、清潔にすること。

入浴は本人の気持ちに配慮した介助を

認知症の人の中には湯船が怖い、裸がいや……など
入浴を嫌がる人も少なくない

そんなときは……

湯船に入るのが怖い人の場合

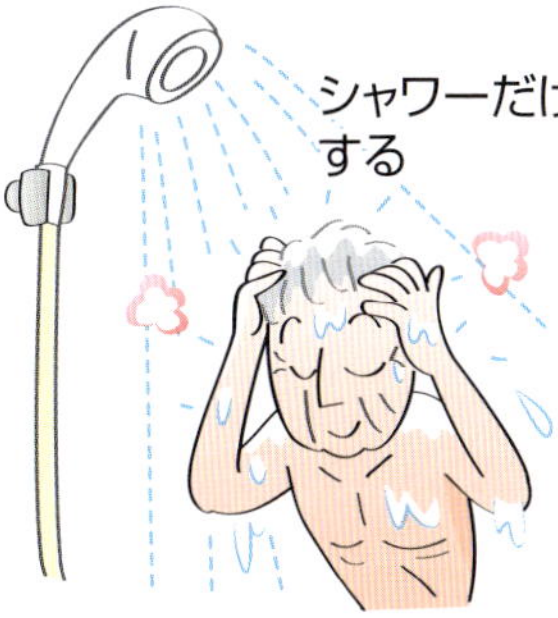
シャワーだけに
する

裸になるのが嫌な人の場合

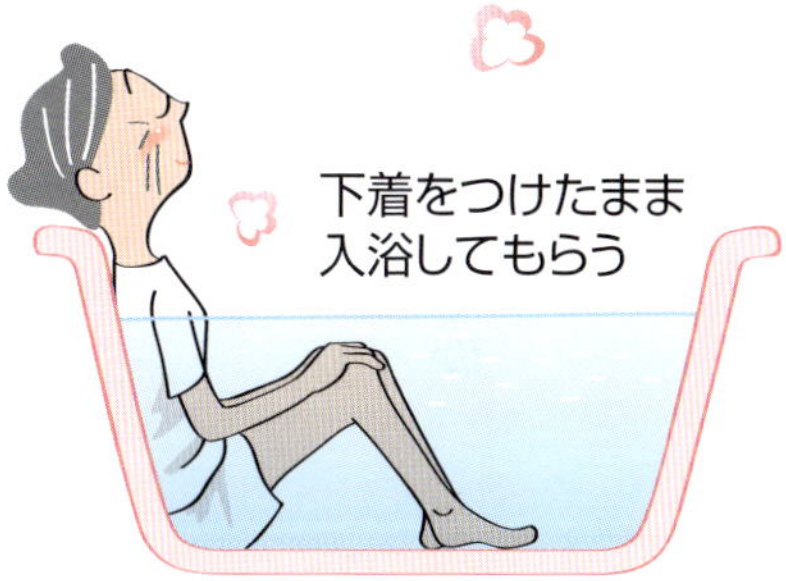
下着をつけたまま
入浴してもらう

どうしても入浴を嫌がる人の場合

入浴を無理強いせず「清拭」で
清潔を保つ

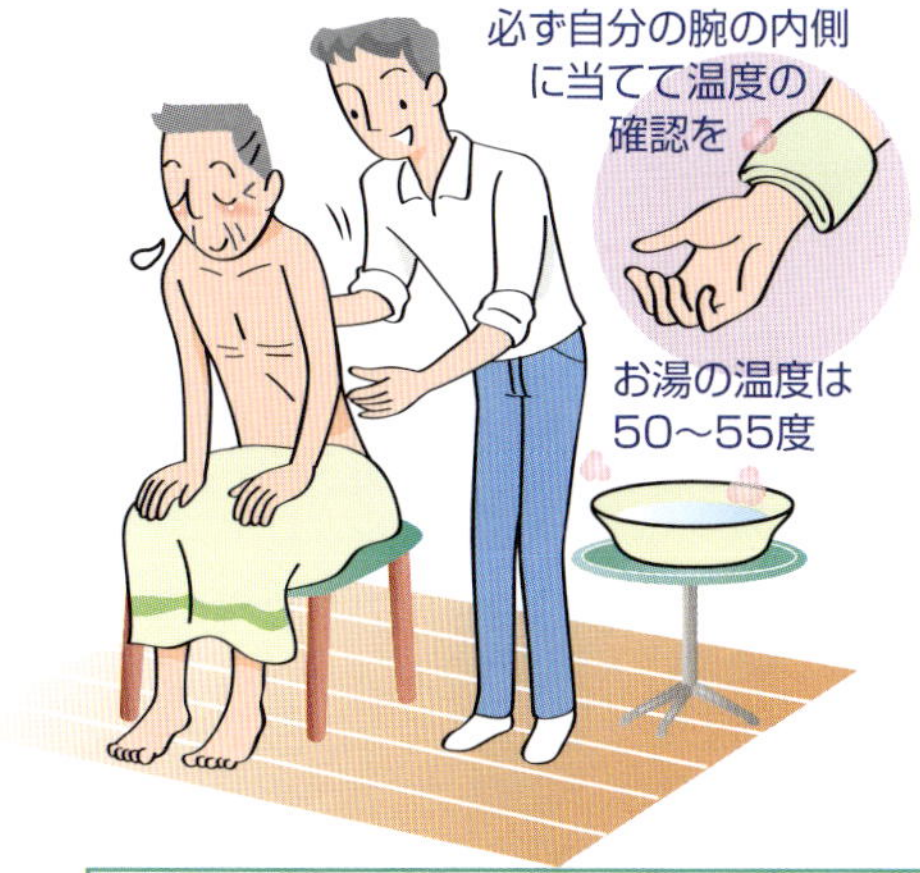
必ず自分の腕の内側
に当てて温度の
確認を
お湯の温度は
50〜55度

お風呂場にもひと工夫

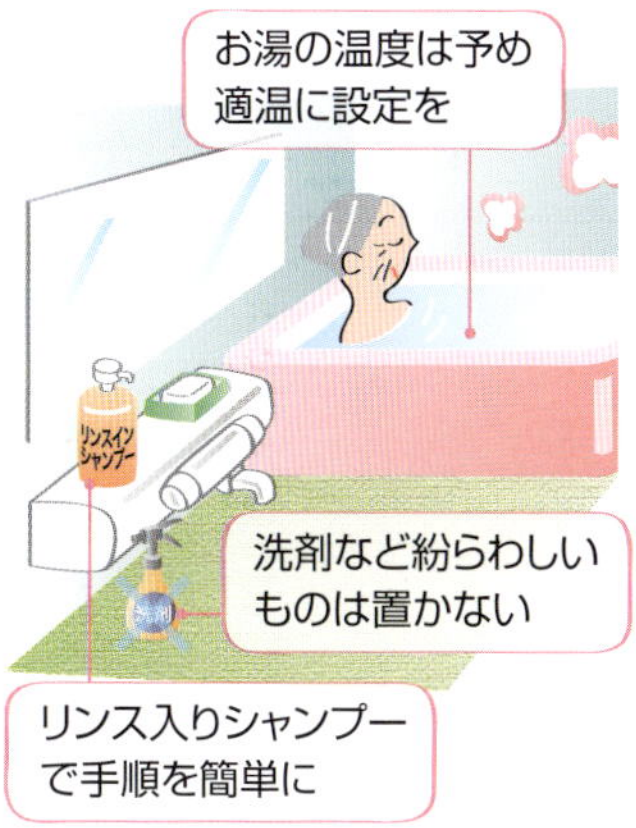
お湯の温度は予め
適温に設定を
リンスイン
シャンプー
洗剤など紛らわしい
ものは置かない
リンス入りシャンプー
で手順を簡単に

タイミングを見計らって、「お湯加減はいかがですか?」「背中でも流しましょうか?」などと声をかけ、安全や洗い残しを確認しよう!!

スムーズな排泄のために

トイレの介助

トイレの介助や失敗は、認知症の人にとってもっとも恥ずかしさを感じることです。だから、認知症の人は、できる限り自分の力でトイレをすませたいと思っています。トイレのお世話をするにあたっては、そのことを十分理解している必要があります。

認知症の人がスムーズにトイレをすませられるよう、まずは排泄しやすい状況を整えてあげましょう。

認知症の人が床や便器、衣類を汚してしまうのは、何らかの原因で間に合わないからです。一般的に、高齢者は頻尿傾向にあります。さらに、尿が出ないようにがまんする尿道括約筋*の緩み、運動機能の低下などが加わると、どうしても間に合わないことがあるのです。

そこで、スラックスのようにファスナーやホックのついたズボンを、ウエスト部分がゴムになったものに替えてあげると、すばやく下ろすことができ、失敗を減らすことができます。

また、男性で便器に対する立ち位置がずれている場合は、適切な位置に足形のマークを書いておくとよいでしょう。しゃがむ体勢や腰掛ける体勢が不安定な場合は、体に合った高さに手すりを設置することで、不安定さが改善されることがあります。

一方で、認知症の症状の1つとして、「失禁」がみられることもあります。失禁したときは、本人も自己嫌悪に陥り、恥ずかしいと思っています。きつく叱るようなことはせず、手早く衣類を着替えさせるようにします。失禁には、尿意や便意があっても理解できない、トイレの場所がわからないなど原因があるものです。原因を探りながら、対処法（次頁参照）を考えることが大切です。

用語解説　尿道括約筋　尿道の周囲にある筋肉で、排尿をコントロールする役目をしている。排尿をがまんするときは尿道括約筋が締まり、尿を出すときは尿道括約筋が緩む。

トイレの介助は「配慮」と「気配り」

トイレの失敗はもっとも恥ずかしさを感じること。介助はそのことを十分に理解する。大切なのは以下の2点

1 排泄しやすい状況を整える

［着脱しやすい衣類にする］

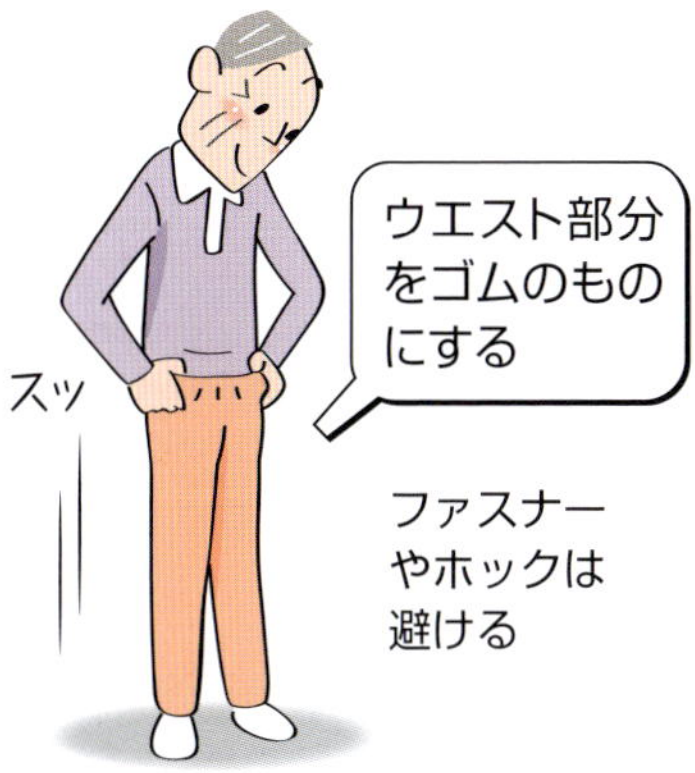
ウエスト部分をゴムのものにする
スッ
ファスナーやホックは避ける

［立ち位置と手すりで安定を図る］

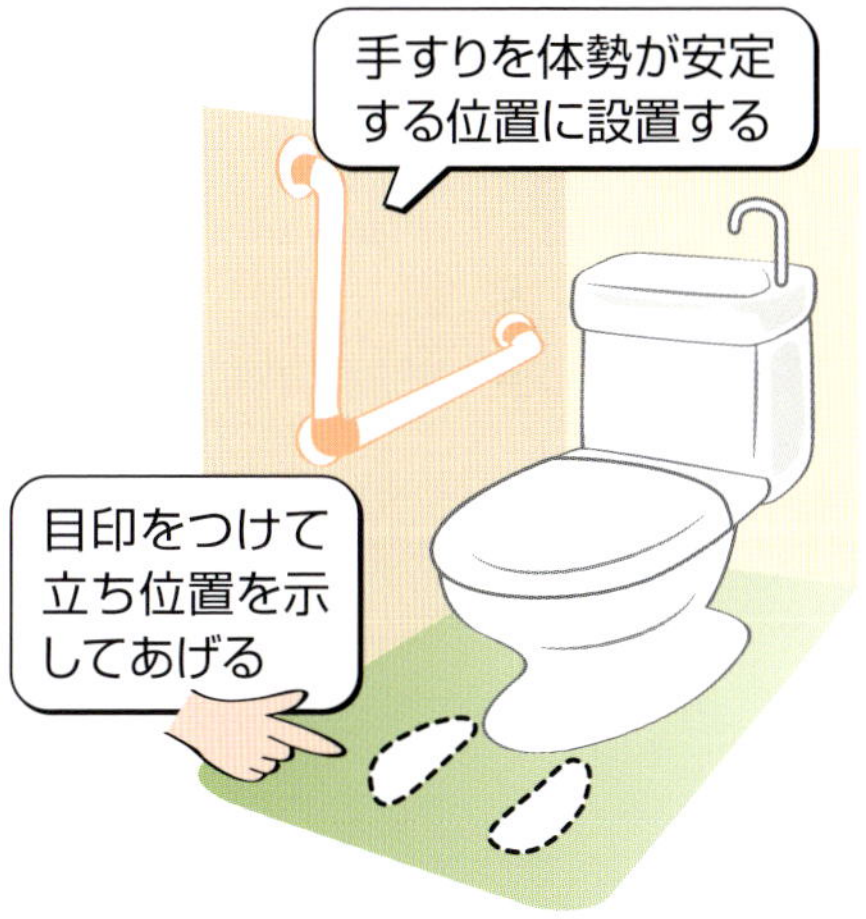
手すりを体勢が安定する位置に設置する
目印をつけて立ち位置を示してあげる

2 失禁への対処法

［排泄のサインを見逃さない］

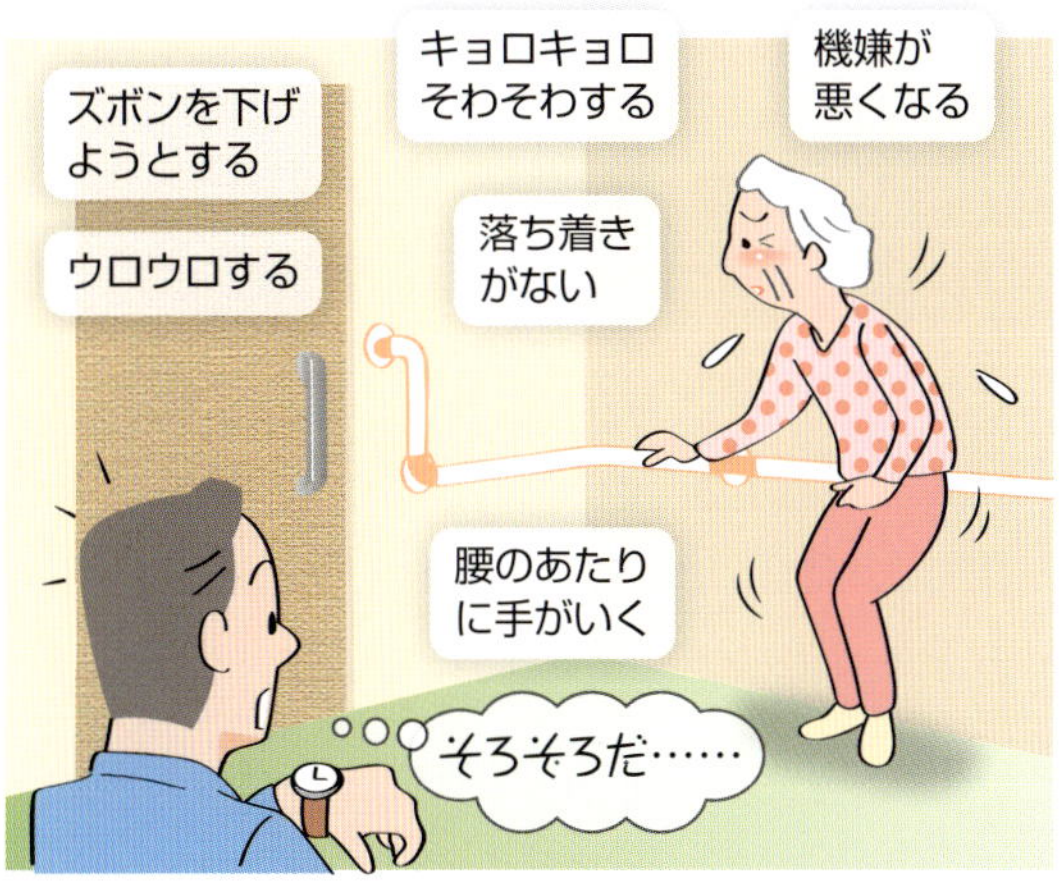
ズボンを下げようとする
キョロキョロそわそわする
機嫌が悪くなる
ウロウロする
落ち着きがない
腰のあたりに手がいく
そろそろだ……

［失禁を防ぐコツ］

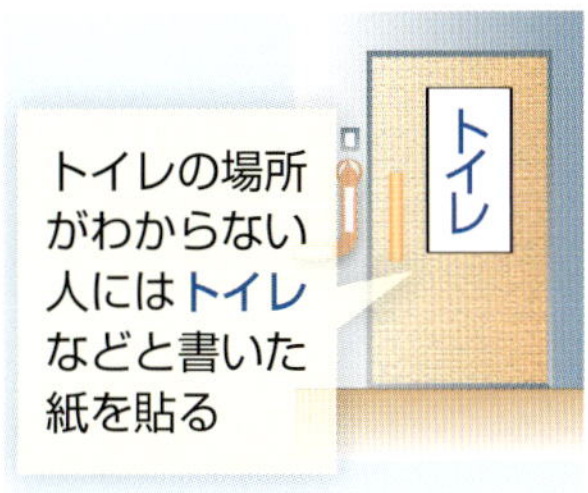

1日の排泄リズムを把握する

移動が苦にならないために

寝返り・起き上がりの介助

「移動」という行為は、日常生活を送るうえでもっとも基本的な動作です。食事、排泄、入浴、着替えなど、あらゆる日常の動作に移動は欠かせません。認知症の人の自立した生活をできるだけ長く維持するためにも、移動をスムーズにするための介助法を知っておきたいものです。

移動動作には、「寝返る」「起き上がる」「座る」「立ち上がる」「歩く」の5種類があり、日常の生活動作はすべて、この5種類の移動動作を組み合わせて行っています。

寝返りは、仰向けに寝ている人に横向きになってもらう動作です。この動作は、寝た状態でのおむつ交換やシーツ交換の際に必要になる動作ですが、起き上がるために必要な動作でもあります。

健康な人では、とくに意識することもない何気ない動作ですが、認知症が進んでくると、起き上がる手順がわからなくなり、仰向けのまま無理矢理起き上がろうとして、腰や肩などを痛めることがあります。このような場合は、安全に起き上がるための介助が必要になります。寝返りから起き上がりまでの具体的な手順は、次頁を参照してください。

起き上がりや立ち上がりをスムーズにするためには、布団よりもベッドの方が負担が少ないのですが、認知症になってからベッドに替えるときは注意が必要です。これまでベッドを使ったことのない人は、ベッドで寝ているということを理解できず、ベッドの上で立ち上がってしまうことがあるからです。夜中にトイレに起きたときなどは、とくに危険なので、このような行為がみられるときは、布団に戻すようにします。

「寝返り」～「起き上がり」の介助

1

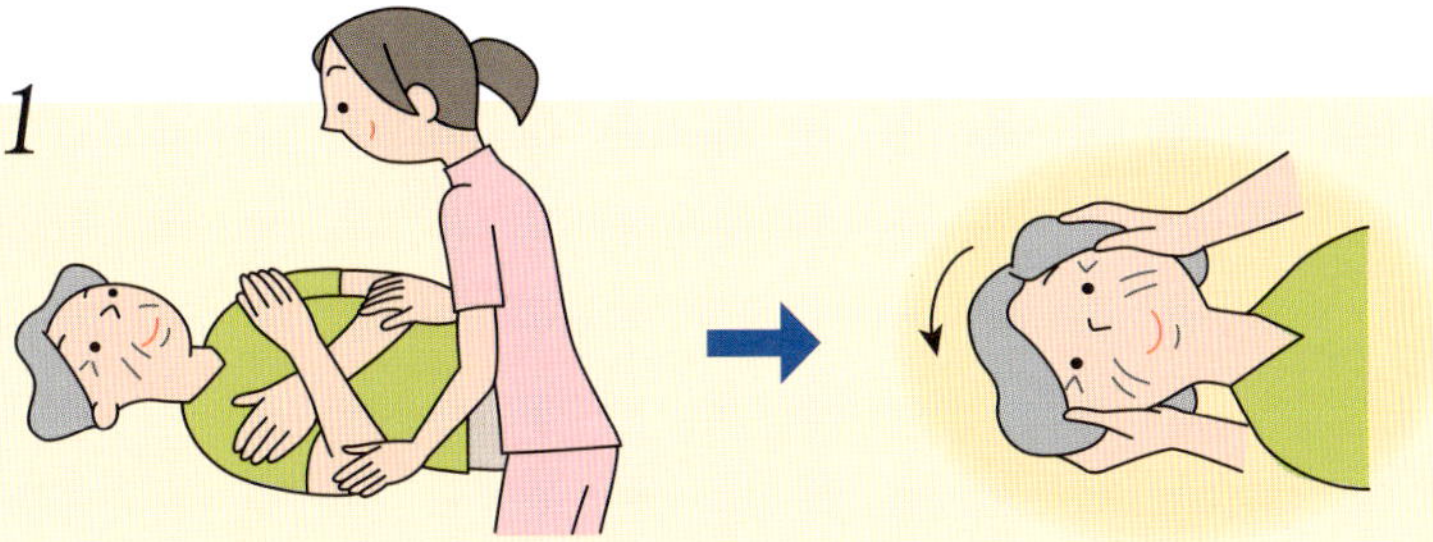

胸のうえで両腕を組んでもらい、重心を移動しやすくするために、顔を横になる側に向ける

2

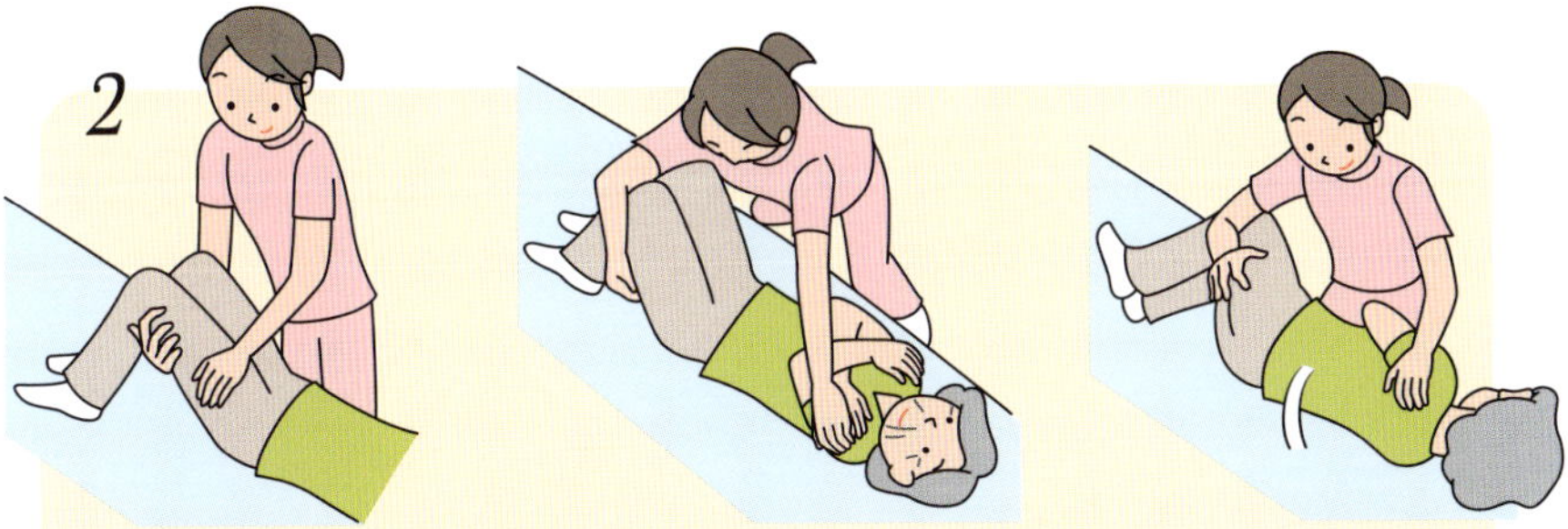

両膝を立てて、本人の膝・臀部・肩に手を添え、ゆっくりと膝・肩を倒す

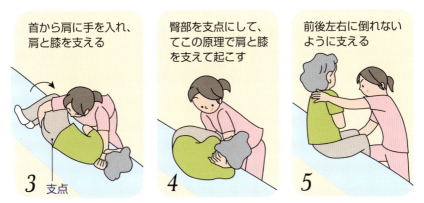

首から肩に手を入れ、肩と膝を支える

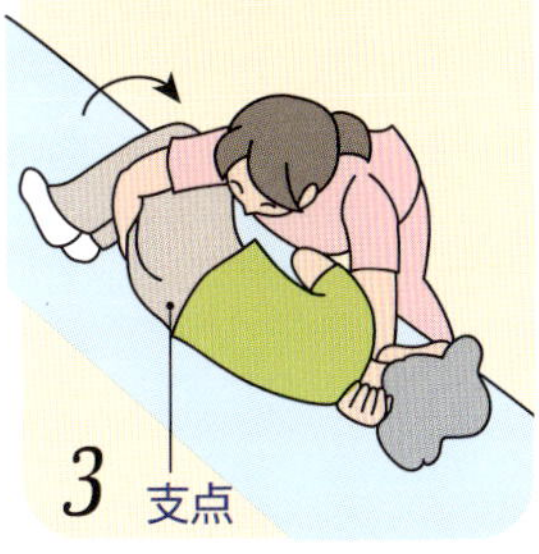

3

臀部を支点にして、てこの原理で肩と膝を支えて起こす

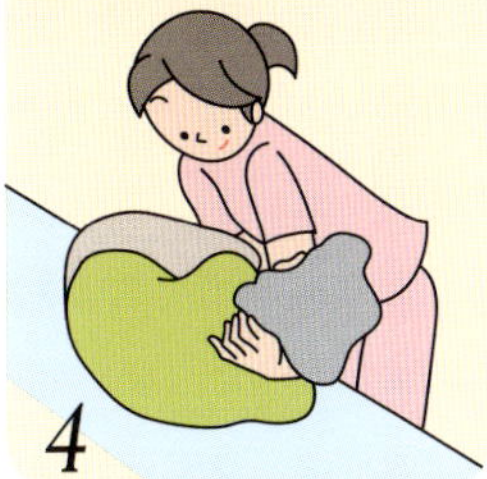

4

前後左右に倒れないように支える

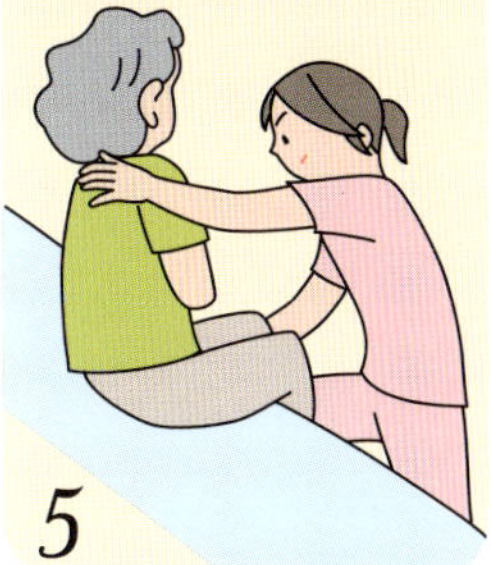

5

全介助の人を起こす場合、臀部を支点にすると少ない力で介助することができる

歩行・車いすの介助

少しでも歩行が可能であれば、できるだけ歩く機会を増やした方がよいのですが、歩行が危険な場合は、車いすでの移動を検討します。歩行が困難という理由で外出を拒んでいると、どんどん社会から疎外され、孤独に拍車をかけてしまいます。家の中での移動は自分の足で、外出時は車いすを利用するなど、うまく使い分けましょう。

ベッドから車いすへ移動するとき、車いすを設置する位置は、できるだけ臀部の移動距離を短くするため、ベッドの側面から20～30度の角度に置きます。また、片麻痺がある場合は、麻痺のない側に車いすを設置します。設置したら、必ず車いすのブレーキがかかっているか、フットレスト*があがっているかを確認します。

立ち上がるときは、介護者の肩につかまってもらいますが、本人にできるだけ接近することで、介助がより容易になります。本人が自力で立ち上がれる場合は、前屈みになり、車いすのアームレスト*をつかんで立ち上がってもらいます。バランスを崩さないよう支えながら、ゆっくり方向転換させ、ゆっくり車いすに座らせます。

歩行を介助する場合は、まずズボンの裾の長さに注意します。ズボンの裾は、足にまとわりつかないよう短めにしておきましょう。履物は、足のサイズに合った軽くて滑りにくいものを選びます。また、靴ひもを結ぶタイプよりも、マジックテープで留めるタイプの方が脱ぎ履きがしやすくなります。

基本的な歩行介助は、本人の横に立ち、腰部を支えます。杖を使用する場合は、杖を持たない側の斜め後ろに立ち、杖のない側に身体が傾いたときに備えます。

歩行を始めたら、介護者が本人をリードして歩くのではなく、あくまでも本人の歩調・歩幅に合わせて歩くようにします。

用語解説 フットレスト、アームレスト　座っているときに、足を休ませるために足を置く台をフットレスト、腕を休ませるための肘掛けをアームレストという。

「立ち上がり」〜「車いすへの移動」の介助

[車いすを設置する位置]

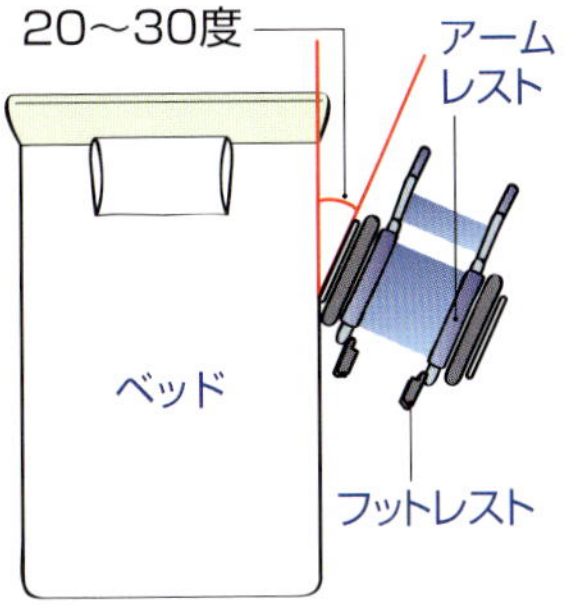

車いすのブレーキがかかっていること、フットレストが上がっていることを確認する

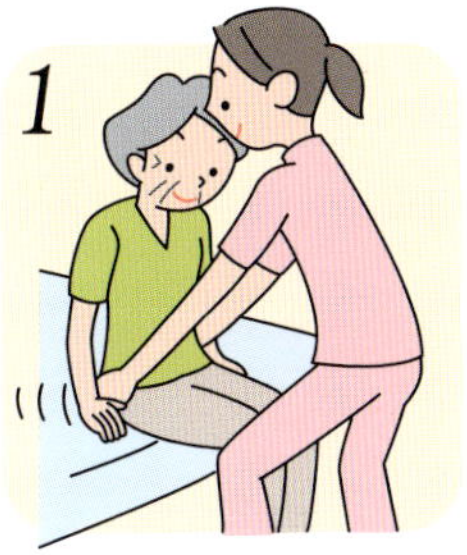

ベッドの端に座った状態から、臀部を少しずつ前にずらし、床に足がつくよう浅く腰掛けてもらう

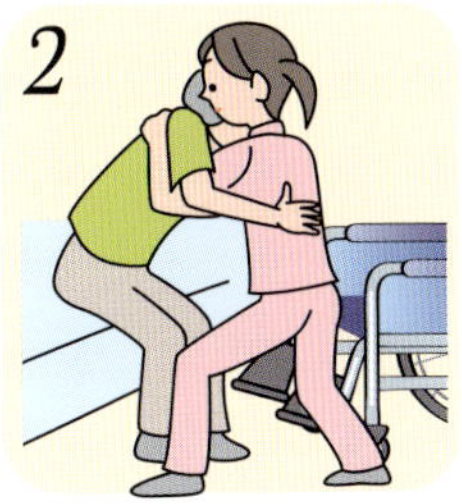

介護者の肩につかまって、前屈みになりながら立ち上がってもらう。自力で立ち上がれる場合は、車いすのアームレストにつかまって立ち上がってもらう

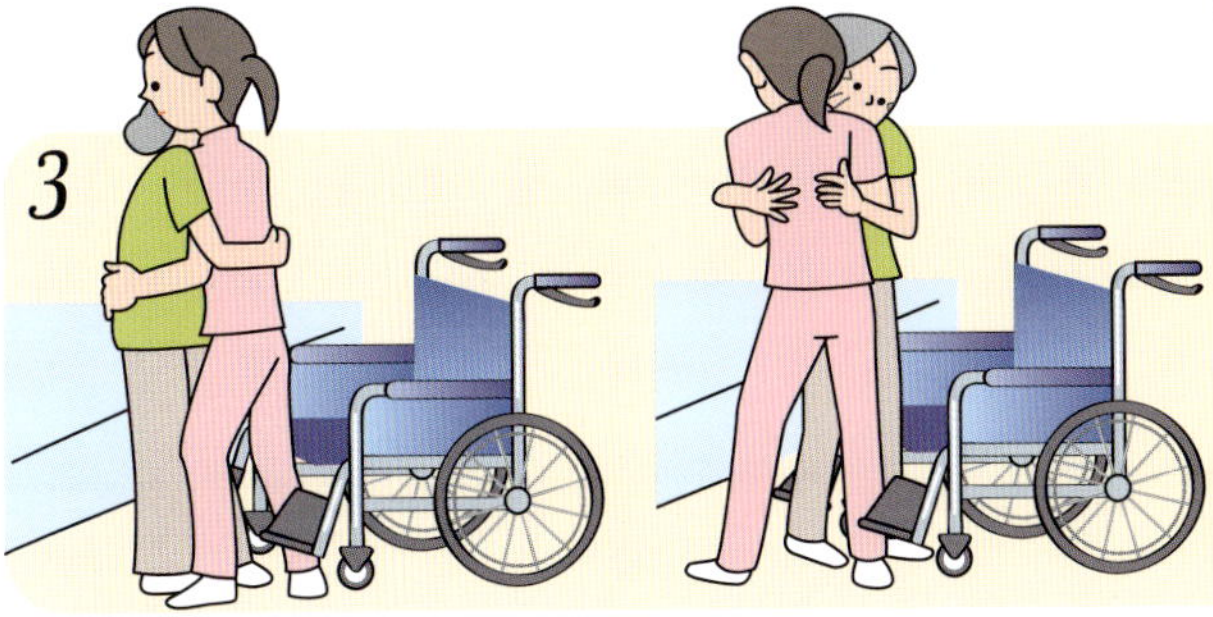

本人がバランスを崩さないよう支えながら、少しずつ足を動かしてもらい、ゆっくり方向転換してもらう

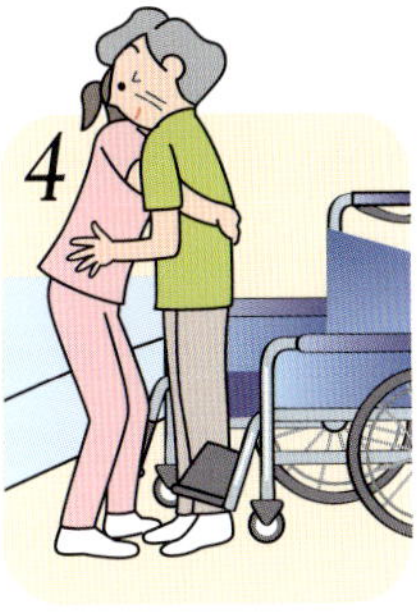

本人と車いすの隙間がないよう体制を整える

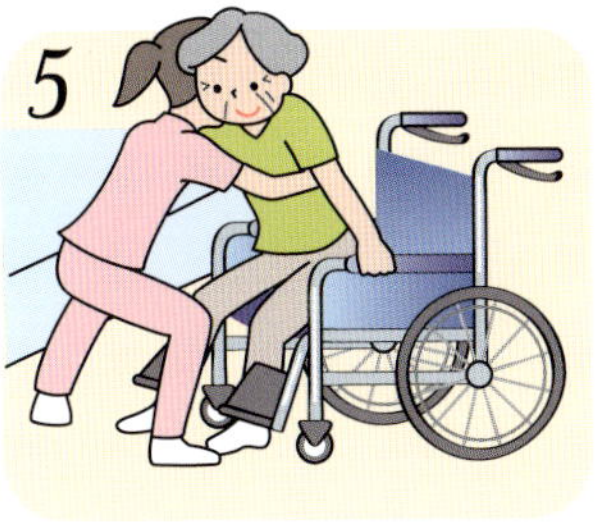

車いすのアームレストをつかんでもらい、前屈みになりながら、ゆっくり座ってもらう

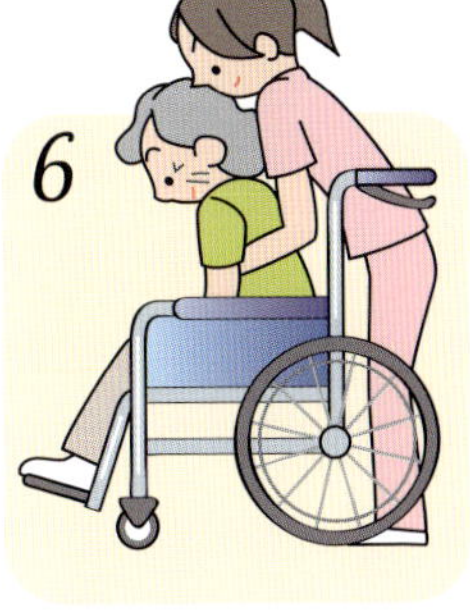

足をフットレストに置き、お尻を後ろにずらして深く腰掛けてもらう

公的支援制度を利用して、生活バランスを崩さない

家族でできること、専門家に頼みたいこと

　これまで、認知症の人への接し方、お世話の仕方を紹介してきました。ただ、認知症の介護期間は平均で6～7年、長い人では10年以上になることもあり、実際はこれだけの期間を家族の努力やがんばりだけで乗り切るのは難しい場合もあります。

　家族も疲れてくれば、常に優しく穏やかに接することができなくなってくることでしょう。イライラして邪険に扱ったり、きつい言葉を発してしまうこともあるかもしれません。家族のそんな姿が、認知症の悪化につながることもあるのです。介護する側、される側が、ともに安心して和やかに暮らすためには、専門家の力を借りることも検討すべきです。

　そこで、ぜひ利用したいのが「介護保険制度」です。介護保険制度では、ヘルパーさんが自宅を訪問し、介護を援助してくれる「訪問介護」、認知症の人が日中に施設へ通い、食事や入浴の介助を受けながらレクリエーションなどを楽しむ「デイサービス」、認知症の人を短期間、施設に入所させてくれる「ショートステイ」など、様々なサービスを受けることができます。

　食事や入浴、排泄などに全面的な介助が必要になってくると、専門家に任せた方が本人にとっても安全で安心できる場合があります。また、これらのサービスは本人だけでなく、家族の負担を軽くするため、家族の生活を守るためのものでもあるのです。

　介護保険制度を利用するためには、まず「要介護認定」*を受ける必要があります。認知症と診断されたら、早めに市区町村の担当窓口、または「地域包括支援センター」などに相談し、申請の手続きをすることをおすすめします。

用語解説　要介護認定　介護保険制度における介護サービスを受けるために、利用者が介護を必要とする状態にあるかどうか、またその程度を判定すること。

介護保険サービス利用までの流れ

市区町村窓口または地域包括支援センターで要介護認定の申込み
→ かかりつけ医の意見書 / 調査員による認定調査
→ **要介護認定**
→ ケアマネジャー（介護支援専門員）がケアプラン（介護計画書）の作成
→ ケアプランに基づいた各種サービスの利用

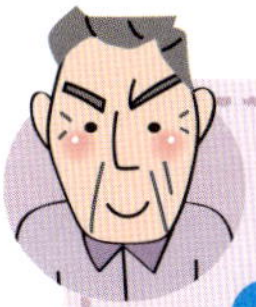
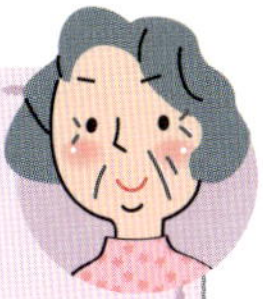

介護保険で利用できるサービス例

訪問系
- 訪問介護（ホームヘルプサービス）
- 訪問入浴介護
- 訪問看護
- 訪問リハビリテーション　など

通所系
- 通所介護（デイサービス）
- 通所リハビリテーション（デイケア）　など

短期入所系
- 短期入所生活介護（ショートステイ）
- 短期入所療養介護（ショートステイ）　など

その他
- 福祉用具のレンタル、住宅のリフォーム　など

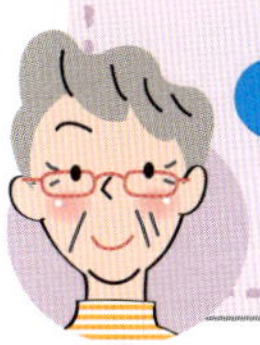
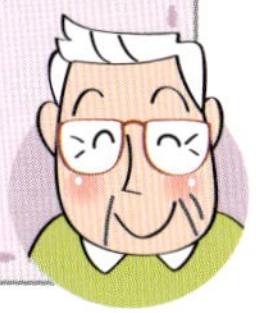

column

施設への入所を考えるとき

認知症の介護は困難をともなうことが多く、家族が協力し、様々な制度やサービスを利用して努力しても、在宅での介護が限界に達することがあります。認知症の人がほかの病気を併発したり、問題行動がひどくて手に負えなくなったり、あるいは介護する家族の健康が損なわれたり、転勤や離婚などの事情で在宅介護が困難になることもあります。このようなときは、施設や医療機関への入所・入院を選択肢の1つとして考えることも大切です。

ただ、近年は介護施設における事故や事件のニュースが後を絶たず、「どんなところかわからない所へ預けるのは不安だ」という家族も多いことでしょう。そこで、施設への入所・入院を検討するときは、実際にいくつかの施設を見学に行ってみることをおすすめします。

たとえば、安全・衛生への配慮は十分かどうか。廊下に障害物や危険物、薬品などが放置されているようなところは、安全管理が徹底されていない可能性があります。便臭や異臭が漂っている場合は、衛生管理や排泄の援助・介助が適切でない可能性もあります。また、パンフレットなどには「認知症の方の受け入れ可能」と書かれていても、施設の説明にあたる職員が認知症の人の入所に難色を示すようであれば、実は認知症の介護体制が整っていない可能性もあります。そして何よりも気になる〝介護の質〟の高さは、そこで生活しているお年寄りや働くスタッフの笑顔に反映されるものです。

見学の際、疑問に感じることがあれば、施設の職員に説明してもらい、十分に納得したうえで入所する施設を選ぶようにしましょう。

参考文献

- 専門医が教える認知症（幻冬舎）
【著】朝田　隆

- こうして乗り切る、切り抜ける認知症ケア（新興医学出版社）
【編著】朝田　隆・吉岡　充・木之下徹

- 家族が認知症と診断されたら読む本（日東書院）
【著】朝田　隆

- ぜんぶわかる認知症の事典（成美堂出版）
【監修】河野和彦

- よくわかる認知症の教科書（朝日新聞出版）
【著】長谷川和夫

- 認知症を知る（講談社）
【著】飯島裕一

- レビー小体型認知症がよくわかる本（講談社）
【監修】小坂憲司

- スーパー図解 認知症・アルツハイマー病（法研）
【監修】井藤英喜・粟田主一

- 徹底図解 認知症・アルツハイマー病（法研）
【監修】林　泰史

- 認知症の知りたいことガイドブック（中央法規出版）
【著】長谷川和夫

【ま行】

【や行】

【ら行】

【た行】

【な行】

【は行】

【さ行】

索引

■監修
朝田 隆（あさだ・たかし）
東京医科歯科大学脳統合機能研究センター
認知症研究部門 特任教授
メモリークリニックお茶の水 院長
筑波大学名誉教授
1955年生まれ。1982年、東京医科歯科大学医学部卒業。東京医科歯科大学神経科、山梨医科大学精神神経科、国立精神・神経センター武蔵病院勤務、イギリスオックスフォード大学老年科留学などを経て、2001年、筑波大学臨床医学系（現、医学医療系臨床医学域）精神医学教授、2014年7月、東京医科歯科大学医学部特任教授、2015年4月より筑波大学名誉教授、メモリークリニックお茶の水 院長。
日本老年精神医学会副理事長、日本認知症学会理事、日本神経精神医学会理事、日本認知神経科学会理事、生物学的精神医学会理事、日本老年医学会指導医。
数々の認知症実態調査にかかわり、認知症発症前の軽度認知障害のうちに、治療・予防を始めることを強く推奨。筑波大学附属病院では、軽度認知障害のためのデイケアプログラムを実施するなど、認知症対策の第一線で活躍中。『ボケない暮らし30ヵ条』（法研）他著作多数。

ウルトラ図解 認知症

平成 28 年 10 月 25 日　第 1 刷発行
令和 2 年 10 月 30 日　第 2 刷発行

監修者　朝田 隆
発行者　東島俊一
発行所　株式会社 法研
〒104–8104　東京都中央区銀座 1-10-1
販売 03(3562)7671 ／編集 03(3562)7674
http://www.sociohealth.co.jp
印刷・製本　研友社印刷株式会社

0102

ISBN 978-4-86513-280-9 C0377　定価はカバーに表示してあります。